# 褥瘡・ストーマ・排泄・スキンケア

## ナースポケットブック

| 編集 |

### 藤本かおり

梅花女子大学看護保健学部看護学科講師
皮膚・排泄ケア認定看護師

JN042888

**Gakken**

# はじめに

　日本褥瘡学会が 1998 年に発足されて以降，診療報酬の改定とともに褥瘡対策は強化されていき，褥瘡対策のあり方が問われるようになってきました．特に，在宅医療・介護連携が進められる中，在宅での高齢者への褥瘡ケアが注目されています．

　本書では，褥瘡ケア以外にも，医療関連機器圧迫創傷，高齢者に多いスキン-テア，入院前から退院後のストーマケア，失禁ケア，スキンケア，フットケアと幅広く皮膚・排泄ケアに関するケアを網羅しています．また，すべてのページをこの分野のエキスパートである皮膚・排泄ケア認定看護師が執筆しており，2015 年からの看護師の特定行為研修制度を受け活躍している執筆者もいます．

　しかし，本書の内容はエキスパートにしかできない特殊な技術ではなく，あくまでも基本的で適切なケアとは何かを考えて記載してあります．病院，在宅看護，教育機関など様々な環境で働く皮膚・排泄ケア認定看護師が，自身の経験知や仕事のノウハウを図表や写真をふんだんに使用して，読者が自分の職場で活用しやすいように考え書かれています．また，要所要所にケアのポイントなどを書きこめるメモ欄が付いており，読者がご自身の施設で使用している機器や装具，薬品名などを書き加えていくことで，自分だけのマニュアルを作り上げていくことができます．

　本書を手に取り，ポケットに携帯し，マイマニュアルとして活用いただければ幸いです．

2021 年 9 月吉日

藤本かおり

## ◆局所状態の評価(p58)

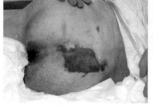

急性期褥瘡

慢性期褥瘡

**図1◆急性期褥瘡と慢性期褥瘡**

## ◆局所状態の評価(p61)

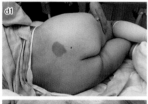

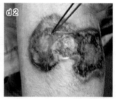

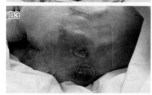

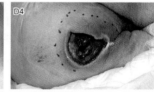

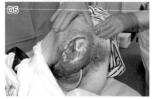

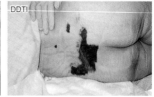

紫斑と水疱形成がある

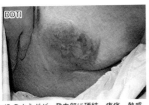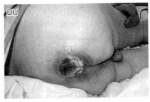

d2 のようだが，発赤部に硬結，疼痛，熱感
を認めるため DDTI と評価する

### 図 3 ◆深さの判断目安

## ◆局所状態の変化(p62)

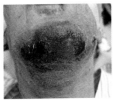

発生直後の褥瘡周囲の炎症反応．i1 と判断する

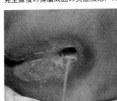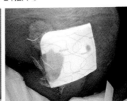

創部から排膿を認めたり，明らかに異常な滲出液の色調を認めた場合は I3 と判断する

### 図 6 ◆炎症／感染

## ◆局所状態の評価(p63)

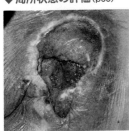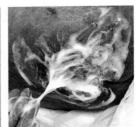

### 図 7 ◆クリティカルコロナイゼーション状態の創部を洗浄した時の洗浄料の変化

## ◆局所状態の評価(p64)

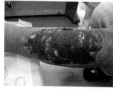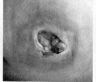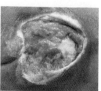

良性な肉芽組織 　　　　　　不良な肉芽組織

**図8◆良性な肉芽組織と不良な肉芽組織**

## ◆局所状態の評価(p64)

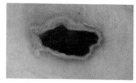

N6と判断する壊死組織 　　　　　　N3と判断する壊死組織

**図9◆壊死組織**

## ◆急性期褥瘡の治療(p68)

**・浅い褥瘡で治癒**

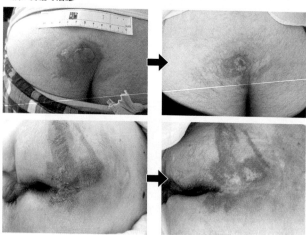

・深い褥瘡へ変化

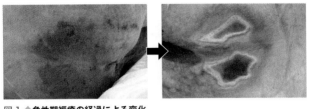

図1 ◆ 急性期褥瘡の経過による変化

◆ 慢性期褥瘡の治療(p72)

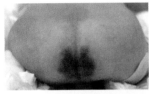
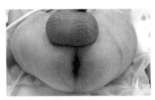

再生治癒：傷跡が残らず，損傷前と同じ状態に戻る

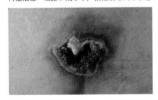
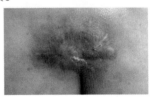

瘢痕治癒：肉芽組織で失われた組織が充填され，傷跡が残る

図1 ◆ 再生治癒と瘢痕治癒

◆ 慢性期褥瘡の治療(p74)

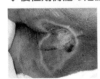

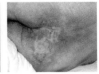

アズノール軟膏をおむつ交換ごとに厚く塗布する治療で治癒に至った．この時ガーゼなどは使用せず，軟膏とおむつのみの管理とした

図3 ◆ 外用薬の塗布のみで治癒した浅い潰瘍

## ◆ 慢性期褥瘡の治療(p76)

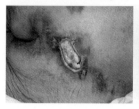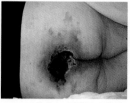

ドレッシング材や外用薬で除去が可能
な壊死組織

外科的デブリードマンでないと除去が
できない壊死組織

**図5 ◆デブリードマンの選択**

## ◆ 慢性期褥瘡の治療(p77)

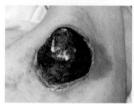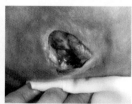

良性肉芽組織

良性でない肉芽組織（創縁より盛り上
がっており，色調も不良）

**図6 ◆良性肉芽組織と良性でない肉芽組織**

## ◆ 慢性期褥瘡の治療(p80)

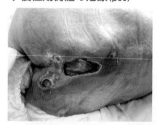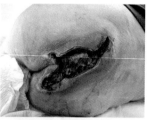

**図9 ◆感染による膿の皮下貯留を認める褥瘡と切開排膿後**

◆ DTI の治療とケア(p85)

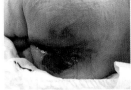 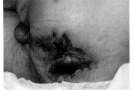
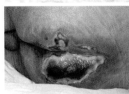 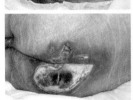
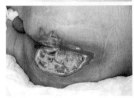

図 1 ◆ DTI が疑われた褥瘡の経過

◆ 外用薬の使用法(p110)

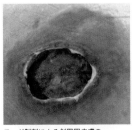 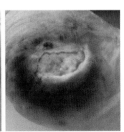

ヨード製剤による創周囲皮膚の　　ヨード製剤による創周囲皮膚の
接触皮膚炎　　　　　　　　　　　色素沈着

図 4 ◆ 外用薬による接触皮膚炎

## ◆チューブ・ドレーン (p146)

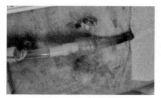

図2◆胸腔ドレーンの接続部分が
接触して生じた MDRPU

## ◆弾性ストッキング・フットポンプ (p153)

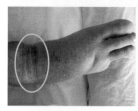

図3◆元来糖尿病壊疽により
足趾切断している患者
に発生した足関節の
MDRPU

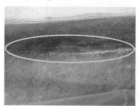

図4◆るいそう著明な高齢者の
患者に発生した脛骨前面
の MDRPU

## ◆その他 (パルスオキシメーターなど) (p156)

・とくに浮腫が強い場合，趾関節の拘縮がある場合など
・趾の関節部分は長時間の装着は回避する

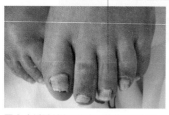

図3◆浮腫が強い場合の装着の注意点

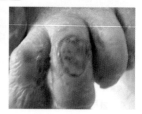

数週間後，発赤は潰瘍へと悪化した

図4◆足趾関節に発生した
MDRPU

## ◆ 緊急時の対応(p193)

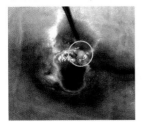

図1 ◆感染し皮下膿瘍から排膿
　　　している仙骨部褥瘡

## ◆ 消化管ストーママーキング(p247)

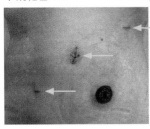

← ポート挿入位置

図2 ◆左下腹部

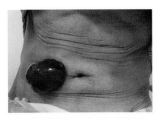

緊急で横行結腸ストーマ造設後　浮腫あり,
巨大なストーマとなった
図3 ◆右上腹部

## ◆尿路ストーママーキング(p250) / (p251)

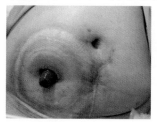

図2◆回腸導管

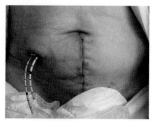

図3◆尿管皮膚瘻

## ◆尿路ストーマ装具の装着と交換(p263)

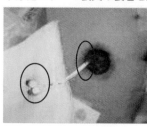

図2◆尿管ステントの観察ポイント

## ◆ストーマ合併症(ストーマ周囲皮膚障害を除く)(p305)

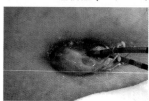

図1◆ストーマ壊死

◆ストーマ合併症(ストーマ周囲皮膚障害を除く)(p306)

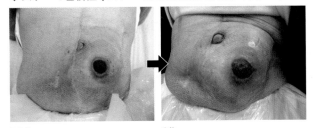

仰臥位　　　　　　　　　　　　　坐位

図3 ◆ストーマ傍ヘルニア体位による腹壁変化

◆ストーマ合併症(ストーマ周囲皮膚障害を除く)(p307)

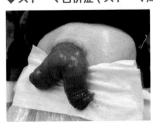

図4 ◆ストーマ脱出

◆ストーマ合併症(ストーマ周囲皮膚障害を除く)(p308)

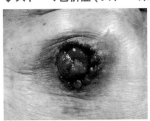

図6 ◆粘膜移植

## ◆ストーマ合併症(ストーマ周囲皮膚障害を除く)(p309)

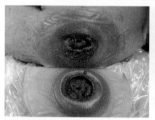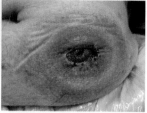

ストーマ陥没でストーマ近接部に排泄物が付着するためストーマ周囲肉芽腫が発症した

**図7◆ストーマ陥没によるストーマ周囲肉芽腫**

## ◆ストーマ合併症(ストーマ周囲皮膚障害を除く)(p310)

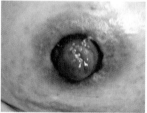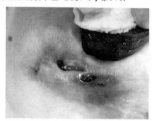

**図8◆ストーマ静脈瘤**　　　**図9◆壊疽性膿皮症**

## ◆ストーマ周囲皮膚障害のケア(p324)

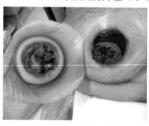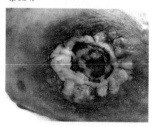

ストーマサイズの変化に対し,面板ストーマ孔の異なるプレカット装具を継続使用していたために,露出する皮膚に排泄物が付着し皮膚障害が発生している

**図1◆排泄物の付着による皮膚障害**

高さのないストーマに対し,長期間平面装具を使用していたために,尿の潜り込みにより偽上皮腫性肥厚(pseugoepitheliomatous hyperplasia:PEH)が発生している

**図2◆排泄物の付着による皮膚障害**

## ◆ストーマ周囲皮膚障害のケア (p326)

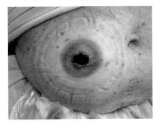

凸型嵌め込み具内蔵装具の圧迫により発生した皮膚障害

**図3◆機械的刺激で発生した皮膚障害**

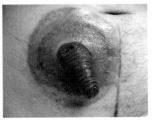

不適切なスキンケアと装具装着期間の延長により生じた一時刺激性接触皮膚炎

**図4◆化学的刺激による皮膚障害**

## ◆ストーマ周囲皮膚障害のケア (p328)

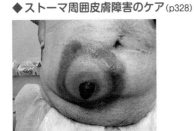

**図5◆テープ貼付部の皮膚障害**

## ◆その他の合併症とケア (p332)

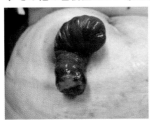

脱出腸管がストーマ袋との接触で粘膜を損傷している

**図4◆ストーマの損傷**

## ◆IAD のスキンケア (p414)

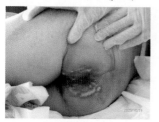

図1 ◆失禁関連皮膚炎 (IAD)

## ◆スキン−テアのリスクアセスメント (p465)

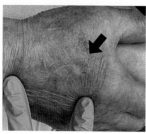

図1 ◆リスクアセスメント スキン−テア既往歴

# 編集・執筆者一覧

**◆ 編集**

| | |
|---|---|
| 藤本かおり | 梅花女子大学 看護保健学部 看護学科 講師 /<br>皮膚・排泄ケア認定看護師 |

**◆ 執筆（執筆順）**

| | |
|---|---|
| 藤本かおり | 梅花女子大学 看護保健学部 看護学科 講師 /<br>皮膚・排泄ケア認定看護師 |
| 谷口貴子 | 静岡県立静岡がんセンター認定看護師教育課程 課程長 /<br>皮膚・排泄ケア認定看護師 |
| 松岡美木 | 埼玉医科大学病院 褥瘡対策管理室 褥瘡管理者 /<br>皮膚・排泄ケア特定認定看護師 |
| 若松　華 | 訪問看護ステーション ルイシス / 皮膚・排泄ケア認定看護師 |
| 大津陽子 | 市立大津市民病院 医療の質・安全管理室 /<br>皮膚・排泄ケア認定看護師 |
| 大坪有紀子 | 市立大津市民病院 看護局 / 皮膚・排泄ケア認定看護師 |
| 山崎千恵子 | 市立大津市民病院 看護局 / 皮膚・排泄ケア認定看護師 |
| 市位理恵 | 訪問看護ステーションゆう / 皮膚・排泄ケア認定看護師 |
| 宇野育江 | かなえるリハビリ訪問看護ステーション都 /<br>皮膚・排泄ケア認定看護師 |
| 松田常美 | 四天王寺大学 看護学部 看護学科 / 皮膚・排泄ケア認定看護師 |
| 神谷紀子 | トヨタ記念病院 看護室 / 皮膚・排泄ケア認定看護師 |
| 片岡　薫 | 高知県・高知市病院企業団立高知医療センター看護局 /<br>皮膚・排泄ケア認定看護師 |
| 藤原恵美子 | 宗教法人日本南プレスビテリアンミッション淀川キリスト教病院<br>看護スペシャリスト室 / 皮膚・排泄ケア認定看護師 |
| 女屋早苗 | 平塚市民病院 看護部 / 皮膚・排泄ケア認定看護師 |
| 國富幸江 | 兵庫医科大学病院 看護部 / 皮膚・排泄ケア認定看護師 |
| 岡山カナ子 | 兵庫医科大学病院 看護部 / 皮膚・排泄ケア認定看護師 |
| 末武千香 | 医療法人明和病院 看護部 副部長 / がん看護専門看護師,<br>皮膚・排泄ケア認定看護師 |
| 田中千恵 | 運動器ケア しまだ病院 看護部 / 皮膚・排泄ケア認定看護師 |
| 中瀬睦子 | 高砂市民病院 看護局 看護課長 / 皮膚・排泄ケア特定認定看護師 |
| 濵元佳江 | 医療法人医誠会 医誠会病院 看護部 / 皮膚・排泄ケア認定看護師 |
| 浅田知子 | 地方独立行政法人 市立吹田市民病院 看護局 /<br>皮膚・排泄ケア認定看護師 |
| 竹村実紀 | 大阪府済生会千里病院 褥瘡管理室 褥瘡管理者 /<br>皮膚・排泄ケア認定看護師 |
| 仲上直子 | 兵庫県立加古川医療センター 看護部 / 皮膚・排泄ケア認定看護師 |
| 川上伊津子 | 高槻赤十字病院 看護部 / 皮膚・排泄ケア認定看護師 |
| 西内陽子 | 兵庫県立大学 看護学部 / 皮膚・排泄ケア認定看護師 |

（敬称略）

# Contents

## 第1章 褥瘡

## 第2章 ストーマ

## 第3章 排泄

排泄

編集担当：増田和也，黒田周作
カバーデザイン：星子卓也
DTP：(株) グレン，萩原夏弥
本文イラスト：青木隆デザイン事務所，日本グラフィックス

# 本書の特徴と活用法

- 本書は，「褥瘡」「ストーマ」「排泄」「スキンケア」の4部で構成されています．

- 準備物品や手技など，自施設の方法を書き込めるように，余白やメモのスペースを各所に設けています．先輩から学んだポイントやコツ，気を付けておくべきことなど，必要な情報をどんどん書き込んで，あなただけの1冊に育ててください．

- 本書の解説は，各施設で行っている内容を記載しています．実施時には，必ず自施設の内容を確認してください．

---

- ガイドラインにも，石けんより弱酸性の洗浄剤，さらに皮膚保護成分配合の洗浄剤を選択することが望ましい[1]と記載されている．

- 臨床では皮膚保護成分配合の洗浄剤が常時準備できないこともある．皮膚が脆弱な患者や，滲出液が多く処置が頻繁な患者には，選択的に皮膚保護成分配合の洗浄剤を使用するとよい．

- 創周囲皮膚に洗浄剤を使用するか否かの決定は，医師と相談する．

Memo

*（手書きメモ）*

Q 洗浄剤 → 弱酸性
　☆ 完ベーテルD
　☆ プライムウォッシュ　｝洗浄液は
　☆ ソフティ　　　　　　38℃程度！
　☆ コラージュ

Q 頻度：ドレッシング材・観察材交換時！
　＋汚染時は都度，洗浄！　　　89

> 自施設の決まりごとや，
> 実施時のポイントを書き込もう！

> 「実際のケアではどうする？」
> との視点からポイントを書き込んで，弱点を克服しよう！

ストーマより遠い皮膚からストーマに向かい洗浄を行う
図3◆消化管ストーマ周囲の洗浄

⑤ストーマやストーマ周囲の皮膚，腹壁の観察を行う（p259「観察のポイント」参照）．
　・計測時は直接ノギスがストーマに触れないように，ビニールなどでカバーする．ディスポーザブルメジャーを使用するとよい．

*（手書きメモ）*
ストーマより遠い
外側→内側
← やさしく
☆ ストーマのほかに：周囲の皮膚の状態・腹壁の・観察も重要!!

# 第1章

# 褥瘡

# 褥瘡の発生要因

＊褥瘡とは何か，褥瘡発生の要因を理解することで褥瘡の予防と改善のためのケアを考える．

## 褥瘡の概要

### 褥瘡の定義 ･･････････････････････････････

● 褥瘡は圧迫による循環障害によって起こる皮膚や皮下組織の壊死である．日本褥瘡学会では，褥瘡を「身体に加わった外力は骨と皮膚表層の間の軟部組織の血流を低下，あるいは停止させる．この状況が一定時間持続されると組織は不可逆的な阻血性障害に陥り褥瘡となる．」と定義している [1]．

### 褥瘡発生の概念 ･･････････････････････････

● 可動性や活動性が少ない場合は限局した部位の持続的な圧迫を生じやすい．

● 知覚・運動に障害がある場合は，適切な除圧行動が実施されにくい．

● 骨突出がある部位は高い圧力がかかりやすく虚血を生じやすい．

● 組織の耐久性低下がある場合は圧迫による組織の壊死を生じやすい．

● 圧迫部位の周囲の組織にはせん断応力（以下，ずれの力）や引っ張り応力がかかり，循環障害をきたしやすい．

● 虚血・再灌流障害は，血流が停止した後，再び流れ始めたときに血管周辺の組織で起きる炎症で，組織耐久性を低下させる．

● 皮膚局所の適正な温度・湿度を保てないと組織耐久性低下につながる．

## 褥瘡発生の要因

- 褥瘡発生に関わる要因として, 患者の体型, 全身状態, 組織耐久性などの患者個人の要因である個体要因と社会環境やケア提供の状況などによる環境・ケア要因がある (**図1**).

- 個体要因や環境要因に変化がなくても, 時期・状況によって褥瘡発生リスクは高くなる.

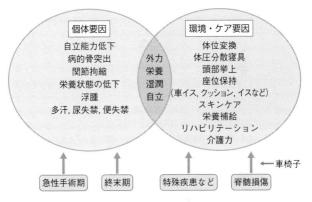

**図1 ◆ 褥瘡発生要因**　日本褥瘡学会学術教育委員会：褥瘡発生要因の抽出とその評価.
日本褥瘡学会誌 5(1-2)：136-149, 2003 より一部改変

## 個体要因 ……………………………………………
### 〈基本的動作能力〉

- 活動性が低いと同一部位の圧迫が生じやすく, 褥瘡発生リスクは高くなる.

- 電動ベッドの頭側の上げ下げにより, マットと体にずれや摩擦が生じる.

- シーツや寝衣のよれ, タオルのしわなども褥瘡の原因となりうる.

- 日常生活においてどの程度の活動性を示すかは, 障害高齢者の日常生活自立度 (**表1**) を用いて評価を行う.

**表 1 ◆障害高齢者の日常生活自立度（寝たきり度）**

| 生活自立 | ランクJ | 何らかの障害等を有するが，日常生活はほぼ自立しており独力で外出する<br>1. 交通機関等を利用して外出する<br>2. 隣近所へなら外出する |
|---|---|---|
| 準寝たきり | ランクA | 屋内での生活は概ね自立しているが，介助なしには外出しない<br>1. 介助により外出し，日中はほとんどベッドから離れて生活する<br>2. 外出の頻度が少なく，日中も寝たり起きたりの生活をしている |
| 寝たきり | ランクB | 屋内での生活は何らかの介助を要し，日中もベッド上での生活が主体であるが，坐位を保つ<br>1. 車いすに移乗し，食事，排泄はベッドから離れて行う<br>2. 介助により車いすに移乗する |
| | ランクC | 1日中ベッド上で過ごし，排泄，食事，着替えにおいて介助を要する<br>1. 自力で寝返りをうつ<br>2. 自力で寝返りもうてない |

※判定に当たっては，補装具や自助具等の器具を使用した状態であっても差し支えない

文献3）より引用

〈病的骨突出，関節拘縮〉

● 骨突出部位は，骨と皮膚表層の間の軟部組織が薄く，突出部位に集中的に圧がかかるために褥瘡発生リスクが高い．

● 関節拘縮部位は，床面から浮き上がってしまい，体支持面積が減少して体圧が高くなる．

● 拘縮により身体のバランスが取れず，圧迫部位が限定されることで同一部位を圧迫する．

〈栄養状態の低下〉

● 低アルブミン血症では，浮腫や皮膚の弾力性の低下が生じる．

● 低ヘモグロビン血症では，皮膚の耐久性低下が起こる．

● 亜鉛などの微量金属，ビタミンCなどは創傷治癒に必要な栄養素である．

〈多汗，尿失禁，便失禁〉
- 皮膚の浸軟による耐久性の低下は，褥瘡発生のリスクを高める．

〈浮腫〉
- 浮腫は，栄養状態の低下だけでなく，心不全，肝臓疾患，リンパ管の障害などによっても起こる．

## 環境・ケア要因

- 対象者の入院や自宅環境において，以下の整えがされていなければ褥瘡発生の要因となる．
- ・体位変換や頭部挙上を行う際に，ずれや摩擦が少ない方法で実施されているか．
- ・適切な圧分散寝具，クッションなどが使用できるよう整えられているか．
- ・坐位保持は対象者にあった車椅子やクッションを使用し，定期的な除圧が行われているか．
- ・経済的な問題による，除圧用具，スキンケア用品，栄養補助食品などの不足．
- ・介護力不足による褥瘡予防ケアの不足．

## 褥瘡発生リスクを高める時期・状況

- **急性・手術期**：麻酔による同一体位，手術中の特殊体位による局所的な圧迫，循環低下，カテコールアミンの使用，意識障害，知覚低下，痛みによる活動性低下，発汗・失禁による湿潤，黄疸・浮腫による皮膚耐久性低下，医療機器の使用．
- **終末期**：疼痛，鎮痛薬による知覚低下，意識障害，低栄養，皮膚耐久性低下，スピリチュアルペインによる意欲の低下，体位の制限．
- **特殊疾患**：GVHD（移植片対宿主病），抗がん剤による皮膚乾燥と菲薄化，黄疸，精神疾患，身体抑制，糖尿病，血液透析．
- **脊髄損傷**：活動性低下，知覚麻痺，車椅子の使用．

## 褥瘡好発部位 ･････････････････････････

- 褥瘡の多くは長期臥床などによる持続的な圧迫によって発生するため，仙骨部などの発生が多いが，円背や拘縮など身体的な特徴や体位によっても圧力のかかる部位が異なる（**図 2**）．また，在宅での意識障害などによる褥瘡発生では倒れていた姿勢・場所によっては通常は発生しないような部位に褥瘡が発生する場合もある．
- 自重褥瘡以外に，医療関連機器圧迫潰瘍（MDRPU）も褥瘡の範疇と考えられている．

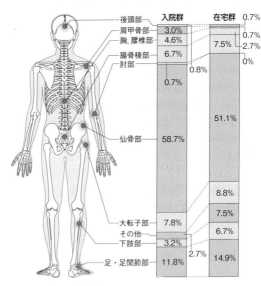

**図 2 ◆褥瘡の発生部位**

文献 4）より引用

Memo

◆**引用・参考文献**

1) 日本褥瘡学会：褥瘡発生のメカニズム．褥瘡予防・管理ガイドライン．p18-19，2009
2) 真田弘美ほか：褥瘡発生要因の抽出とその評価．日本褥瘡学会誌，5（1）：136-149，2003
3) 厚生労働省：障害高齢者の日常生活自立度（寝たきり度）．
   https://www.mhlw.go.jp/file/06-Seisakujouhou-12300000-Roukenkyoku/0000077382.pdf
   （2020年12月13日検索）
4) 宮地良樹，真田弘美：よくわかって役に立つ 新・褥瘡のすべて．p3-4，永井書店，2006

## Memo

# リスクアセスメント

## 目的

\* 対象者の褥瘡発生リスク因子を評価することで，個々に適した予防対策を計画実施して，褥瘡を生じさせない.

## リスクアセスメントの概要

### リスクアセスメントの効果

- 対象者の褥瘡リスク因子を明確にし，予防対策を検討することができる.
- ケア実施者が対象者のリスクを共通認識することができる.
- 対策がうまくいかない場合もリスクに合わせて対策を変更することができる.
- 褥瘡のリスクアセスメントのツールとしては，Norton スケール，Gosnell スケール，ブレーデンスケール，K 式スケール，OH スケール，厚生労働省の様式などがある.
- 本書では日本の臨床で最も使用されている厚生労働省が示すリスクアセスメントについて記載する.
- 褥瘡対策のリスクアセスメント・計画・実施・評価・報告は，入院基本料等の施設基準等に義務付けられており，必ず実施しなければならない.

### 入院基本料等の施設基準等 [1]

- **入院料等の告示**：入院診療計画，院内感染防止対策，医療安全管理体制，褥瘡対策及び栄養管理体制について，別に厚生労働大臣が定める基準を満たす場合に限り，第 1 節（特別入院基本料均等を含む.）および第 3 節の各区分に掲げる入院料の所定点数を算定する.

## 褥瘡対策の基準 [2] ..........................

● 当該保険医療機関において，褥瘡対策が行われていること．

● 当該保険医療機関において，褥瘡対策に係る専任の医師及び褥瘡看護に関する臨床経験を有する専任の看護職員から構成される褥瘡対策チームが設置されていること．

● 当該保険医療機関における日常生活の自立度が低い入院患者につき，褥瘡に関する危険因子の評価を行い，褥瘡に関する危険因子のある患者及びすでに褥瘡を有する患者については，専任の医師及び専任の看護職員が適切な褥瘡対策の診療計画の作成，実施及び評価を行うこと（図1）．ただし，当該医師及び当該看護職員が作成した診療計画に基づくものであれば，褥瘡対策の実施は，当該医師または当該看護職員以外であっても差し支えない．

● 褥瘡対策チームの構成メンバー等による褥瘡対策に係る委員会が定期的に開催されていることが望ましい．

● 患者の状態に応じて，褥瘡対策に必要な体圧分散式マットレス等を適切に選択し使用する体制が整えられていること．

● 毎年7月において，褥瘡患者数等について届け出ること．

Memo

別紙 3

# 褥瘡対策に関する診療計画書

氏名＿＿＿＿＿＿＿＿　殿　男 女　病　棟＿＿＿＿＿＿＿＿＿　計画作成日＿＿＿＿＿
　　　　年　月　日生（　歳）　記入医師名＿＿＿＿＿＿＿＿＿
　　　　　　　　　　　　　　記入看護師名＿＿＿＿＿＿＿＿＿

褥瘡の有無　1.現在　なし　あり［仙骨部，坐骨部，尾骨部，腸骨部，大転子部，踵部，その他（　　）］　褥瘡発生日＿＿＿＿＿
　　　　　　2.過去　なし　あり［仙骨部，坐骨部，尾骨部，腸骨部，大転子部，踵部，その他（　　）］

〈日常生活自立度の低い入院患者〉

| 日常生活自立度 | J (1, 2)　A (1, 2)　B (1, 2)　C (1, 2) | | 対処 |
|---|---|---|---|
| ・基本的動作能力　（ベッド上　自力体位変換） | できる | できない | 「あり」もしくは「できない」が1つ以上の場合，看護計画を立案し実施する |
| （いす上　坐位姿勢の保持，除圧） | できる | できない | |
| ・病的骨突出 | なし | あり | |
| ・関節拘縮 | なし | あり | |
| ・栄養状態低下 | なし | あり | |
| ・皮膚湿潤（多汗，尿失禁，便失禁） | なし | あり | |
| ・皮膚の脆弱性（浮腫） | なし | あり | |
| ・皮膚の脆弱性（スキン-テアの保有，既往） | なし | あり | |

危険因子の評価

〈褥瘡に関する危険因子のある患者およびすでに褥瘡を有する患者〉　　　　※両括弧内は点数

褥瘡の状態の評価（DESIGN-R®）

| | | | | | | | | |
|---|---|---|---|---|---|---|---|---|
| 深さ | (0)皮膚損傷・発赤なし | (1)持続する発赤 | (2)真皮までの損傷 | (3)皮下組織までの損傷 | (4)皮下組織をこえる損傷 | (5)関節腔，体腔に至る損傷 | (U)深さ判定が不能の場合 | |
| 滲出液 | (0)なし | (1)少量：毎日の交換を要しない | | (3)中等量：1日1回の交換 | | (6)多量：1日2回以上の交換 | | |
| 大きさ (cm²)長径×長径に直交する最大径（持続する発赤の範囲も含む） | (0)皮膚損傷なし | (3)4未満 | (6)4以上16未満 | (8)16以上36未満 | (9)36以上64未満 | (12)64以上100未満 | (15)100以上 | 合計点 |
| 炎症・感染 | (0)局所の炎症徴候なし | (1)局所の炎症徴候あり（創周辺の発赤，腫脹，熱感，疼痛） | | (3)局所の明らかな感染徴候あり（炎症徴候，膿，悪臭） | | (9)全身的影響あり（発熱など） | | |
| 肉芽形成良性肉芽が占める割合 | (0)創閉鎖または創が浅いため評価不可 | (1)創面の90%以上を占める | (3)創面の50%以上90%未満を占める | (4)創面の10%以上50%未満を占める | (5)創面の10%未満を占める | (6)全く形成されていない | | |
| 壊死組織 | (0)なし | (1)柔らかい壊死組織あり | | (6)硬く厚い密着した壊死組織あり | | | | |
| ポケット (cm²)潰瘍面を含めたポケット全周（ポケットの長径×長径に直交する最大径）－潰瘍面積 | (0)なし | (6)4未満 | (9)4以上16未満 | (12)16以上36未満 | (15)皮下組織までの損傷 | (24)36以上 | | |

※該当する状態について，両括弧内の点数を合計し，「合計点」に記載すること，ただし，深さの点数は加えないこと．

| 留意する項目 | | 計画の内容 |
|---|---|---|
| 圧迫，ズレ力の排除（体位変換，体圧分散寝具，頭部挙上方法，車いす姿勢保持等） | ベッド上 | |
| | いす上 | |
| スキンケア | | |
| 栄養状態改善 | | |
| リハビリテーション | | |

看護計画

［記載上の注意］
1　日常生活自立度の判定に当たっては，『障害老人の日常生活自立度（寝たきり度）判定基準』の活用について（平成3年11月18日　厚生大臣官房老人保健福祉部通知　老健第102-2号）を参照のこと．
2　日常生活自立度がJ1～A2である患者については，当該評価表の作成を要しないものであること．

**図 1 ◆褥瘡対策に関する診療計画書**

## ケアの実際

## リスクアセスメント

● 日常生活自立度が B（1.2），C（1.2）に該当する
場合は危険因子の評価を行う（**表 1**）.

**表 1 ◆ 褥瘡対策に関する診療計画書（危険因子評価部分）**

| | 日常生活自立度 　J（1,2） A（1,2） B（1,2） C（1,2） | | | 対処 |
|---|---|---|---|---|
| 危険因子の評価 | 基本的動作能力<br>（ベッド上　自力体位変換）<br>（イス上　坐位姿勢の保持，除圧） | できる<br>できる | できない<br>できない | 「あり」もしくは<br>「できない」が 1 つ<br>以上の場合，看護<br>計画を立案し実施<br>する |
| | 病的骨突出 | なし | あり | |
| | 関節拘縮 | なし | あり | |
| | 栄養状態低下 | なし | あり | |
| | 皮膚湿潤（多汗，尿失禁，便失禁） | なし | あり | |
| | 皮膚の脆弱性（浮腫） | なし | あり | |
| | 皮膚の脆弱性（スキン - テアの保<br>有，既往） | なし | あり | |

## 危険因子の評価方法
### 〈基本動作能力〉
● ベッド上での自力体位変換，イス上での坐位姿勢
の保持や除圧が実施できるかできないかをそれぞ
れ判定する.

### 〈病的骨突出〉
● 殿筋の廃用萎縮や長期低栄養状態による臀部皮下
脂肪の減少によって仙骨が相対的に突出した状態.
● 両殿筋に定規を当て，仙骨と定規の間に空間があ
れば病的骨突出は「なし」と判定する（**図 2**）.
● 仙骨部と臀部軟部組織の高低差が同じであれば，
病的骨突出は「あり」と判定する.
● 病的骨突出の程度は，仙骨中央から 8cm 離れた
部位に 2cm 以上の高低差があれば高度病的骨突
出とし，殿筋より仙骨が突出しているが 2cm 未満
の場合は中等度の病的骨突出である.

17

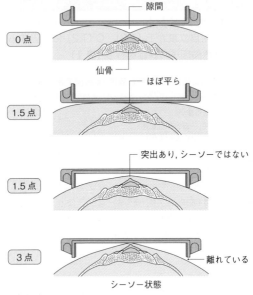

図2 ◆病的骨突出の判定

● 測定用の定規を用いると簡便である.

### 〈関節拘縮〉
● 関節拘縮は四肢の関節可動域に制限がある.
● 屈曲・伸展拘縮や変形などをいう.

### 〈栄養状態低下〉
● 褥瘡発生を予防するための栄養が不足している状態.
● 炎症や脱水などがない状況で, 血清アルブミン値が 3.5g/dL 以下.
● 過去6か月間に通常体重の10%, または, 過去1か月間に5%を上回る体重減少.
● 食事摂取量が通常の50%以下の減少.

### 〈皮膚湿潤（多汗，尿失禁，便失禁）〉

● 以下のどれか1つでも該当すれば皮膚湿潤あり
とする.

・多量の汗をかいて皮膚が湿った状態である.

・尿失禁によって臀部皮膚が尿で濡れている状態で
ある.

・便失禁によって便が皮膚についている時間がある.

### 〈皮膚の脆弱性（浮腫）〉

● 浮腫は組織間隙に過剰な水分が貯留した状態で，
組織の耐久性低下をきたす.

● 触診では，足背や脛骨前面を親指の腹で5秒間
押して，指を離してもそのままくぼんだ状態が持
続すれば浮腫ありと評価する.

### 〈皮膚の脆弱性（スキン-テアの保有，既往）〉

● スキン-テアとは，摩擦・ずれによって，皮膚が
裂けて生じる真皮深層までの損傷（部分層損傷）
である.

● 皮膚の脆弱性は，スキン-テアの発生あるいは再
発しやすい状態を指す.

● 上下肢に発生する場合が多く，スキン-テアの治
癒後には白い線状や星状の瘢痕が残る.

● 入院時に直接皮膚を観察し，患者や家族に既往に
ついて確認する.

## 褥瘡ハイリスク患者のリスクアセスメント ⋯⋯

● 褥瘡予防・管理が難しく重点的な褥瘡ケアを行う
必要がある場合，褥瘡リスクアセスメント票・褥
瘡予防治療計画書（**図3**）を用いてリスクアセス
メントを行う.

● 褥瘡ハイリスク患者に対して，要件を満たす専従
の褥瘡管理者が，適切な褥瘡予防・治療のための
予防治療計画に基づく褥瘡対策を継続して実施

別紙 16

## 褥瘡リスクアセスメント票・褥瘡予防治療計画書

| 氏　名： | | | | 病棟 | 評価日　　年　　月　　日 |
|---|---|---|---|---|---|
| 生年月日： | （　　歳） | 性別　男・女 | | 評価者名 | |
| 診 断 名： | 褥瘡の有無（現在）　有・無 | | 褥瘡の有無（過去）　有・無 | | |

褥瘡ハイリスク項目〔該当すべてに○〕
　ベッド上安静，ショック状態，重度の末梢循環不全，麻薬等の鎮痛・鎮静剤の持続的な使用が必要，6 時間以上の手術（全身麻酔下，特殊体位），強度の下痢の持続，極度な皮膚の脆弱（低出生体重児，GVHD，黄疸等），医療関連機器の長期かつ持続的な使用（医療用弾性ストッキング，シーネ等），褥瘡の多発と再発

その他の危険因子〔該当すべてに○〕
　床上で自立体位変換ができない，いす上で坐位姿勢が保持できない，病的骨突出，関節拘縮，栄養状態低下，皮膚の湿潤（多汗，尿失禁，便失禁），浮腫（局所以外の部位）

| 褥瘡の発生が予測される部位および褥瘡の発生部位 | リスクアセスメント結果 |
|---|---|
| 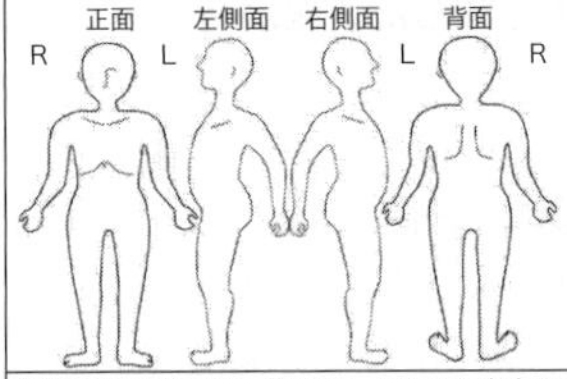 正面　　左側面　　右側面　　背面<br>R　　　　L　　　L　　　　R | |
| | 重点的な褥瘡ケアの必要性<br>　　　　　　要　・　不要 |
| | 褥瘡管理者名 |

褥瘡予防治療計画〔褥瘡ハイリスク患者ケアの開始年月日　　　年　　月　　日〕




褥瘡ケア評価の結果〔褥瘡ハイリスク患者ケアの終了年月日　　年　　月　　日）〕

**図 3 ● 褥瘡リスクアセスメント票・褥瘡予防治療計画書**

Memo

.................................................................

.................................................................

.................................................................

.................................................................

**表2◆褥瘡ハイリスク項目**

| |
|---|
| ・ショック状態であるもの |
| ・重度の末梢循環不全があるもの |
| ・麻薬等の鎮痛・鎮静剤の持続的な使用が必要であるもの |
| ・6時間以上の全身麻酔下による手術を受けたもの |
| ・特殊体位による手術を受けたもの |
| ・強度の下痢が続く状態であるもの |
| ・極度の皮膚の脆弱（低出生体重児，GVHD，黄疸等）であるもの |
| ・皮膚に密着させる医療関連機器の長期かつ持続的な使用が必要であるもの |
| ・褥瘡に関する危険因子（病的骨突出，皮膚湿潤，浮腫等）があって既に褥瘡を有するもの |

文献3）より引用

し，褥瘡ハイリスク患者ケア加算に関する施設基準を満たしかつ，施設基準についての届け出がなされている場合は，褥瘡ハイリスク患者ケア加算の対象となる.

〈褥瘡ハイリスク項目〉

● 褥瘡ハイリスク患者とは，ベッド上安静であって，次に挙げるものをいう[3].

**①ショック状態であるもの**

● ショック状態とは，全身の各臓器に十分な酸素化血液が供給されないために臓器の機能障害が生じた状態で，高度なものは多臓器不全という極めて危険な状態を引き起こしやすい.

● 原因別では，①血液分布異常性のショック，②循環血液減少性ショック，③心原性ショック，④心外閉塞・拘束性のショックがある.

**②重度の末梢循環不全があるもの**

● 末梢性あるいは局所性に起こった高度の動脈血流の低下を示す.

● 末梢性に動脈循環不全をきたす疾患には閉塞性動脈疾患（閉塞性動脈硬化症，バージャー病，糖尿病など），膠原病，血管炎などがある.

●症状としては，四肢の冷感，安静時疼痛，跛行，レイノー現象，紫斑，水疱，血疱，壊死，壊疽などがある．

### ③麻薬等の鎮痛・鎮静薬の持続的な使用が必要であるもの

●麻酔薬等により鎮痛・鎮静がなされると，患者は疼痛閾値が上がるため自力体位変換を行おうとしなくなる．その結果，局所に持続的圧迫が加わり，褥瘡発生のリスクが高まる．

### ④6時間以上の全身麻酔下による手術を受けたもの

●長時間の手術による同一体位での圧迫と，長時間の手術による侵襲から術後の活動性も低く，骨突出部位に圧迫が加わる可能性が高い．

### ⑤特殊体位による手術を受けたもの

●特殊体位には，側臥位，腹臥位，坐位が含まれる．

### ⑥強度の下痢が続く状態であるもの

●強度の下痢が続く状態とは，数時間の間隔もなく水様便（下痢）が数日間（強度）出続ける状態である．

### ⑦極度の皮膚の脆弱（低出生体重児，GVHD，黄疸等）であるもの

●強度の皮膚の脆弱とは，皮膚の菲薄化，真皮の浮腫，皮膚を標的とする免疫異常疾患を背景として，軽微な外力で皮膚が損傷を受けやすい状態である．

### ⑧皮膚に密着させる医療関連機器の長期かつ持続的な使用が必要であるもの

●「長期かつ持続的」とは，1週間以上持続して使

用することが見込まれるもの，当該入院期間中に
医療関連機器を1週間以上持続して使用してい
たものも含まれる．

### ⑨褥瘡に関する危険因子（病的骨突出，皮膚湿潤，浮腫等）があってすでに褥瘡を有するもの

● すでに褥瘡を有している患者において危険因子が
解消ないし軽減されていなければ，褥瘡発生リス
クは高い状態が続いていると考える．

## リスクアセスメントのタイミング ……………

● 入院時に褥瘡の有無の確認とリスクアセスメント
を行い，以後，定期的および患者の状態が変化す
るごとに評価を行う．
・入院時
・手術前・後
・臥床時間の長い検査前・後
・全身状態の悪化・改善時
・定期評価（発生リスクがある場合は，最長1週間）

## 褥瘡評価のフローチャート ………………………

①**患者入院**：褥瘡評価表の記入．
②**自立度 B・C**：危険因子の評価を記入．
③危険因子評価で「あり」の項目があれば，褥瘡専
　任看護師が看護計画を立案する．
④状態に合わせて3日後，1週間後に次回評価を
　設定する．
⑤褥瘡ハイリスク項目に該当する場合は，褥瘡管理
　者へ連絡する．
⑥褥瘡が発生している場合，褥瘡発生リスクが高い
　場合は褥瘡対策チームに連絡する．

- **経営者**：病院全体の褥瘡対策の活動を牽引し活性化する.
- **看護師**：褥瘡の予防と治療のための全般的なケアを実施する.
- **医師**：治療的な視点で褥瘡の予防と治療を実施する.
- **薬剤師**：褥瘡に関わる薬剤や被覆材の特性や使用方法の提言や指導を行う.
- **管理栄養士**：栄養状態の改善に必要な食事，栄養補助食の提言や指導を行う.
- **理学療法士**：活動性の改善のためのリハビリの実施や，除圧のためのポジショニングの指導を行う.
- **事務**：褥瘡に関する診療報酬の算定などが適切に実施されるように事務的処理を行い，褥瘡予防や治療のために必要な設備や備品を配備する.
- **施設・設備・医療機器管理者**：褥瘡予防や治療のために必要な備品の保守点検を行う.

## 褥瘡対策に関わるチームの役割

- 自施設のチームの役割について整理してみよう.

> ●褥瘡対策チーム：
>
>
>
> ● NST チーム：
>
>
>
>
>

**◆引用・参考文献**

1) 厚生労働省保医発 0305 第 1 号 診療報酬の算定方法の一部改正に伴う実施上の留意事項について．第 2 部 入院料等，〈通則〉．2018
2)) 厚生労働省保医発 0305 第 2 号 基本診療料の施設基準及びその届出に関する手続きの取扱について．別添 2 入院基本料の施設基準等．2018
3) 褥瘡ハイリスクケア加算に係る報告書．
https://kouseikyoku.mhlw.go.jp/tokaihokuriku/iryo_shido/teireihoukoku/documents/1-3-4.pdf（2021 年 4 月検索）

## Memo

....................................................................

....................................................................

....................................................................

....................................................................

....................................................................

....................................................................

....................................................................

....................................................................

....................................................................

....................................................................

....................................................................

....................................................................

....................................................................

....................................................................

# 体位変換

## 目的

* 体を支える圧迫部位の圧力を除去または軽減する.
* 内臓の機能を正常に保ち, 循環障害を予防する.
* 体重による肺への圧迫を解除し, 肺炎を予防する.
* 筋力低下や拘縮を予防し, 早期離床を目指す.
* 気道の分泌物を排出しやすくする (ドレナージ効果).
* 心理面の安寧をはかる.

### 体位変換の概要

- 健康な身体は, 血流障害などが起きた時, 「痛み」や「しびれ」という苦痛を感じ, 自分で無理のない安全な姿勢を保つという機能を持っている. しかし, 手術の際の麻酔や脳血管疾患等による麻痺などで, 自力での安楽な体位変換が障害されることがある. その場合は, 体位変換を定期的に他者によって行う必要がある.

- ただし, 単に身体の方向を変えればいいのではなく, 治療上禁忌の姿勢に注意し, 身体の特徴を考える必要がある. さらに筋肉の緊張や内臓への強い圧迫がなく, 脊柱の生理的彎曲ができるだけ保てるような体位を検討することが重要である.

### ケアの実際

## ベッド上体位の種類と特徴 (図 1) …………
〈仰臥位〉

- 支持基底面積が広く, 安定した体位のため筋緊張も少ない.
- 長期間の臥床により, 仙骨部などの骨突起部に褥瘡や尖足などを引き起こしやすい.
- 循環器系に関する影響はほとんどない.

- 腹腔内臓器により横隔膜が押し上げられ，立位に比べ換気量が10%減少する．
- 肺実質の重量が垂直に加わり，背面の肺に無気肺が生じやすくなる．

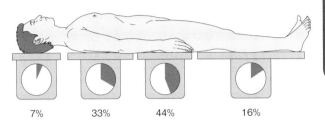

| 7% | 33% | 44% | 16% |

仙骨部には，体重の約44%という大きな圧がかかる

**図1 ◆寝姿勢での部位別体重比**

文献1）より引用

〈側臥位〉
- 支持基底面積が狭く，大転子部などの骨突起部では強い圧がかかりやすい．
- 下側の血管圧は上昇する．
- 肺血流量は重力の影響を受け，下側のほうが多い．
- 上側の肺は気道分泌物のドレナージやガス交換障害の改善・予防となる．
- 下側の肺は無気肺となりやすい．
- 胸水貯留などがある場合は酸素化への影響がある．

〈腹臥位〉
- 関節拘縮がある患者には困難な姿勢である．
- 腹圧が上がると血圧は上昇する．
- 腹部を圧迫されることで患者の苦痛は強い．
- 加重により胸郭の動きが制限され，横隔膜の運動制限によりガス換気障害が起こりやすくなる．
- 貯留した気道分泌物のドレナージ効果があり，

背側換気の改善がはかれる.

## 体位変換の間隔 ·····························
● 体圧分散機能効果のないマットレスを使用している場合は，最低2時間ごとに体位変換が必要である.
● 安眠を妨げないなどの理由から，体圧分散機能の高いマットレスを使用している場合は最低2～4時間ごとの体位変換が必要である.

### 観察のポイント

## 全身の皮膚の状態 ·····························
● 患者全身の皮膚をみる．発汗が多くないか，失禁等で湿潤していないか，また乾燥によるドライスキンとなっていないかなどを観察する.
● 高齢者の場合，ドライスキンにより皮膚が脆弱となっている．少しの外力で皮膚の表皮が破綻する「スキン-テア」を起こしやすい.
● 体位で下になり，圧迫がかかっていた部位の観察を行う．疼痛や発赤がないか，発赤があった場合は，すぐに消退しない発赤かを確認する.

## 圧迫部位の皮膚の状態 ·····························
● 体位により負荷がかかりやすい部位の皮膚の状態を観察する．**図2**にあるように好発部位の異常がないかを確認する.
● 身体に拘縮がある場合は，患者の関節と関節がこすれ，褥瘡を発生することもある．膝関節内側や手関節と胸部の接触部位を確認する.

## 患者の得手体位を知る ·····························
● 人によって好きな姿勢がある．ある程度自力体動可能な患者の場合，自然と姿勢を戻していないか観察する.

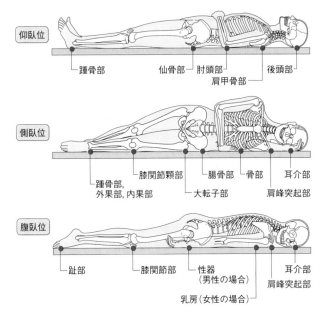

図2 ◆体位の種類と褥瘡好発部位

● 円背や拘縮のある患者の場合，仰臥位を保持することは難しい．その場合は仰臥位を避け，体位変換の計画を立てる．
● 得手体位は患者にとって安楽だが，その姿勢で負荷がかかる部位に褥瘡ができやすいため，より観察が必要である．

〈ワンポイント〉

テレビや窓の外が見えるように姿勢保持する患者も多い．その場合はベッドの位置を移動するなど，患者が自然と体の向きを変えることができるよう工夫する．

29

## 患者のアセスメント（表1）……………

● 長期間臥床となっている状況を把握する.

● 手術後など急性期の一時的な臥床状態か，脳疾患などによる身体の麻痺がある患者なのかによっても体位変換の目的は異なり，褥瘡発生リスクも変化する.

● 治療や疾患などで禁忌な体位がある場合，その体位を除いた姿勢を保持する必要がある.

● 使用している薬剤なども注意が必要である. 例えば，昇圧剤を使用している患者の場合，下肢の血流量が減少し，踵など末端に褥瘡が発生しやすい.

**表1◆体位変換を行う患者のアセスメントの視点**

①自力体位変換の可否
②自力で可動ができる範囲（四肢・体幹）
③疾患および治療上，禁忌の体位の有無
④拘縮や麻痺の有無
⑤患者が苦痛を伴う姿勢の有無
⑥身体的特徴（るい痩や肥満，円背の有無）

## 体位変換時の注意点（図3）……………

● 安静度の指示を確認する.

● 患者の安全を確保して必ず2人以上で行う.

● 寝衣などを引っ張らず，体の下に腕を挿入した状態で移動する.

● 患者を無理に引っ張るとずれ・摩擦が起こるため禁忌である.

● クッションなどを使用する際は，できるだけ広い接触面積で姿勢を保持する.

● 体位変換した後でラインやチューブ，ドレーン類を観察し，屈曲，閉塞がないか確認する.

● 終了後は寝衣やシーツのしわを伸ばし，新たな褥瘡ができないよう配慮する.

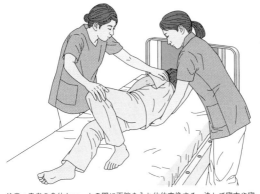

注意：患者の身体とマットの間に両腕を入れ体位変換する．決して寝衣や寝具を引っ張らない

**図3 ◆体位変換時の注意点**

## 褥瘡好発部位または得手体位の部位に発赤を認めた場合 ·····················

● 体位変換の方法や時間の間隔を検討する．
● 体圧分散機能の高いマットレスへの変更を検討する．
● 発汗や失禁で皮膚が湿潤している場合，皮膚統合性が低下し，さらに褥瘡のリスクが高くなる．皮膚を観察し，スキンケアを行う．

## 体位変換の計画 ·····························

● 患者の褥瘡発生部位を避け，体位変換の計画を行う（**表2**）．
● 体位変換時には，圧迫部位に発赤がないかを確認する．
● 夜間は安眠を妨げないよう，大きな姿勢の変更以外にも角度を変えるなど工夫する．

**表2 ◆体位変換計画表（例）**

| 時間 | 姿勢 | 角度 | 備考：皮膚の異常など |
|---|---|---|---|
| 0 | 仰臥位 | | 異常なし |
| 1 | | | |
| 2 | 右側臥位 | 60 | 異常なし |
| 3 | | | |
| 4 | 右側臥位 | 30 | 異常なし |
| 5 | | | |
| 6 | 左側臥位 | 60 | 異常なし |
| 7 | | | |
| 8 | 食事のため背上げ | 60 | ブーメランピロー使用・異常なし |
| 9 | | | |
| 10 | 車椅子移乗しリハビリへ | | 異常なし |
| 11 | 仰臥位 | | 異常なし |
| 12 | 食事のため背上げ | | ブーメランピロー使用・異常なし |
| 13 | | | |
| 14 | 右側臥位 | 60 | 異常なし |
| 15 | | | |
| 16 | 右側臥位 | 30 | 異常なし |
| 17 | | | |
| 18 | 食事のため背上げ | | ブーメランピロー使用・異常なし |
| 19 | | | |
| 20 | 左側臥位 | 60 | 異常なし |
| 21 | | | |
| 22 | 左側臥位 | 30 | 異常なし |
| 23 | | | |

**◆引用・参考文献**

1) 東京都療育院附属病院，東京老人総合研究所：褥瘡，病態とケア．p21-25，東京都老人総合研究所，1977
2) 中條俊夫監：床ずれ予防コンパクトガイド．p7，株式会社ケープ
https://www.cape.co.jp/wpMgr/wp-content/uploads/kihon_tokozureyobou.pdf（2021年2月8日検索）

# ポジショニング

## 目的

* 体圧を分散させるとともに,安定した安楽な姿勢を保つ.
* 関節拘縮予防を目的にしつつ,体軸を自然な流れにする(アライメント).
* クッションやピローを使い,隙間なくしっかり支えることで,ずれを防止し筋緊張を軽減する.

## ポジショニングの概要

### ポジショニングとは

● 体位変換とポジショニングは同じように捉えられがちであるが,身体の方向や姿勢などを変え,移動させることを「体位変換」というのに対し,ポジショニングはクッションなどの道具を用いて患者により好ましい体位を検討することである.つまり,ポジショニングという大きな枠の中に体位変換を含んでいる(表1)[1].

**表1 ◆体位変換とポジショニングの違い**

| | |
|---|---|
| 体位変換 changing position | ベッド,椅子などの支持体と接触しているために体重がかかって圧迫されている身体の部位を,身体が向いている方向,挙頭の角度,身体の格好,姿勢などを変えることによって移動させることをいう. |
| ポジショニング positioning | 運動機能障害を有する者に,クッションなどを活用して身体各部の相対的な位置関係を設定し,目的に適した姿勢(体位)を安全で快適に保持することをいう. |

文献1)より引用

### アライメントとは

● アライメントとは「配列する,一列に並べること」という意味であり,医療においては各関節や骨の並びのことをさす.

● アライメントが崩れると,関節や筋,靭帯などに負担がかかってしまい怪我の原因ともなる.

● ポジショニングを考えるうえで,生体のバランス

を保つ自然な軸位を保つことはとても重要である（**図1**）.

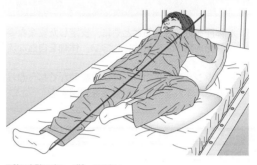

下肢の変形にピローが沿っていない

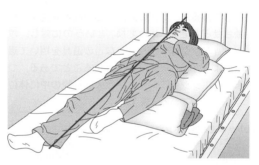

上半身から下半身が自然な位置関係でまとまるようにピローを折り曲げて高さを調節している. ピローにタオルをはさみ, 折り曲げの角度が変化しないようにしている

**図1 ◆ポジショニングピローの挿入法による体軸の流れの違い**
文献2) を参考に作成

### 必要物品

● クッションや枕など体を支持するもの.
● 体形や四肢の拘縮など患者の身体的な状況にあわせた形, 大きさのもの.

### ケアの実際

● 点ではなく面で支える.

- 適切にクッションを用い，ベッドと身体に隙間ができないようにする．
- クッションの素材は低反発であるとともに通気性に富んだものを考慮する．
- 身体の下にクッションを差し込むのではなく，クッションの上に身体を置くようにする．
- クッションの当て方や，体幹の傾きをわずかに変えるマイクロシフトを含めた体位変換を行う．
- 麻痺や疼痛を伴うなど，最終的な姿勢だけでなく，患者の身体の特徴から手順を含めたケアの計画が大切である．

## 仰臥位時 ………………………………………

- 円背がないかを確認する．極度の円背は仰臥位を保持することが困難な場合もある．
- 痩せが顕著な高齢者は殿筋が萎縮していることが多く，仙骨が突出しやすい．その場合は，柔らかいクッションや寝具で骨突起部に圧が集中しないようにする（**図2**）．
- 上腕に屈曲拘縮がある場合，胸郭に手が強く当たらないようクッションやタオルを挟む．
- 膝関節の屈曲拘縮を予防するため，下肢後面の全面にクッションを当てる．
- 股関節に屈曲拘縮があり，下肢が倒れる場合には，倒れる方向にクッションを当てる（自分の両膝関節が擦れることで皮膚を損傷することもある）．

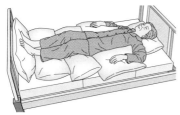

**図2 ◆仰臥位時のクッションの当て方**

## 側臥位時（図3）・・・・・・・・・・・・・・・・・・・・・・・・

● 側臥位の角度は体幹のねじれを考慮し，どの部分の角度を示すのかを明確にしておく（骨盤の角度，肩甲骨の傾斜角度など）．

● 褥瘡予防・管理ガイドラインでは，「30°側臥位，90°側臥位ともに行ってよい」とされている．しかし，仰臥位に比べともに大転子部付近，90°側臥位では肩部に高い圧がかかるので注意する．

● 30°側臥位は大殿筋の委縮した高齢者では保持しにくい姿勢となるため，患者の体形や好みに応じた側臥位を選択する．

● 側臥位を保持した後，下側の肩が引き込まれて圧が集中していないかを確認する．引き込まれている場合は，下側の肩甲骨の下に手を入れ，肘から肩にかけて上腕全体を肘側に引く（**図4**）．

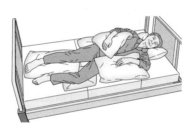

図3 ◆側臥位時のクッションの当て方

Memo

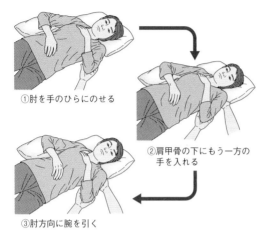

①肘を手のひらにのせる

②肩甲骨の下にもう一方の
　手を入れる

③肘方向に腕を引く

**図4 ◆側臥位時の肩の位置確認**

文献3）を参考に作成

## 腹臥位時 ‥‥‥‥‥‥‥‥‥‥‥‥‥‥‥‥‥

- 強い関節拘縮がないかを確認する.
- 慣れないうちは, 筋緊張を伴うことが多い. 慣れ
  るまでは中間位をとりながら, 段階的に腹臥位に
  移行する.
- 顔は横に向け呼吸運動が制限されないようにす
  る.
- 首の回旋が悪い場合は胸を高くし, 首がうなだれ
  るようにする.
- 円背がある場合は胸と肘の下にクッションを入れ
  ると安楽になる.
- 膝関節や足関節が拘縮している場合は, 下肢の下
  にクッションを入れ, 自然な姿勢を保つようにす
  る (**図5**).

Memo

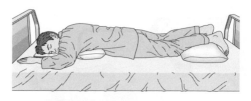

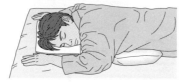

**図5◆腹臥位時のクッションの当て方**

文献 4) を参考に作成

## 尖足 ...............................................

● 長期の臥床により，掛布団の圧迫や足の重みにより引き起こされる．

### 〈防止対策〉

● 掛布団の重量が直接足背部にかからないよう支持物を配置する．
● できるだけ，坐位で足底に重力がかかる姿勢をとる（**図6**）．
● 膝関節が屈曲するのを防ぐため，アキレス腱部を支持する．
● 足底部に枕を当てて足背の角度を調整する．
● 仰臥位での対応の注意点
・足底をピローなどで支持し，悪化させないようにすることもあるが，膝が伸びている状態で足首を直角に曲げるとふくらはぎの筋肉が伸ばされてしまうことがある．膝が曲がっている状態で足底をサポートすることが重要である．

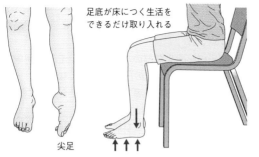

足底が床につく生活を
できるだけ取り入れる

尖足

**図6◆尖足予防**

## 下肢の挙上（図7）·······························

● 小さい枕などで下腿のみにクッションを当てる
と，クッションを当てた部分に虚血が起こり，褥
瘡を発生させる可能性もある.

● 広い接触面積を保つため，下肢全体に大きめの枕
を挿入する.

● 膝は過伸展を避けるため，軽度屈曲した姿勢を保
つ.

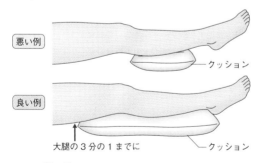

悪い例
クッション

良い例
大腿の3分の1までに
クッション

踵は浮かせる
広い接触面積を保ち，下肢全体を浮かせる
下肢の血流量が低下する昇圧剤の使用時は注意する

**図7◆踵の除圧**

## 坐位による褥瘡（図8）‥‥‥‥‥‥‥‥‥‥‥‥

● 坐位では尾骨と坐骨結節部の2点に高い圧がかかりやすい.
● 車椅子の座面や背部のたわみはハンモック現象を起こし，骨突起部への圧迫の原因となる.
● 筋力が低下した高齢者では正しい姿勢を保つことは難しく，体が足側にずれる.
● ずれにより摩擦が起こり褥瘡を発生しやすい.
● ずれの原因として，体形に合わない車椅子など介護用品によるものもある.

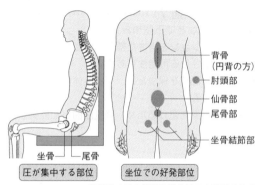

| 坐骨 | 尾骨 |

圧が集中する部位

背骨（円背の方）
肘頭部
仙骨部
尾骨部
坐骨結節部

坐位での好発部位

仰臥位よりも褥瘡の発生リスクは高くなる

**図8 ◆坐位での褥瘡好発部位**

Memo

## 安全な坐位保持（図9）······························

● 大腿後面で体重を支える.
● 踵がつくように 90°ルールを保つ.
● 坐位時間は, 仰臥位と同じく2時間以内とする
　が, 圧が高いため定期的な除圧を行う.

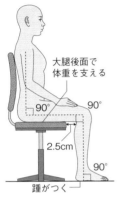

大腿後面で
体重を支える

90°　　　90°

2.5cm

90°

踵がつく

**図9 ◆ 90°ルール**

**◆引用・参考文献**
1) 日本褥瘡学会：用語集.
　 http://www.jspu.org/jpn/journal/yougo.html（2021
　 年2月8日検索）
2) 田中マキ子ほか：必ず見つかる！　ポジショニングのコ
　 ツ.　中山書店, 2011
3) 伊藤亮子監：快適な姿勢をサポートする ポジショニング
　 コンパクトガイド 実技編.　株式会社ケープ
　 https://www.cape.co.jp/wpMgr/wp-content/uploads/
　 kihon_positioning_jitugi.pdf（2020年12月2日検索）
4) 田中マキ子：褥瘡予防のためのポジショニング.　p2-12,
　 中山書店, 2009
5) 宮地良樹ほか：褥瘡治療・ケアトータルガイド.　p231,
　 照林社, 2009

褥瘡

# 除圧法

**目的**

＊ 身体の一部分にあたる圧迫を取り除くこと.

### ベッドの背上げや背下げ時のずれの概要

- ベッドに仰臥位の状態で背上げをすると, 体の重みで足側に体がずれていく. その際に肩や背中, 臀部にかなりの圧迫が生じる (**図1**).
- 尾骨や坐骨に圧が集中し, 臀部には摩擦とずれが起こる. これが褥瘡発生の要因となる.
- 背下げの際にも頭部が足側へ引っ張られるように感じる. これはずれ力の方向性を示す身体感覚である.
- 背上げ・背下げともに, 圧とずれの問題が生じる.

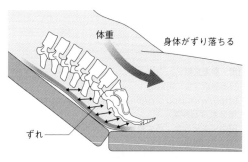

体重

身体がずり落ちる

ずれ

**図1 ◆背上げによるずれ**

### 必要物品

- 体圧分散マット
- 体圧分散クッション
- ポジショニンググローブ

42 ● 1. 褥瘡

## 観察のポイント

● 体の屈曲点とリクライニングポイントが揃っているか.

● ベッドの屈曲部位と大転子の位置がずれていないか.

● 坐位時に頭部が肩に埋もれるような状態になっていないか.

● 足側にずり落ちてはいないか.

● 圧迫部位に発赤などの皮膚の異常がないか.

## ケアの実際

### 背上げの方法 (図2) ·····························

● 仰臥位から頭側を挙上し, 坐位になると足側へずれが起きる. そのずれを軽減するために, 下記の手順で実践する.

①ベッドの屈曲部位と大転子を合わせる.

②ベッドの足側より挙上する.

③ベッドの頭側を挙上する.

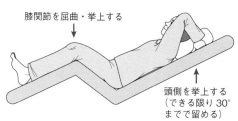

膝関節を屈曲・挙上する

頭側を挙上する
(できる限り 30°
までで留める)

**図2 ◆背上げの方法**

### 背抜きの方法 (図3) ·····························

● 背抜きとは, ベッドや椅子などから一時的に離すことによって, ずれを開放する手技である[1]. 下記の手順で実施する.

①背中とマットの接触面を離すよう上半身を左右に傾ける.

43

②マットと患者の身体の間に介助者の手を入れ，
　ゆっくり下方へ滑らせていく．
③衣類と寝具のしわも伸ばしておく．

※身体に触れると痛みがある場合はマットレスを押すようにする

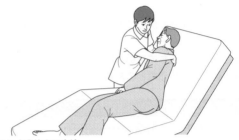

**図3◆背抜きの方法**

## 足抜きの方法（図4）

①片足ずつ，両手で足首と膝関節後面を持ち上げる．
②膝関節の手を下に向かって滑らせ圧を抜く．
③衣類と寝具のしわも伸ばしておく．
● 坐位から仰臥位へ戻すときにもずれは起きるため，背上げと同様の方法で行う．

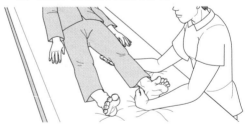

**図4◆足抜きの方法**

## ポジショニンググローブを使用した
## 背抜き・足抜きの方法（図5）

● 摩擦係数の低い素材の手袋で，ベッドと患者の間を滑らせるよう手を入れる．
● 手の甲が患者の体に当たるよう挿入し，次のよう

に下方へ滑らせていく.
①後頸部から体幹背面
②腰部から臀部
③膝関節後面から踵

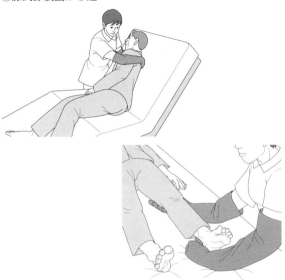

**図5◆ポジショニンググローブを使用した背抜き・足抜きの方法**

## 除圧の効果をみる ……………………………………
〈体圧の測定方法〉
● 褥瘡を予防するために,ベッド,車椅子での姿勢
　でどの程度の圧がかかっているかを可視化する.
● 簡易式圧測定器を用いて圧を数値化することで,
　ポジショニングの教育には有効である.

〈パーム Q® による体圧の測定方法〉(図6)
①電源を入れる
②感染防止のためにパット部をビニール袋で覆う
③体位を整え,スタートボタンを押す

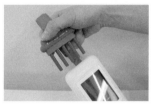

1. 本体とセンサーパッドを接続する

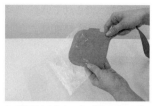

2. 感染防止のため，パッド部をディスポーザブルの薄いビニール袋で覆う

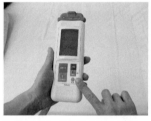

3. 電源を入れ，ガイダンスボタンを押す

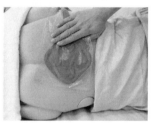

4. センサーパッドを測定部位に設置し，療養者を測定したい体位に整える

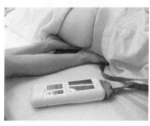

5. 液晶画面を見ながら，中央のパッドの接触圧力が一番高くなるようにパッドの位置を調整する

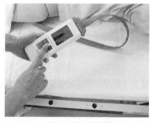

6. スタートボタンを押し測定開始．約12秒後に最高値のパッド番号・グラフが点滅し，最高圧力値が測定表示部に表示される

**図6 ◆パームQ®を使った体圧の測定**

（株式会社ケープ）

## 坐位での体圧分散の実際（図7）

● 関節拘縮や麻痺，痩せ，円背など患者の身体的特徴をアセスメントする．

● 車椅子上でプッシュアップ，身体を前傾・側屈・反らすなど集中した圧を分散する．

● 電動ティルト機構付車椅子では姿勢変換が可能なため，脊髄損傷者には有効である．

- 自力で体動可能な場合，15分毎に除圧を行い，出来ない場合は1時間以内には姿勢を変えることが推奨されている．
- 出来るだけ除圧時間は長い方が良い．
- 坐位姿勢で90°ルールが保てるよう，補助具を使用し支持する．

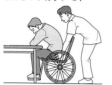

前傾姿勢（両坐骨結節部および尾骨部の圧迫の程度を確認）

側屈姿勢（右坐骨部の圧迫の程度を確認）

電動ティルト機構付車椅子（自分でスイッチ等を使って姿勢を交換する）

**図7 ◆坐位姿勢変換方法**

日本褥瘡学会編：褥瘡ガイドブック 第2版．p189，照林社，2015より転載

---

···Column···

### 除圧法での看護師の役割

- 『なんと苦しいヘッドアップ…』

看護師になったら一度は経験してもらいたい．仰臥位で臥床した状態での「背上げと背下げ」．

初めて経験した時，肩の上に重りを載せられたかと思うほどの辛さがあった．背中の圧迫感，そして足元の詰まり感は何とも言えない不快感がある．思わず自らずり上がり姿勢を直したほどである．自ら動けない患者はこの苦痛とずっと戦っているのだ．それを取り除くことが私たち看護師の【手当て】であるといえる．

---

◆**引用・参考文献**

1) 日本褥瘡学会：用語集．
   http://www.jspu.org/jpn/journal/yougo.html（2021年2月8日検索）
2) 中條俊雄監：床ずれ予防コンパクトガイド．p29，株式会社ケープ
   https://www.cape.co.jp/wpMgr/wp-content/uploads/kihon_tokozureyobou.pdf

# 体圧分散の方法

## 目的

* 患者に合わせた体圧分散用具を使用することで，効果的な褥瘡予防だけでなく，患者の安楽，そして介助者の負担軽減につなげることができる．

### 体圧分散寝具を使用する目的

● 褥瘡予防に重要な体位交換は，移動をすることで身体的苦痛の原因となったり，夜間安眠の妨げになったりする．
● 定期的な体位変換，安楽なポジショニングを実施しても，褥瘡発生のリスクの高い患者は容易に褥瘡ができる．

### 必要物品

● 体圧分散マット
● ピロー・クッション
● シーツ　など

### ケアの実際

#### エアマットレスの特徴

● 身体を沈み込ませることで圧を分散する（**図1**）．
● 多くの機種に体重の自動設定機能がついており，患者の重みで適切な圧に設定される．
● 高機能のエアマットレスでは，定期的にセルの中の圧を膨張・収縮し圧迫する部位を変える自動体位変換機能があるものもある．

Memo

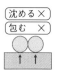  

A：沈める，包む
機能がなく，
点で支えられ
た状態

B：沈める機能があるが，
包む機能がなく，凹凸
部において支持されな
い部分がある状態

C：沈める，包む機
能があり，接触
面積が最大と
なった状態

### 図1 ◆圧の再分配
日本褥瘡学会編：褥瘡ガイドブック 第2版. p159，照林社，2015
より抜粋して転載

## 自分の施設にある体圧分散用具の
## 特徴を知る（表1，2）

- 体圧分散用具の進化は早く，さまざまな機能が付き，多様化している．施設内の体圧分散用具にはどのような機能があるのか知っておく．
- 資源には限りがある．各施設においての使用基準があるのかを知る．

※部署での保管や中央管理など，病院や施設により褥瘡管理者が管理していることもある

### 表1 ◆体圧分散用具の分類

| 用語 | 定義 |
| --- | --- |
| 反応型マットレス | 加圧した場合にのみ反応して圧再分配特性を変化させる性能を有する電動または非電動のマットレス |
| 能動型マットレス | 加圧の有無にかかわらず圧再分配特性を変化させる性能を有する電動のマットレス |
| 特殊ベッド | ベッドフレームとマットレスが一体になって機能するベッド |
| 非電動マットレス | 操作のために直流・交流を問わず電源を要しないマットレス |
| 電動マットレス | 操作のために直流・交流を問わず電源を要するマットレス |
| 上敷マットレス | 標準マットレス（圧再分配機能なし）の上に重ねて使用するマットレス |
| 交換マットレス | ベッドフレームの上に直接置くようにデザインされたマットレス |

文献2）より転載

**表2 ◆体圧分散用具の素材**

| 素材 | 定義 |
|------|------|
| エア | 空気で構成されているもの |
| ウォーター | 水で構成されているもの |
| フォーム | ポリウレタンに発泡剤を入れてつくられたもの. 弾性 (復元力) の異なるフォームを重ねたものもある |
| ゲル | 液体のような凝集状態でありながら, 弾性の特性をもっているもの |
| ゴム | ゴム弾性を示すエラストマーで構成されている. 伸ばすことができ, 伸ばした後は元に戻る |
| ハイブリッド | 複数の素材で構成されている |
| その他 | 上記以外の素材で構成されている |

文献2) より転載

## 患者に合った体圧分散寝具を選ぶ

● 褥瘡発生リスクの要因が多い患者から優先に体圧分散用具を選択していく (**図2**).
● 施設・病院によっては独自の選択アルゴリズムなどがある.

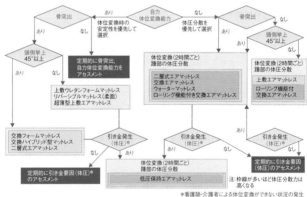

金沢大式褥瘡発生予測尺度 (K式スケール) を例に, 褥瘡発生リスクと体圧分散マットレスとの関係を示したものである

**図2 ◆体圧分散用具の選定基準**
真田弘美, 須釜淳子編：改訂版 実践に基づく最新褥瘡技術. p60, 図4, 照林社, 2009 より転載

## エアマットレスの観察 …………………………

### 〈体重設定〉

● 現在のエアマットレスはほとんど自動圧設定の機種が多いが, 手動設定の場合は必ず各勤務で確認する.

### 〈エアの確認〉

● エアの抜けているセルがないか.
● CPR (心肺蘇生) 対応のエア抜き栓が外れていないか.
● 送風チューブに屈曲がないか.

## 底つき確認 …………………………………………

● 高機能のエアマットレスでは必要ないが, 手動の体重設定のものでは圧が抜けていくこともあるため, 以下の方法で底つきを確認する (**図3**).
① マットレスの下から骨突起部の手のひらを上に差し込む.
② 中指か人さし指をマットレスの下に差し込み, 指先を 2.5cm 曲げる.
③ 指先が骨突起部に触れられると適切な圧である.

> 注意) エアマットレスの機能により, 使用上の注意や観察ポイントは異なる. 機種の機能を把握し, 効果的に使用することが重要である.

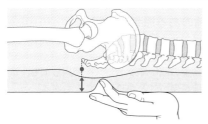

底つきは, 中指か人さし指をマットレスの下に差し込むことにより確認できる. 2.5cm 曲げると骨突出部位に触れるのが, 適切な内圧である

**図3 ◆底つきの確認方法**

## エアマットレスの寝具のたるみ

● シーツをピンと張らない（**図4**）. 綿のシーツでピンと張ると沈み込みが得られず，体圧分散効果が妨げられる.

● シーツはセルの波がわかるようにルーズフィットか伸縮性のある素材のシーツでエアマットレスの効果を損なわないようにする.

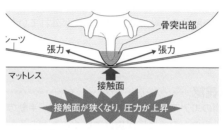

シーツの端は縛らない
**図4 ◆シーツの張りによる影響**

## 余計なバスタオルや敷布

● 余計な敷布はしわなどができ，圧迫の原因となることもある.

● エアマットレスの上はシーツだけが望ましい.

● 敷布を重ねることでセルの沈み込みを妨げることもある.

## 円背や拘縮のある患者（図5）

● 円背や拘縮がある場合，体重が局所に集中しやすい.

● 体圧分散効果の高いマットレスを使用しても，広い接触面積を保つことが難しいこともある.

● クッションなどで隙間を充填し，広い接触面積をとることが重要である.

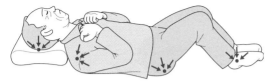

**図5 ◆円背・拘縮のある患者**

## 寝心地の確認 ……………………………………
● エアマットレスの沈み込みは体圧を分散するには効果的だが，自力で体位を変えることが困難となる．
● 船酔いのような気分不快を訴える患者もいるため，その場合はウレタンフォームマットレスなどに変更する．
● ウレタンフォームマットレスは，経年劣化のひとつに『へたり』が起こることがある（**図6**）．使用前には確認が必要である．

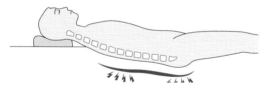

大きい圧のかかる臀部のマットがへたりやすい
**図6 ◆ウレタンフォームマットのへたり**

## ポジショニングピロー・クッションの概要

### 大きさ・形 ……………………………………
● 身体の形状にフィットし，広い接触面積を保てるようさまざまな形状のピローがある．

### 〈三角型〉（図7）
● 細長い三角形のクッションで，柔らかいが形状が変化しにくい．

● 30°側臥位などのサポートに適している.

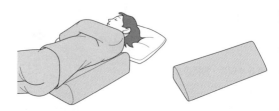

側臥位のサポートに使いやすい

**図7◆三角型ピローの使用方法**

### 〈ブーメラン型〉(図8)

● 大きく安定感のあるクッションで, 頭・肩・腕までひとつのクッションでサポートできる.

● ベッド上のセミファウラー位の保持や車椅子上でも使用できる.

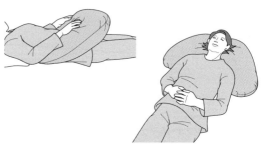

**図8◆ブーメランピローの使用方法**

### 〈スネーク型〉(図9)

● 細長い円錐形クッションで, さまざまな形状に変化する.

● 一本で仰臥位, 側臥位, 端坐位, 下肢のサポートと幅広く使用が可能である.

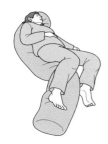
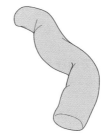

1枚でさまざまな部位を全身的・部分的にサポートできる

**図9◆スネーク型ピローの使用方法**

〈ウェーブ型〉(図10)

● 大きなクッションに何本かスティック状に区切られている.

● 丸めやすく,形状や高さを変化させやすい.

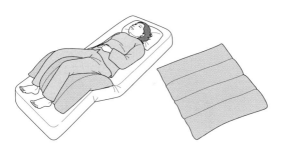

平らなままでも丸めても,目的に合わせて自在に使える

**図10◆ウェーブ型ピローの使用方法**

## クッション素材 ……………………………………

● クッションの中材は綿が一般的であるが,現在はさまざまな素材が使われている.

● 細かいビーズやチップなど,衛生的な面から洗浄できる素材が多くなっている.

● ウレタンチップ,クッションビーズなどは柔らかく肌ざわりがよいため,患者の使用感もよい.

● クッションのカバーも伸縮性のある生地を使用

し，骨突起部にフィットしやすくなるなどより快適性の高いものも多い．

## 坐位での圧分散

- 車椅子の場合，尾骨と坐骨結節部に高い圧が集中する．
- 座面の布がハンモック現象を起こし，骨突起部にさらに高い圧がかかる．
- 骨突起部の体圧分散と体位保持を同時に行う必要がある．
- 脊髄損傷患者などは痛みを感じることが困難なため，座面の体圧分散は必須である．
- クッションは底付きを起こさない適度な厚みと弾力のあるものを選択する（**図11**）．

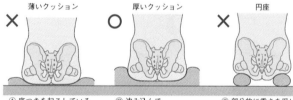

| 薄いクッション | 厚いクッション | 円座 |
| :---: | :---: | :---: |
| × | ○ | × |
| ⒜ 底つきを起こしている | ⒝ 沈み込んで，臀部を包み込んでいる | ⒞ 部分的に重さを受け，その部分は強く圧迫されている |

**図11◆坐位での底付き**

文献 1）より転載

## 車椅子用クッションの素材（座面用）（図12）

- 患者の体格・体形により，素材や厚みなどを患者の好みに合わせて選べるようになった．
- ベッドに使用されるウレタンフォームやエアの素材はもちろんのこと，ジェル＋ウレタンなど違う素材を組み合わせるなど，種類も多い．
- 新しいものでは，わずか10秒で自動圧調整が完了する高機能のハイブリッドクッションも作られている．

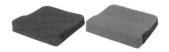

**図 12 ◆車椅子用クッションの例**

● 患者の活動量や坐位時間などにより選択すること
が可能となっている.

**◆引用・参考文献**
1) 日本褥瘡学会編：褥瘡ガイドブック 第 2 版. 褥瘡予防・
管理ガイドライン第 4 版. p171, 照林社, 2015
2) 日本褥瘡学会編：褥瘡ガイドブック 第 2 版. 褥瘡予防・
管理ガイドライン第 4 版. p161, 照林社, 2015
3) 宮地良樹ほか：褥瘡治療・ケアトータルガイド. p70-
87, 照林社, 2009
4) 田中マキ子, 柳井幸恵：必ず見つかる！ ポジショニン
グのコツ. p2-11, 中山書店, 2011
5) 田中マキ子：褥瘡予防のためのポジショニング. p2-12,
p50-86, 中山書店, 2009
6) 東京都療育院附属病院, 東京都老人総合研究所編：褥瘡；
病態とケア. p21-25, 東京都老人総合研究所, 1977
7) 西澤知恵, 酒井梢, 須釜淳子：ベッドサイドで何を観る.
実践に基づく最新褥瘡看護技術, 照林社, 2007
8) 伊藤亮子監：〜やさしく解説〜床ずれ予防コンパクトガ
イド. 株式会社ケープ
https://www.cape.co.jp/ (2020 年 11 月 20 日検索)
9) Taica
https://taica.co.jp/pla/product/about_positioning/
(2020 年 11 月 20 日検索)

## Memo

..................................................................................................

..................................................................................................

..................................................................................................

..................................................................................................

# 局所状態の評価

## 急性期褥瘡と慢性期褥瘡の概要

- 褥瘡の発生もしくは保有が確認された場合, 最初に褥瘡の状態が「急性期褥瘡」なのか「慢性期褥瘡」なのかを評価する必要がある.

- 日本褥瘡学会では褥瘡の急性期・慢性期を次のように定義している.

  「褥瘡が発生した直後は局所病態が不安定な時期がありこれを「急性期」とよぶ. 時期は発症後おおむね1～3週間である. この間は褥瘡の状態は発赤, 紫斑, 浮腫, 水疱, びらん, 浅い潰瘍などの多彩な病態が短時間に現れることがある. 慢性期褥瘡は急性期に引き続き, 感染, 炎症, 循環障害などの急性期反応が消退し, 組織障害の程度が定まった状態を指す[1]」

- 急性期褥瘡と慢性期褥瘡の状態の違いを図1に示す. 急性期褥瘡は阻血障害の範囲がまだ不明確な状態であるため今後の変化の予測が難しく, 褥瘡の経過を確認しながら適宜治療内容の検討が必要となる. 慢性期褥瘡になると阻血障害の範囲が明確となり, 今後の治療計画が具体的に立てやすい.

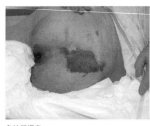

急性期褥瘡        慢性期褥瘡

**図1 ◆ 急性期褥瘡と慢性期褥瘡**

## 評価の実際

### 褥瘡状態評価スケール DESIGN-R®2020 による評価 ……………

- 褥瘡状態の評価には褥瘡状態評価スケール DESIGN-R®2020（以下，DESIGN-R®2020）を用いることが勧められる．DESIGN-R®2020 では，深さ，炎症／感染，肉芽組織の項目が改定されたが，『褥瘡・予防管理ガイドライン 第 4 版』との整合性は取れている．DESIGN-R®2020 はその褥瘡の重症度と治癒経過を予測することができ，合計点数が高いほど重症と判断する（**図 2**）．

DESIGN-R®2020　褥瘡経過評価用

カルテ番号（　　　　　）
患者氏名　（　　　　　）

| | | | | | | 月日 | / | / | / | / | / | / |
|---|---|---|---|---|---|---|---|---|---|---|---|---|
| Depth*1　深さ　創内の一番深い部分で評価し、改善に伴い創底が浅くなった場合、これと相応の深さとして評価する | | | | | | | | | | | | |
| d | 0 | 皮膚損傷・発赤なし | D | 3 | 皮下組織までの損傷 | | | | | | | |
| | | | | 4 | 皮下組織を超える損傷 | | | | | | | |
| | 1 | 持続する発赤 | | 5 | 関節腔、体腔に至る損傷 | | | | | | | |
| | | | | DTI | 深部損傷褥瘡（DTI）疑い*2 | | | | | | | |
| | 2 | 真皮までの損傷 | | U | 壊死組織で覆われ深さの判定が不能 | | | | | | | |
| Exudate　滲出液 | | | | | | | | | | | | |
| e | 0 | なし | E | 6 | 多量：1日2回以上のドレッシング交換を要する | | | | | | | |
| | 1 | 少量：毎日のドレッシング交換を要しない | | | | | | | | | | |
| | 3 | 中等量：1日1回のドレッシング交換を要する | | | | | | | | | | |
| Size　大きさ　皮膚損傷範囲を測定：［長径（cm）×短径*3（cm）］*4 | | | | | | | | | | | | |
| s | 0 | 皮膚損傷なし | S | 15 | 100以上 | | | | | | | |
| | 3 | 4未満 | | | | | | | | | | |
| | 6 | 4以上　16未満 | | | | | | | | | | |
| | 8 | 16以上　36未満 | | | | | | | | | | |
| | 9 | 36以上　64未満 | | | | | | | | | | |
| | 12 | 64以上　100未満 | | | | | | | | | | |
| Inflammation/Infection　炎症/感染 | | | | | | | | | | | | |
| i | 0 | 局所の炎症徴候なし | I | 3C*5 | 臨界的定着疑い（創面にぬめりがあり、滲出液が多い。肉芽があれば、浮腫性で脆弱など） | | | | | | | |
| | 1 | 局所の炎症徴候あり（創周囲の発赤・腫脹・熱感・疼痛） | | 3*5 | 局所の明らかな感染徴候あり（炎症徴候、膿、悪臭など） | | | | | | | |
| | | | | 9 | 全身的影響あり（発熱など） | | | | | | | |
| Granulation　肉芽組織 | | | | | | | | | | | | |
| g | 0 | 創が治癒した場合、創の浅い場合、深部損傷褥瘡（DTI）疑いの場合 | G | 4 | 良性肉芽が創面の10%以上50%未満を占める | | | | | | | |
| | 1 | 良性肉芽が創面の90%以上を占める | | 5 | 良性肉芽が創面の10%未満を占める | | | | | | | |
| | 3 | 良性肉芽が創面の50%以上90%未満を占める | | 6 | 良性肉芽が全く形成されていない | | | | | | | |
| Necrotic tissue　壊死組織　混在している場合は全体的に多い病態をもって評価する | | | | | | | | | | | | |
| n | 0 | 壊死組織なし | N | 3 | 柔らかい壊死組織あり | | | | | | | |
| | | | | 6 | 硬く厚い密着した壊死組織あり | | | | | | | |
| Pocket　ポケット　毎回同じ体位で、ポケット全周（潰瘍面も含め）［長径（cm）×短径*3（cm）］から潰瘍の大きさを差し引いたもの | | | | | | | | | | | | |
| p | 0 | ポケットなし | P | 6 | 4未満 | | | | | | | |
| | | | | 9 | 4以上16未満 | | | | | | | |
| | | | | 12 | 16以上36未満 | | | | | | | |
| | | | | 24 | 36以上 | | | | | | | |
| 部位［仙骨部、坐骨部、大転子部、踵骨部、その他（　　　）］ | | | | | | 合計*1 | | | | | | |

*1　深さ（Depth：d/D）の点数は合計には加えない
*2　深部損傷褥瘡（DTI）疑いは、視診・触診、補助データ（発生経緯、血液検査、画像診断等）から判断する
*3　"短径"とは"長径と直交する最大径"である
*4　持続する発赤の場合も皮膚損傷に準じて評価する
*5　「3C」あるいは「3」のいずれかを記載する。いずれの場合も点数は3点とする

©日本褥瘡学会
http://jspu.org/jpn/info/pdf/design-r2020.pdf

**図 2 ◆褥瘡状態評価スケール DESIGN-R®2020**
©日本褥瘡学会　http://www.jspu.org/jpn/member/pdf/design-r2020.pdf

**表1 ◆ DESIGN-R®2020 点数と治癒経過予測**

| DESIGN-R® 点数 | 治癒する割合と治癒までの期間 |
|---|---|
| 9点以下(軽度) | 約8割が30日以内に治癒する |
| 10～18点(中等度) | 約6割が90日以内に治癒すると予測できる |
| 19点以上(重度) | 90日以内に治癒する可能性は低く,約8割が未治癒となる |

〈評価方法〉

①深さ:D
● 創の最も深い部分で評価をする.
● DDTI と判断される状態は「急性期褥瘡」で「皮下組織より深部の組織損傷が疑われる」場合に該当する.創部の状態としては紫斑,浮腫,水疱,びらん,浅い潰瘍などの状態が含まれる(**図3**).

②滲出液:E
● 滲出液量ガーゼを貼付した場合を想定して評価を行う(**図4**).

③大きさ:S
● 皮膚の損傷範囲の長径(最も長い部分)と直交する最大径を測定して掛け合わせた数値で分類する(**図5**).

④炎症/感染:I
● 炎症は創傷治癒過程において必ず生じる生体の反応である.そのため感染との区別をする場合,急性期に生じている炎症反応の場合は i1 と判断ができる.また慢性期となった段階で炎症反応を認めた場合は I3 の状態であることが多いため,褥瘡の経過を確認して判断をする(**図6**).
● I3C の臨界的定着疑い(以下,クリティカルコロナイゼーション疑い)の状態とは,適切な褥瘡治療を行っているにもかかわらず,治癒が遅延することで発覚する病態であり,発見が遅れると感

| d0 | 皮膚の損傷がない |
|---|---|
| d1 | 発赤のみの状態 |
| d2 | 創縁と創底に段差がない状態，水疱の状態 |
| D3 | 創縁と創底に段差があり，創底には脂肪層の壊死組織がある状態 |
| D4 | 皮下組織を超える損傷で，組織損傷が筋肉や骨に及んでいる状態 |
| D5 | 組織損傷が関節との交通を認める状態 |
| DTI | 急性期褥瘡で近接する組織と比較して，疼痛，硬結，皮膚温の変化（温かい，冷たい）がある状態 |
| DU | 創底に壊死組織が付着しており，組織損傷の深さが判断できない状態 |

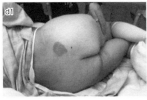

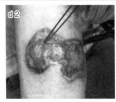

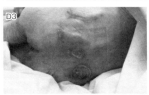

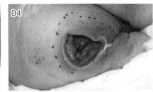

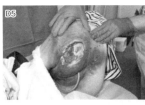

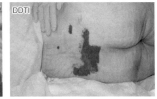

紫斑と水疱形成がある

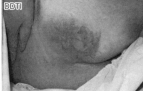

d2 のようだが，発赤部に硬結，疼痛，熱感を認めるため DDTI と評価する

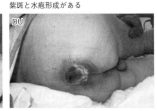

**図3 ◆深さの判断目安**

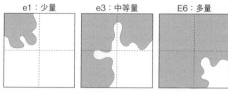

図4◆滲出液量の目安

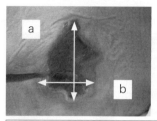

a 長径（cm）× b 長径と直交する最大径（cm）

図5◆大きさの計測

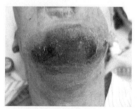

発生直後の褥瘡周囲の炎症反応．i1 と判断する

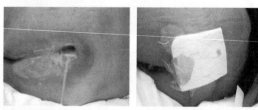

創部から排膿を認めたり，明らかに異常な滲出液の色調を認めた場合は I3 と判断する

図6◆炎症／感染

**表 2 ◆創と細菌の関係**

| Wound contamination<br>(創汚染) | 細菌が創部に存在するが増殖していない状態 |
| --- | --- |
| Wound colonization<br>(保菌状態，定着) | 細菌が創部の表面で増殖しているが，まだ創傷には害を与えていない状態 |
| Critical colonization<br>(臨界的定着) | 創部の表面に定着していた細菌がさらに増殖し，創傷治癒を遅延させている状態．ここからさらに増殖すると，細菌は創傷の表面から組織内に侵入し，感染徴候を示すようになる |
| Wound infection<br>(創感染) | 細菌が創傷から組織内に侵入し，感染徴候を生じている状態 |

局所状態の評価

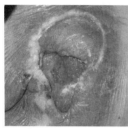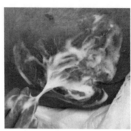

**図 7 ◆クリティカルコロナイゼーション状態の創部を洗浄した時の洗浄料の変化**

染に移行する危険がある（**表 2**）．クリティカルコロナイゼーション疑いの創部の状態は創面にぬめりがあり，滲出液も多く，肉芽組織の浮腫が確認できる．そして滲出液の粘性が強くなり，創部洗浄をすると**図 7**のように洗浄料の泡に粘り気が出て，糸を引くようになる．このような所見が認められた場合はI3Cと判断をする．

#### ⑤肉芽組織：G

● 肉芽組織は良性な肉芽組織が創面を占める割合で評価をする．そしてD3以上の褥瘡の場合に評価対象となる．d2までの褥瘡の場合は肉芽組織が形成されないため，g0と判断をする．また，創が治癒している，もしくは深部損傷褥瘡（DTI）

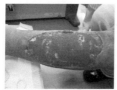

良性な肉芽組織

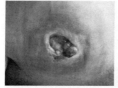

不良な肉芽組織

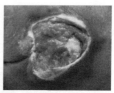

**図8 ◆良性な肉芽組織と不良な肉芽組織**

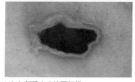

N6 と判断する壊死組織　　　　N3 と判断する壊死組織

**図9 ◆壊死組織**

の疑いの場合も g0 となる.

- 良性な肉芽組織は鮮紅色で適度に湿潤した状態を指し, 不良な肉芽組織は過度な湿潤で浮腫状態となり, ぶよぶよした粒状の肉芽組織, 低栄養状態時の白っぽい肉芽組織となる. 違いを**図8**に示す.

### ⑥壊死組織：N

- 壊死組織は乾燥して硬いものから水分を含む柔らかいものとさまざまである. 創部全体を確認して, 占める面積が広い壊死組織の状態で判断する. **図9**に違いを示す.

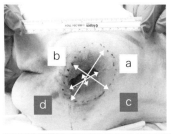

a 潰瘍面を含めたポケットの長径 (cm) × b ポケットの長径と直交する最大径 (cm) －
c 潰瘍面の長径 (cm) × d 潰瘍面の長径と直交する最大径 (cm)

**図 10 ◆ポケットの計測**

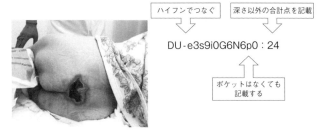

ハイフンでつなぐ　深さ以外の合計点を記載

DU‐e3s9i0G6N6p0：24

ポケットはなくても
記載する

**図 11 ◆ DESIGN-R®2020 の表記方法**

### ⑦ポケット：P

● ポケットがある場合，計測は毎回同じ体位で計
測する．潰瘍面を含めたポケットの全周の長径
（最も長い部分）と直交する最大径を測定して掛
け合わせた数値から潰瘍面の大きさを引き算し
た数値で分類する（**図10**）．

### 〈表記方法〉

● 評価した DESIGN-R®2020 は適切に表記する必
要がある．表記の方法は深さの点数は合計点に
加えず，冒頭に表記する．以降の項目とハイフ
ンでつなぎ，深さ以外の項目の合計点を表記す
る（**図11**）．

## 〈評価の間隔〉

● DESIGN-R®2020 による評価は，褥瘡の状態変化と適切な治療及びケアを行うために 1～2 週間に 1 回行うことが推奨されている．

◆引用・参考文献
1) 日本褥瘡学会：用語集．2012
   http://www.jspu.org.jp/jpn/jornal/yougo.html（2021 年 4 月検索）
2) 日本褥瘡学会編：褥瘡状態評価スケール／ DESIGN-R®．在宅褥瘡テキストブック 第 1 版　p21-30，照林社，2020
3) 日本褥瘡学会編：褥瘡評価スケールと DESIGN-R®．褥瘡ガイドブック 第 2 版，p23-26，照林社，2015
4) 日本褥瘡学会編：褥瘡状態評価スケール改定 DESIGN-R®2020 コンセンサスドキュメント

## Memo

..................................................................................................
..................................................................................................
..................................................................................................
..................................................................................................
..................................................................................................
..................................................................................................
..................................................................................................
..................................................................................................
..................................................................................................
..................................................................................................
..................................................................................................
..................................................................................................

# 急性期褥瘡の治療

## 急性期褥瘡の概要

● 急性期褥瘡とは，先述したように褥瘡発生からおおむね1～3週間のものをさす．この時期の褥瘡は深達度が定まっておらず，創部の炎症反応は強く，紅斑（発赤）や紫斑，浮腫，硬結，水疱，びらんなどの症状が出現する．この時期の特徴を**表1**に示す．

**表1 ◆急性期褥瘡の特徴**

| |
|---|
| 1. 全身状態が不安定であったり，さまざまな褥瘡発生要因が混在している |
| 2. 局所には強い炎症反応を認める |
| 3. 発赤（紅斑），紫斑，浮腫，水疱，びらん，浅い潰瘍などの多彩な病態が短期間に次々と出現する |
| 4. 不可逆的な阻血性障害がどのくらいの深さに達しているかを判断することが難しい |
| 5. 褥瘡部，褥瘡周囲の皮膚は脆弱で，外力が加わると皮膚剥離や出血などが容易に生じる |
| 6. 痛みを伴いやすい |

文献1）より引用

## 急性期褥瘡の診断

● 急性期の褥瘡を発生した場合は，発赤の段階で「浅い褥瘡」か「深い褥瘡」となるかを判断できることが望ましい．発赤が深く暗い色調の赤であったり，紫斑が認められる場合は深い褥瘡となりやすい（**図1**）．また，触診を行い局所の硬結が大きく，厚みがある場合も深い褥瘡となる可能性が高い．

Memo

· 浅い褥瘡で治癒

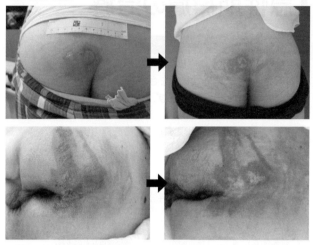

· 深い褥瘡へ変化

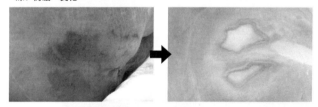

**図1 ◆急性期褥瘡の経過による変化**

### 急性期褥瘡の治療

● 急性期褥瘡の治療の基本は創の保護と適度な湿潤環境を保持することになる. そして毎日, 局所状況を観察をして, 創部の変化に合わせた治療が提供できるようにする. どのような外用薬やドレッシング材を用いるかは**表2**にガイドラインを示す.

● 外用薬とガーゼを用いる場合は, 軟膏をたっぷりと塗布して創部にガーゼが固着するのを防ぐ. もしくは非固着性のパッド (**図2-①, ②**) を用いる.

- ドレッシング材を用いる場合，貼付後も創部の視認が可能なものはポリウレタンフィルムになる（**図3**）．しかし，交換時に表皮を損傷する危険もある．そのため，交換時に損傷が生じる危険が予測される場合は，シリコン性の粘着材が使用されているもの（**図4**）を選択するとよい．
- また，シリコン性の粘着材が使用されているものは再粘着が可能であるため，毎日創部の確認ができる．ドレッシング材による保護は疼痛コントロールにも効果的である．

**表2 ◆褥瘡予防・管理ガイドライン 第4版　急性期褥瘡治療に関する項目**

| | Clinical Question | 推奨度 | 推奨文 |
|---|---|---|---|
| CQ1.1 | 急性期褥瘡にはどのような外用薬を用いたらよいか | C1 | 酸化亜鉛，ジメチルイソプロピルアズレン，白色ワセリンなどの創面保護効果の高い油脂性基材の軟膏やスルファジアジン銀のような水分を多く含む乳剤性基材（O/W）の軟膏を用いてもよい |
| CQ2.1 | 急性期褥瘡にはどのようなドレッシング材を用いたらよいか | C1 | 毎日の観察を怠らないようにし，創面保護を目的として，ポリウレタンフィルムや真皮に至る創傷用ドレッシング材の中でも貼付後も創が視認できるドレッシング材を用いてもよい． |

文献2）より引用

亜鉛華軟膏
（東洋製薬化成株式会社）

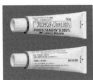

プロスタンディン軟膏
（小野薬品工業）

**図2-①◆外用薬と非固着性ガーゼやパッド**

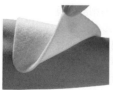
エスアイエイド（アルケア株式会社）

モイスキンパッド
（白十字）

メロリン
（スミス・アンド・ネフュー社）

**図2-②◆外用薬と非固着性ガーゼやパッド**

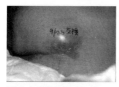

**図3◆ポリウレタンフィルムを貼付した急性期褥瘡**

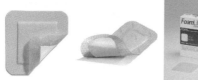
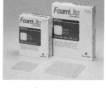

左からメピレックスボーダーライト（メンリッケヘルスケア），ハイドロ ジェント
ルエイド®（スミス・アンド・ネフュー社），ふぉーむらいと（コンバテックジャパン）

**図4◆シリコン粘着性の粘着材が使用されているドレッシング材**

◆**引用・参考文献**
1) 日本褥瘡学会編：急性期褥瘡の治療．科学的根拠に基づ
く褥瘡局所治療ガイドライン．p17，照林社，2005
2) 日本褥瘡学会：褥瘡予防・管理ガイドライン 第4版．
2015
http://www.jspu.org.jpn/info/pdf/guideline4.pdf
（2021年7月30日検索）
3) 館 正弘：急性期褥瘡治療の基本スキーム．NEW褥瘡
のすべてがわかる．p203-209，永井書店，2012

# 慢性期褥瘡の治療

## 慢性期褥瘡の概要

### 慢性期褥瘡とは

● 慢性期褥瘡は急性期を過ぎ，局所の病態変化が少なくなった状態をさす．ただ，その区別を明確に決定することは難しい．慢性期となった褥瘡は「浅い褥瘡」と「深い褥瘡」に分類され，治療方法が異なる．

### 「浅い褥瘡」と「深い褥瘡」

● 「浅い褥瘡」と「深い褥瘡」は DESIGN-R®2020 の深さの項目で分ける．d1 ～ d2 が「浅い褥瘡」，D3 ～ DU が「深い褥瘡」となる．

### 〈浅い褥瘡〉

● 浅い褥瘡は阻血性障害の深さが真皮までであり，「再生治癒」で治る．「再生治癒」は損傷を受ける前と同じ状態に治癒し，肉芽組織の形成による瘢痕や傷跡が残らない治り方をいう（図1）.

### 〈深い褥瘡〉

● 深い褥瘡は阻血性障害の深さが皮下組織を超えているもので，「瘢痕治癒」で治る．「瘢痕治癒」は阻血性障害によって壊死し，脱落した組織の代替として肉芽組織が創内に形成され，その後創縁の基底細胞から上皮化が起こり治癒する．皮膚付属器は失くなり，瘢痕や傷跡が残る（図1）.

Memo

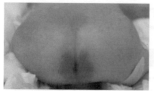
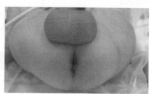

再生治癒：傷跡が残らず，損傷前と同じ状態に戻る

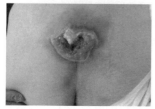
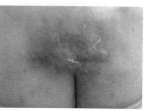

瘢痕治癒：肉芽組織で失われた組織が充填され，傷跡が残る

**図1 ◆再生治癒と瘢痕治癒**

治療

## 浅い褥瘡の治療 ……………

- 浅い褥瘡の治療では，創の保護と創部の適度な湿潤環境を保持することが基本となる．

- 浅い褥瘡は，発赤・紫斑，水疱，びらん，浅い潰瘍の状態をさす．ガイドラインでは浅い褥瘡に用いる外用薬とドレッシング材が創の状態に分けて記載されているが，ほぼ同じ薬剤が記載されている．そのため浅い褥瘡治療に用いられる外用薬とドレッシング材の主なものを**表1**に示す．

- ただし，使う側の看護師が薬剤や材料を使用する前に添付文書を読んで使用できているかが重要となる．看護師にとって浅い褥瘡発生は臨床現場で比較的身近といえる．人の身体に使用する薬剤や材料は安全に用いられなければならない．「とりあえず，○○を使用する」といった経験値で判断せず，正しい知識と根拠をもって使用する必要がある．

**表 1 ◆浅い褥瘡に用いられる外用薬とドレッシング材**

| 外用薬 | ドレッシング材 |
|---|---|
| 酸化亜鉛 (亜鉛華軟膏), ジメチルイソプロピルアズレン (アズノール軟膏), アルプロスタジルアルファデクス (プロスタンディン軟膏), ブクラデシンナトリウム (アクトシン軟膏), リゾチーム塩酸塩 (リフラップ軟膏) | ポリウレタンフィルム, ハイドロコロイド (デュオアクティブ ET®), ポリウレタンフォーム (ハイドロサイト®薄型, メピレックスライトなど) アルギン酸フォーム (クラビオ FG ライト) |

〈発赤・紫斑〉

● 交換による損傷が起こらないと判断できる創部であれば, ドレッシング材で保護をする管理が勧められる. 交換による患者の身体負担も少なくすることができる.

〈水疱〉

● 水疱は破らないように管理をすることが基本である. しかし水疱が大きく, 破らずに管理することが難しい場合 (**図 2**) は, 内容物を穿刺して排出させてもよい. 治療中に水疱が破れてしまった場合は, びらんと同様の治療に変更すればよい.

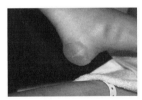

**図 2 ◆破らずに管理することが難しい, 大きく緊満している水疱**

〈びらん・浅い潰瘍〉

● 外用薬, ドレッシング材のどちらを用いてもよい. 例えば褥瘡が肛門に近く, 便失禁がありドレッシング材を貼付したが, 便の影響で汚染されたり何度も剥がれてしまう場合は, 外用薬を用いるとよい. 適切に外力コントロールができていれば外用薬の塗布をするだけで治癒させることもで

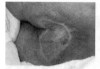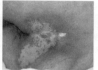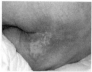

アズノール軟膏をおむつ交換ごとに厚く塗布する治療で治癒に至った．この時ガーゼなどは使用せず，軟膏とおむつのみの管理とした

**図3 ◆外用薬の塗布のみで治癒した浅い潰瘍**

きる（**図3**）．

## 深い褥瘡の治療

- 深い褥瘡の治療を進めていくには創傷治癒過程の理解が必要となる．**図4**に創傷治癒過程を示す．
- 深い褥瘡の治療は「DESIGN-R®2020の大文字の項目が小文字になるように進めていく」と考えると難しくない．この大文字を小文字にする際には順番がある．「N：壊死組織」，「G：肉芽組織」，「S：大きさ」の順序で治療を考えていく．その他の項目は創部の観察を行い，適宜治療が必要と判断された場合に優先して行う．

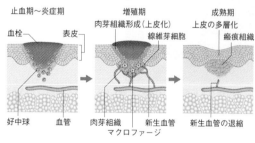

**図4 ◆創傷治癒過程**

Memo

### 〈深い褥瘡の治療の手順〉

### ① 「N：壊死組織」を小文字にする

● 壊死組織はデブリードマンにより除去する.

● デブリードマンとは，創部から壊死組織や異物などを取り除くことである. デブリードマンの種類を**表3**に示す. どの方法を用いてデブリードマンを行うかは壊死組織の状態で判断をする.

● 柔らかく厚みがない壊死組織はドレッシング材による閉鎖療法や外用薬によるデブリードマンで除去が期待できるが，固く周囲組織に固着した厚みのある壊死組織の場合は外科的デブリードマンでないと除去が難しい（**図5**）.

● 壊死組織を除去することで創部は感染症発生のリスクが軽減されると同時に阻血障害の範囲が明確となり，創部のアセスメントが正確にできるようになる.

### 表2 ◆デブリードマンの種類

| 閉鎖性ドレッシング材を用いて自己融解作用を利用する方法 | ドレッシング材で創面を閉鎖して自己融解を促す方法 |
|---|---|
| 機械的方法 | 機械的デブリードマンはメスやハサミを使わずに壊死組織を除去する方法 Wet to dryドレッシング法，高圧洗浄，超音波洗浄などが該当する |
| 蛋白分解酵素による方法 | 組織を溶解させる酵素を含む外用薬を用いる方法 （ブロメライン軟膏） |
| 外科的方法 | メスやハサミを用いて壊死組織を取り除く方法 |
| ウジによる生物学的方法 | 無菌的医療用ウジを用いて壊死組織を除去する方法 |

### Memo

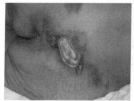
ドレッシング材や外用薬で除去が可能
な壊死組織

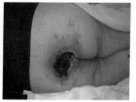
外科的デブリードマンでないと除去が
できない壊死組織

**図5◆デブリードマンの選択**

### ②「G：肉芽組織」を小文字にする

- 壊死組織が除去されると創部は肉芽組織を形成する．どのようなドレッシング材や外用薬を用いるとよいかは，後述の「外用薬の使用方法」を参照のこと．
- 創部の適度な湿潤環境を維持しながら肉芽組織の形成を促進する．肉芽組織の形成を促進するドレッシング材や外用薬を開始する場合の注意としては，創部感染症が確実に治っていることを確認してから開始すること．感染症が治っていない状態で開始をしてしまうと，良性でない肉芽組織（図6）が形成される原因となる．
- 肉芽組織の形成を促進する治療法としては，局所陰圧閉鎖療法（NPWT：negative pressure wound therapy）がある．NPWTは，創傷を密閉して陰圧を加えることで治癒を促進させる方法である．近年では創部洗浄機能がついたものや，在宅管理が可能な小型のものなど，装置の種類が多くなっている（図7）．NPWTが創傷治癒を促進させる仕組みを図8に示す．

Memo

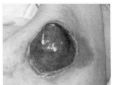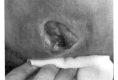

良性肉芽組織

良性でない肉芽組織（創縁より盛り上がっており，色調も不良）

**図6 ◆良性肉芽組織と良性でない肉芽組織**

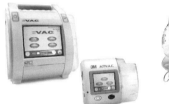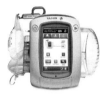

V.A.C 治療システム．INFOV.A.C 型陰圧維持管理装置

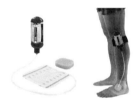

SNAP 陰圧閉鎖療法システム．外来通院患者にも使用可能

**図7 ◆局所陰圧閉鎖療法の装置の種類**

（ケーシーアイ株式会社）

Memo

........................................................

........................................................

........................................................

........................................................

........................................................

........................................................

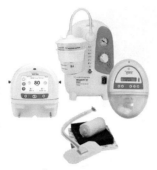

RENASYS®創傷治療システム
左から TOUCH 型, GO 型, EZ MAX 型
入院患者に使用

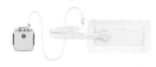

PICO®創傷治療システム. 外来通院患者に
も使用可能

**図 7 ◆ 局所陰圧閉鎖療法の装置の種類**

（スミス・アンド・ネフュー社）

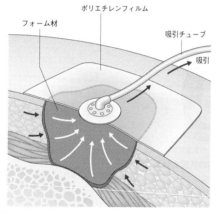

フォーム材

ポリエチレンフィルム

吸引チューブ

吸引

「NPWT の効果」
①創収縮の促進
②過剰な滲出液の除去と浮腫の軽減
③細胞・組織に対する物理的刺激
④創傷血流の増加
⑤感染性老廃物の軽減

**図 8 ◆ NPWT による創傷治癒促進**

③「S：大きさ」を小文字にする

● 肉芽組織が順調に形成されると創部は収縮し，新たに上皮が形成され小さくなる．

④「Ｉ：炎症／感染」を小文字にする

● 創部に感染症が生じている場合は，感染を制御することが最優先される．

● 感染による明らかな膿の貯留を認める場合には速やかに切開，排膿を行う（**図9**）．そして感染制御作用のある外用薬の使用を開始する．ガイドラインではカデキソマー・ヨウ素，スルファジアジン銀，ポピドンヨード・シュガーの使用が推奨されている．近年では抗菌力のある銀含有ドレッシング材があるが「明らかな臨床的創感染を有する患者には慎重に使用すること」と注意事項が示されているため，第一選択として用いることは勧められない．そして創部状態の判断に不安がある場合は，感染制御作用のある外用薬を第一選択とするのが安全である．

● クリティカルコロナイゼーション（Ｉ3C）の治療には，感染制御作用のある外用薬を使用すると同時に，バイオフィルムを除去する必要がある．バイオフィルムについては**図10**に示す．

● バイオフィルムに覆われた細菌には外用薬の作用が届かず，白血球や好中球による貪食や殺菌，免疫作用が期待できない状態になる．そのためバイオフィルムの定期的な除去が必要になる．この除去にはメンテナンスデブリードマンが効果的である．

● メンテナンスデブリードマンは，創面の環境を良好に維持するために繰り返し行うデブリードマンのことである．メンテナンスデブリードマンを行い，バイオフィルムの破壊を繰り返すことで創部の細菌数を減少させ，クリティカルコロナイゼー

ションの状態を改善させることに有用である.

● メンテナンスデブリードマンは鋭匙を用いて行われることが多いが（**図11**），これは特定行為研修修了者でないと実施ができない．しかし，創部表面をガーゼやマウスケア用のスポンジで擦って創部表面のぬめりを除去することで，メンテナンスデブリードマン効果に近い状態にできる．この方法であれば看護師でも実施が可能である．

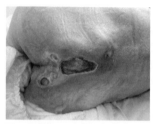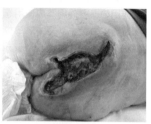

**図9 ◆感染による膿の皮下貯留を認める褥瘡と切開排膿後**

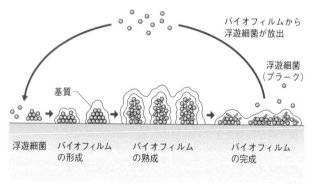

バイオフィルムから
浮遊細菌が放出

浮遊細菌
（プラーク）

基質

浮遊細菌　バイオフィルム　バイオフィルム　バイオフィルム
の形成　　　の熟成　　　　の完成

**図10 ◆バイオフィルムの形成過程**

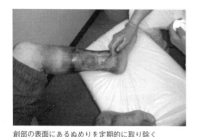
創部の表面にあるぬめりを定期的に取り除く

**図 11 ◆メンテナンスデブリードマン**

### ⑤「E：滲出液」を小文字にする

● 滲出液の量は創部の感染や全身浮腫の有無により
左右される．創傷治癒を促進させるためには適度
な湿潤環境の維持が必要であり，そのためには滲
出液の管理が大切になる．

● 通常創部からの滲出液は，治癒過程の経過に伴い
減少していく．しかし褥瘡のような慢性創傷の場
合，滲出液は減少しないで持続して作られるのが
特徴である．この滲出液には創傷治癒を阻害する
因子が含まれている．そのため滲出液が多い時期
には吸収作用の高い外用薬やドレッシング材を選
択し，適度な湿潤環境を維持する．反対に滲出液
が少なくなったら，湿潤維持効果のある外用薬や
ドレッシング材を選択する．

### ⑥「P：ポケット」を小文字にする

● DESIGN-R®2020 において「P：ポケット」は配
点が最も高くなっている．これは「P：ポケット」
が褥瘡難治化の要因であることを示している．そ
のためガイドラインでも「保存的治療を行っても
改善しないポケットは，外科的に切開やデブリー
ドマンを行うよう勧められる」と推奨されている．
これは創内の洗浄を十分に行うことが難しく，洗
浄液の回収も不十分になりやすいことや，創から

の滲出液がドレナージされにくいなど，創治癒を遷延させる問題を抱えることになるからである．
- ポケット切開をすることで創内の観察もしやすくなり，創の深部までしっかり治療を行き届かせることができ，創治癒を促進させることができる（**図13**）．ただし，侵襲を伴う治療になるので医師とよく相談して，実施の可否を検討する．

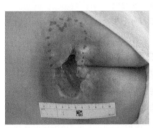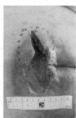

**図13 ◆ 褥瘡のポケット切開**

## 褥瘡の外科的再建術 ·············

- 深く大きな褥瘡は難治化することが多く，長期的な治療になることも少なくない．ガイドラインでは保存的治療に反応しない深い褥瘡は，外科的再建術を行うことを良しとしている．
- 外科的再建術とは，手術をして創部を塞ぐ方法のことをさす（**図14**）．褥瘡の処置時に著しい疼痛を伴い身体的ストレスが大きい場合や，褥瘡処置による介護者負担が大きい場合，年単位で治療をしているが褥瘡が改善しない場合などは，外科的再建術を看護師から提案してもよいと考える．ただし，この提案をする場合は，治療を受ける患者自身の体力が，手術という侵襲に耐え切れるかのアセスメントを適切に行う必要がある．
- 患者への身体侵襲は大きくなるが，手術により創部がなくなることで患者は処置による身体的負担や疼痛から解放され，介護者もケア負担から解放される．褥瘡治療の選択肢として看護師が伝える

ことができれば，患者や介護者は治療の選択肢を
増やすことができる．

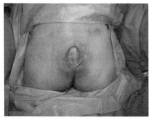
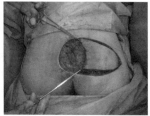
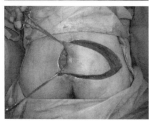
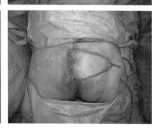

**図14 ◆褥瘡の外科的再建術**

**◆引用・参考文献**
1) 日本褥瘡学会：用語集．2012
   http://www.jspu.org./jpn/jornal/yougo.html（2021
   年7月30日検索）
2) 日本褥瘡学会：褥瘡予防・管理ガイドライン 第4版．
   2015
   http://www.jspu.org./jpn/info/pdf/guideline4.pdf
   （2021年7月30日検索）
3) 日本褥瘡学会編：褥瘡の治癒過程と治療．在宅褥瘡テキ
   ストブック 第1版．p124-132，照林社，2020
4) 館 正弘：創傷管理技術デブリードマン・切開．ナース
   のためのアドバンスド創傷ケア 第1版．p226-232，照
   林社，2012
5) 仲上豪二郎：アドバンスド創傷アセスメント創傷の感染
   の評価方法．ナースのためのアドバンスド創傷ケア 第1
   版．p160-164，照林社，2012
6) 宮地良樹編：局所陰圧閉鎖療法．まるわかり創傷治療の
   キホン．p217-222，南山堂，2014
7) 大浦紀彦編：局所陰圧閉鎖療法（NPWT）．下肢救済のた
   めの創傷治療とケア．p205-208，照林社，2011

# DTI の治療とケア

## DTI の概要

- DTI（deep tissue injury，深部組織損傷）は，日本褥瘡学会では「深部損傷褥瘡」と訳されており，次のように定義されている．「NPUAP が 2005 年に使用した用語である．表皮剥離のない褥瘡（stage I）のうち，皮下組織より深部の損傷が疑われる所見がある褥瘡をいう [1]．」．

- DTI は外力によって筋肉や皮下脂肪が皮膚表面よりも先に損傷を受ける病態で，発見当初はさほど重症には見えないが，経過とともに深い褥瘡に変化をするものをさす．DTI が疑われた褥瘡の経過を**図1**に示す．DESIGN-R®2020 では「深部損傷褥瘡（DTI）疑い」と「深部損傷褥瘡（DTI）」は区別されているが，実際に行う治療とケアについては大きな違いがないため，本項では DTI 疑いを含めた治療とケアについて記す．

## DTI の診断

- DTI が疑われる場合の創の状態としては，損傷部位が紫色に変色し，損傷部位の近接組織と比較をすると痛みや硬結，皮膚温の変化（熱感や冷感）を伴っていることがある．そのため『褥瘡予防・管理ガイドライン第4版』（以下，ガイドライン）で推奨されている視診と触診でまず評価を行う（**表1**）．

- また，超音波画像診断法による客観的診断も推奨されている．自分自身で行うことが難しいようであれば，医師や検査室に依頼して実施してもよい．

## DTI の治療

- DTI は，先述したように病態が安定するまではある程度の時間を要する．そのため，その間は積極

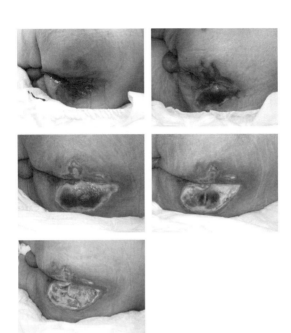

**図1 ◆ DTI が疑われた褥瘡の経過**

　的な治療ではなく，現在の創部の保護が中心とな
る．その際ガイドライン（**表1**）にもあるように
創面の観察が行いやすい外用薬やドレッシング材
を選択する．使用することが推奨されている外用
薬やドレッシング材を**図2**に示す．
● 創面の観察しやすいドレッシング材には，シリコ
ン粘着剤が使用されている材料が勧められる．剥
離刺激が少なく，再粘着が可能であるため安全に
使用することができる．シリコン粘着剤が使用さ
れている材料の使用が難しい場合は，推奨されて
いる外用剤を創部にたっぷりと塗布し，ガーゼや
パッド類が創部に固着して，2次損傷が起こらな
いように管理をする．

**表1 ◆褥瘡予防・管理ガイドライン 第4版　DTI 治療に関する項目**

| | Clinical Question | 推奨度 | 推奨文 |
|---|---|---|---|
| CQ1.2 | 深部損傷褥瘡 (DTI) が疑われる場合，どのような外用薬を用いたらよいか | C1 | 毎日の観察を怠らないようにし，酸化亜鉛，ジメチルイソプロピルアズレンなどの創面保護効果の高い油脂性基材の軟膏を用いてもよい |
| CQ2.2 | 深部損傷褥瘡 (DTI) が疑われる場合，どのようなドレッシング材を用いたらよいか | C1 | 毎日の観察を怠らないようにし，創面保護を目的として，ポリウレタンフィルムや真皮に至る創傷用ドレッシング材の中でも貼付後も創が視認できるドレッシング材を用いてもよい |
| CQ7.3 | 深部損傷褥瘡 (DTI) を判断するにはどのような方法を行うとよいか | C1 | 触診によって近接する組織と比較し，疼痛，硬結・泥のような浮遊感・皮膚温の変化 (温かい・冷たい) を観察する方法を行ってもよい |
| | | | 超音波画像診断法を行ってもよい |

- ポリウレタンフィルムのようなアクリル系粘着材が使われている材料を選択した場合は，剥離刺激が強く創部に加わるため，粘着剥離材 (**図3**) を用いて交換をする．

- また，病態が安定するまでは，創部だけではなく発熱や炎症反応の上昇がないか，創部下に液体の貯留がないか，創部周囲の紅斑に拡大がないかなど定期的に評価を行う．

- DTI の場合，先に損傷を受けた脂肪や筋肉が壊死して感染を併発していても，皮膚表面に所見が現れにくい場合があるので注意が必要である．そのため，ドレッシング材を貼付した状態でも創部の観察ができるような材料を選択することが望ましい．

- また，創部の状態が安定して，損傷範囲が浅いのか深いのかをある程度判断できる状態になったら，その深さに応じた治療を開始する．

エスアイエイド
（アルケア株式会社）

ハイドロ ジェントルエイド®（スミス・アンド・ネフュー社），ふぉーむらいと（コンバテックジャパン）

**図2 ◆ 視認が可能なドレッシング材**

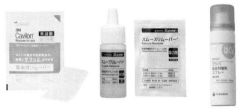

左から，3M™ キャビロン™ 皮膚用リムーバー（スリーエム・ジャパン株式会社），スムーズリムーバー（アルケア株式会社），ブラバ粘着剥離材スプレー（コロプラスト）

**図3 ◆ 粘着剥離材**

### DTIのケア

● DTIのケアで最も重要なのは，**悪化予防**である．発生原因を特定し，原因の除去を確実に行うことと外力コントロールに努める．

● 肥満で体重が重い方の場合は，体圧分散用具を活用したうえでポジショニングで創部に荷重が加わらないように工夫する（具体的な方法は「ポジショニング」〈p33〉や「除圧方法」〈p42〉を参照）．

◆引用・参考文献
1) 日本褥瘡学会：用語集．2012
http://www.jspu.org./jpn/jornal/yougo.html（2021年7月30日検索）
2) 日本褥瘡学会編：急性期・DTI．褥瘡ガイドブック 第2版．p43-46，照林社，2015
3) 館　正弘監：「DTI」を疑う場合の対応，どうする？　褥瘡治療・ケアの「こんなときどうする？」．p174-179，照林社，2015

褥瘡
# 創部の洗浄

## 目的

* 創表面の滲出液や残っている薬剤，ドレッシング材の残存物などの異物，細菌などを洗い流し，創の清浄化を図る.
* 創周囲の皮膚を清浄にし，周囲皮膚の生理機能を維持する.

### 創部の洗浄の概要

● 『褥瘡予防・管理ガイドライン第4版』(以下，ガイドライン) では，「創の洗浄は褥瘡に有効であるが，特定の洗浄液や洗浄法を支持する結論は出せない[1]」とあり，明確なエビデンスはないが，十分な量の生理食塩水または水道水を用いて洗浄する[1]ことを推奨している.

● 創周囲皮膚の洗浄については，ガイドラインでは，褥瘡治癒促進のために褥瘡周囲を弱酸性洗浄剤で洗浄することを推奨している.

### 洗浄における看護師の役割

● 洗浄は創の清浄化を図り，創傷治癒過程を良好にする重要な処置である. 頻繁に褥瘡処置に関わる看護師は，褥瘡治療において大きな役割を担っている. 洗浄をしっかり行い，褥瘡の早期治癒をめざす.

### ケアのポイント

#### 洗浄液の選択

● 創部の洗浄液の代表的なものは，生理食塩水，滅菌蒸水，水道水である.

● 洗浄液の選択については，特定の洗浄液がよいというエビデンスはない.

● 圧をかけて洗浄するのか，多量の洗浄液で洗う

のか，創の状態やケア環境を考慮して洗浄液と方法を選択する．
- 褥瘡が深い場合は，洗浄液の種類は医師と相談し選択する．

## 洗浄剤について ……………………………………

- 創周囲皮膚の洗浄では，洗浄液だけではなく，石けんや弱酸性洗浄剤（**表1**）を使用することで，界面活性効果により創周囲の鱗屑が除去され，角質の水分量が健常皮膚の状態に近くなった[3]という報告がある．また，セラミド配合の弱酸性洗浄剤による洗浄で，皮膚のセラミド量の減少を抑えることができた[4]という報告がある．
- ガイドラインにも，石けんより弱酸性の洗浄剤，さらに皮膚保護成分配合の洗浄剤を選択することが望ましい[1]と記載されている．
- 臨床では皮膚保護成分配合の洗浄剤が常時準備できないこともある．皮膚が脆弱な患者や，滲出液が多く処置が頻繁な患者には，選択的に皮膚保護成分配合の洗浄剤を使用するとよい．
- 創周囲皮膚に洗浄剤を使用するか否かの決定は，医師と相談する．

Memo

**表1 ◆弱酸性皮膚洗浄剤の例**

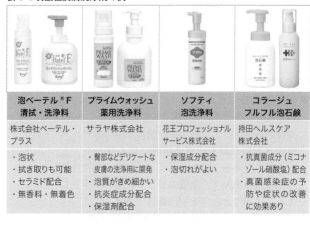

| 泡ベーテル®F<br>清拭・洗浄料 | プライムウォッシュ<br>薬用洗浄料 | ソフティ<br>泡洗浄料 | コラージュ<br>フルフル泡石鹸 |
|---|---|---|---|
| 株式会社ベーテル・<br>プラス | サラヤ株式会社 | 花王プロフェッショナル<br>サービス株式会社 | 持田ヘルスケア<br>株式会社 |
| ・泡状<br>・拭き取りも可能<br>・セラミド配合<br>・無香料・無着色 | ・臀部などデリケートな<br>皮膚の洗浄用に開発<br>・泡質がきめ細かい<br>・抗炎症成分配合<br>・保湿剤配合 | ・保湿成分配合<br>・泡切れがよい | ・抗真菌成分（ミコナ<br>ゾール硝酸塩）配合<br>・真菌感染症の予<br>防や症状の改善<br>に効果あり |

## 洗浄液の温度 ･･････････････････････････････

● 洗浄液は，創部の血流低下を避けるため38℃程度に温めたものを使用するのがよい．

## 洗浄方法の選択 ･･････････････････････････････

● 洗浄は，ドレッシング材や被覆材を交換する時や排泄物などで創が汚染された場合に行う．

● 洗浄は，水圧をかける方法と，多量の洗浄液を使用して洗う方法がある．水圧をかける方法は適度な水圧調節が難しく，圧によって洗浄水の飛散があるため，基本的には十分な量で洗浄する方法がよい．洗浄にはシリンジやシャワーボトルなどを使用する．

### 〈生理食塩水での洗浄〉

① 100mLの生理食塩水のプラスティックボトルに18G注射針を刺して洗浄を行う．

② 500mLの広口の生理食塩水の口部分に注射針で複数箇所に穴をあけ，シャワーボトルのようにして使用する．多量に使用する場合に便利である．

③注射器で吸って洗浄を行う.

### 〈水道水での洗浄〉
● 水道水はシャワーボトル等の容器を使用する.
● シャワー浴ができる場合は, 直接シャワーをかけて洗浄する. シャワーは水圧もある程度かかり, 大量の水道水で洗浄ができるため清浄効果が得られやすい.

## ケアの実際

①創周囲および創の汚れを, 軽く生理食塩水や水道水などの洗浄液で洗い流す.
②創周囲皮膚のガーゼや被覆材に覆われている部分, 汚れが付着している部分を泡立てた洗浄剤・石けんなどで撫でるように洗う. 泡立てることにより洗浄効果が得られる.
③十分な量の洗浄液で, 創周囲皮膚の洗浄剤・石けんを洗い流す (**図1**).
④創面は, 洗浄液の濁りがなくなるのを目安として, 十分な量の洗浄液で洗い流す.
　創の汚染がひどい場合や, 創底に凹凸やポケットがある場合は, 綿棒やプラスティック手袋を着用した指先で, 創底の組織を傷つけないようにやさしく撫でるように洗う.
⑤創・創周囲皮膚にガーゼを押し当てるようにして, 余分な水分を拭き取る (**図2**).

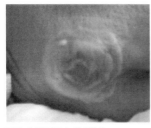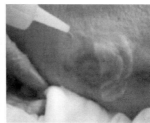

**図1 ◆創周囲皮膚の洗浄**

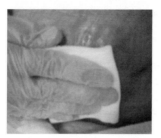

**図2 ◆創・創周囲皮膚の水分の拭き取り**

◆**引用・参考文献**

1) 日本褥瘡学会教育委員会：褥瘡予防・管理ガイドライン 第4版. 褥瘡学会誌, 7 (4)：487-557, 2015
2) ヨーロッパ褥瘡諮問委員会ほか, 真田弘美, 宮地良樹監訳：褥瘡の予防と治療：クイックリファレンスガイド日本語版2版. メンリッケヘルスケア株式会社, 2014
3) 藤原浩ほか：日本皮膚科学会ガイドライン 創傷・褥瘡・熱傷ガイドライン-2：褥瘡診療ガイドライン, 日本皮膚科学会誌, 127 (9)：1933-1988, 2017
4) 真田弘美ほか：褥瘡を有する高齢者の創周囲皮膚における石鹸洗浄の有効性の検討. 褥瘡会誌, 2 (1)：32-39, 2000
5) 石川伸二ほか：合成セラミド含有皮膚洗浄剤の褥瘡周囲皮膚への影響. 褥瘡会誌, 5 (3)：508-514, 2003
6) 紺家千津子ほか：高齢者における褥瘡のポケット洗浄液温度の検討. 褥瘡会誌, 7 (4)：773-778, 2005
7) 市岡滋ほか：創洗浄における簡易局所シャワーの有用性. 褥瘡会誌, 3 (1)：32-37, 2001
8) 市岡滋ほか：創洗浄における洗浄圧の検討. 褥瘡会誌, 3 (1)：27-31, 2001
9) 徳永香里：WOCナースに聞く褥瘡処置の手順. 整形外科看護, 19 (10)：39-50, 2014
10) 日本褥創学会：褥創ガイドブック 第2版. 褥創予防・管理ガイドライン 第4版準拠. 2015

Memo

......................................................................................................

......................................................................................................

# Memo

# 創傷被覆材の使用方法

## 目的

* 創傷被覆材により，創部の保護や滲出液を吸収し，創傷治癒環境を整える．

### 創傷被覆材の概要

- 創傷被覆材は，近年ではドレッシング材（近代的な創傷被覆材）とガーゼなどの医療材料（古典的な創傷被覆材）に大別される[1]．ドレッシング材は湿潤環境を維持して創傷治癒環境を整える機能をもち合わせている．
- また，湿潤環境下療法（moist wound healing）を期待する被覆法すべてを「閉塞性ドレッシング」と呼称している[3]．ここでは近代的な創傷被覆材であるドレッシング材について説明する．

### ケアのポイント

#### ドレッシング材の使用における看護師の役割 ‥‥

- ドレッシング材の機能を最大限に発揮させて使用することは，患者の排泄状況や活動を熟知する看護師の力の見せ所である．患者の生活状況と褥瘡の状態を考慮して，ドレッシング材の種類や大きさ，交換間隔を検討し，必要な工夫を行い，ドレッシング材を効果的に貼付できるようマネジメントする役割がある．

#### ドレッシング材の機能 ‥‥‥‥‥‥‥‥‥‥‥‥‥‥

- ドレッシング材は滲出液を吸収し湿潤環境を保持する機能があり，以下のことが期待される．
  ①細胞遊走を助け，壊死組織の自己融解や排除を促進させる．

②創部の汚染を防止する.
　構造上，外層がフィルムドレッシングのもの
　は防水性があり，外部からの汚染を防止する.
③疼痛の緩和
④創面の保温

## ドレッシング材の種類 …………………………

● 創傷被覆材を適性に選択・使用するには，ドレッ
シング材の種類や特徴の理解が重要である. 以下
に，代表的な創傷被覆材の種類と特徴を紹介する
（**表 1 〜 6**）.

**表 1 ◆ ハイドロコロイド**

| 特徴 | | ・皮膚に粘着し単体で閉鎖環境を作る<br>・滲出液を吸収しゲル化することで湿潤環境を維持する<br>・カットして使用することもできる<br>・外層のポリウレタンフィルムにより外部の汚染を防止する |
|---|---|---|
| 水分吸収能（自重の倍数で表示） | | 1.5 〜 2 倍 |
| 商品名 | 真皮に至る創傷用 | デュオアクティブ®ET（コンバテックジャパン）<br>テガダーム®ハイドロコロイドライト（スリーエム・ジャパン）<br>アブソキュアー®サージカル（日東電工）<br>レプリケア®ET（スミス・アンド・ネフュー社） |
| | 皮下組織に至る創傷用 | デュオアクティブ®CGF（コンバテック・ジャパン）<br>アブソキュアーウンド®（日東電工）<br>テガダーム®ハイドロコロイド（スリーエム・ジャパン）<br>レプリケア®ウルトラ（スミス・アンド・ネフュー社） |
| 抗菌性製品 | | あり |
| 商品名 | 真皮に至る創傷用 | バイオヘッシブ®Ag ライト（アルケア株式会社） |
| | 皮下組織に至る創傷用 | バイオヘッシブ®Ag（アルケア株式会社） |
| 保険償還 | | あり |

Memo

.............................................................................................

.............................................................................................

.............................................................................................

**表2◆ポリウレタンフォーム**

| 特徴 | | ・親水性ポリウレタンフォームで滲出液が吸収される<br>・滲出液の一部は外層フィルムから外部へ蒸散される<br>・外層のポリウレタンフィルムにより外部の汚染を防止する<br>・非固着性の製品があり，外周をサージカルテープなどで固定して使用する |
|---|---|---|
| 水分吸収能（自重の倍数で表示） | | 8～35倍 |
| 商品名 | 真皮に至る創傷用 | ハイドロサイト®薄型（スミス・アンド・ネフュー社）<br>メピレックス®ライト（メンリッケヘルスケア）<br>メピレックス®ボーダーライト（メンリッケヘルスケア） |
| | 皮下組織に至る創傷用 | ハイドロサイト®プラス，ハイドロサイト®ADプラス，ハイドロサイト®ADジェントル（スミス・アンド・ネフュー社）<br>メピレックス®，メピレックス®ボーダーⅡ（メンリッケヘルスケア）<br>ウルゴチュール®アブソーブ（日東電工）<br>バイアテン®，バイアテン®シリコーン（コロプラスト）<br>テガダーム™フォームドレッシング（スリーエム・ジャパン）<br>ティエール®（KCI） |
| 抗菌性製品 | | あり |
| 商品名 | 皮下組織に至る創傷用 | ハイドロサイト®銀，ハイドロサイト®ジェントル銀（スミス・アンド・ネフュー社）<br>メピレックス®Ag，メピレックス®ボーダーAg（メンリッケヘルスケア） |
| 保険償還 | | あり |

## Memo

......................................................

......................................................

......................................................

......................................................

......................................................

......................................................

......................................................

......................................................

......................................................

......................................................

### 表 3 ◆アルギン酸塩

| 特徴 | | ・アルギン酸カルシウム塩は天然素材から抽出された親水性コロイドである<br>・滲出液を吸収することでゲル化し創面を保護し湿潤環境を保持する<br>・滲出液を吸収することでカルシウムイオンを放出し止血作用がある |
|---|---|---|
| 水分吸収能（自重の倍数で表示） | | 10 〜 20 倍 |
| 商品名 | 真皮に至る創傷用 | クラビオ FG ライト（光洋産業） |
| | 皮下組織に至る創傷用 | ソーブサン®（アルケア株式会社）<br>アルゴダーム®トリオニック（スミス・アンド・ネフュー社）<br>カルトスタット®（コンバテックジャパン） |
| 抗菌性製品 | | あり |
| 商品名 | 皮下組織に至る創傷用 | アルジサイト®銀（スミス・アンド・ネフュー社） |
| 保険償還 | | あり |

### 表 4 ◆ハイドロファイバー

| 特徴 | | ・滲出液をハイドロファイバーが吸収・保持しゲル化し湿潤環境を保持する<br>・フォームタイプでは固着性があり，外層のフィルムにより汚染やバクテリアの侵入を防ぐ<br>・不織布シートの場合は二次ドレッシングで被覆する |
|---|---|---|
| 水分吸収能（自重の倍数で表示） | | 25 倍 |
| 商品名 | 皮下組織に至る創傷用 | アクアセル®，アクアセル®フォーム（コンバテックジャパン） |
| 抗菌性製品 | | あり |
| 商品名 | 真皮に至る創傷用 | アクアセル® AgBURN（コンバテックジャパン） |
| | 皮下組織に至る創傷用 | アクアセル® Ag，アクアセル Ag®フォーム，アクアセル® Ag 強化型，アクアセル® AgExtra（コンバテックジャパン） |
| 保険償還 | | あり |

Memo

................................................................

................................................................

................................................................

#### 表5 ◆ハイドロジェル

| 特徴 | | ・製品に含まれる水分により壊死組織の自己融解を促進しする<br>・ジェル状のものとジェルを不織布に含侵させたシートタイプのものがある<br>・ポリウレタンフィルムなどの二次ドレッシングが必要である |
|---|---|---|
| 水分吸収能（自重の倍数で表示） | | 1.2～3倍 |
| 商品名 | 真皮に至る創傷用 | ビューゲル®（大鵬薬品工業） |
| | 皮下組織に至る創傷用 | イントラサイト®ジェルシステム（スミス・アンド・ネフュー社）<br>グラニューゲル®（コンバテックジャパン） |
| 保険償還 | | あり |

#### 表6 ◆ポリウレタンフィルム

| 特徴 | | ・透明で貼付部の観察がしやすい<br>・水分透過性があるが，防水性があり汚染防止できる<br>・創面に直接貼付する場合は滅菌タイプのものを使用する<br>・ドレッシング材の固定や皮膚欠損がなく予防的に使用する場合は未滅菌のロールタイプのものを使用することもある |
|---|---|---|
| 商品名 | 滅菌 | ・オプサイト◇, IV3000（スミス・アンド・ネフュー社）<br>・テガダームトランスペアレントドレッシング（スリーエム・ジャパン）<br>・パーミエイドS,【優肌】パーミエイド（日東電工）<br>・ミリオンエイドフィルフィックス（共和）<br>・マルチフィックス®（アルケア株式会社）<br>・カテリープラス™（ニチバン） |
| | 未滅菌ロールタイプ | ・オプサイト◇フレキシフィックス（スミス・アンド・ネフュー社）<br>・【優肌】パーミロール®（日東電工）<br>・ミリオンエイド®ドレッシングテープ，エアウォールふ・わ・り（共和）<br>・マルチフィックス®・ロール（アルケア株式会社）<br>・カテリープ™FSロール（ニチバン） |
| 保険償還 | | なし　処置量に含まれる |

## ドレッシング材の選択

● ドレッシング材は TIME コンセプトや DESIGN-R® 2020で褥瘡の評価を行い，その適応を判断する．吸収能や形状などのドレッシング材の特徴と褥瘡の状態，体型，皮膚の脆弱性，外力の受けやすさなど患者の特徴を考慮し，数日間貼付して湿潤環

境を保てるドレッシング材を選択する.

● ドレッシング材には感染制御機能はないため感染褥瘡への使用は避ける.

● ドレッシング材は特定保険医療材料の皮膚欠損用創傷被覆材であり,診断名をつけることで保険償還を受けることができる.また,ドレッシング材の選択は治療であり,医師との協働が必要である.

### 銀含有製品のドレッシング材 ·················

● 銀は幅広い抗菌スペクトルをもっているといわれる.銀含有ドレッシング材は創部接触部位と被覆材内で抗菌効果を示すが,添付文書では感染創には慎重に使用することが警告されている.

● 『褥瘡予防・管理ガイドライン 第4版』では,褥瘡の感染や炎症を伴う場合,臨界的定着(クリティカルコロナイゼーション)への効果については推奨度 C1(根拠は限られているが使ってもよい)である.滲出液の多い感染褥瘡では推奨度 C2(根拠がないので,勧められない)であり,感染制御の機能はないため使用を勧めない[1] としている.臨界的定着を疑う創に使用するが,感染褥瘡への使用は避ける.

### ケアの実際

### ドレッシング材の交換間隔 ·················

● ドレッシング材は湿潤環境を維持するため,交換が毎日になる場合は適さない.数日間連続して貼付することが必要である.

● 交換間隔は3〜5日毎である.貼付期間を無理に延ばすことは創周囲の皮膚の浸軟の原因になる.ドレッシング材の表面を観察して適度な交換間隔を設定する(**表7**).

● 臨床では複数の看護師が関わるので,次回交換

日や交換時の注意点などの伝達が必要である．記録やワークシートへの反映など，運用方法を決めて確実に交換が行われる仕組み作りをする．ドレッシング材の表面に日付を記入し，交換日を曜日で設定して交換忘れを防ぐなどの方法も効果的である．

**表7 ◆ ドレッシング材の交換目安**

| | |
|---|---|
| ハイドロコロイド | 滲出液が漏れる前に交換<br>ハイドロコロイドがゲル化もしくは膨潤すると表面の色が変化する |
| ポリウレタンフォーム<br>ハイドロファイバー<br>【フォームタイプ】 | 表面を観察しパッドの端から1cm前後まで滲出液がみられたころが交換時期 |
| ポリウレタンフォーム<br>ハイドロファイバー<br>【不織布タイプ】<br>アルギン酸カルシウム塩 | 二次ドレッシングに滲出液のしみ出しがみられたころが交換時期 |
| ハイドロジェル | 2〜3日に1回交換 |

## ドレッシング材の貼付の工夫

● 褥瘡の好発部位では外力の影響を受けやすく，創傷被覆材が剥がれたり，よれてしまうことも多い．よれることで圧迫の原因にもなるので貼付の工夫をする必要がある．

### 〈凹凸のある部位への貼布〉
● 仙骨部など凹凸のある部位は追従するようにカットを加えたり，ドレッシング材の形を利用して貼付する（**図1**）．

### 〈踵や肩な円形の部位への貼付〉
● **図2**のように，踵や膝などではドレッシング材の端にカットを入れてもよい．

### 〈剥がれやすい場合の対策〉
● ずれ・摩擦でドレッシング材が剥がれる場合は，

フィルムドレッシングで固定する．殿裂部の形状
にそってテープをクロスさせて貼付すると剥がれ
にくくなる（**図3**）．

● フィルムドレッシングで固定しても剥がれる場
合は，フィルムの上に白色ワセリンやベビーパウ
ダーなど油性のものを塗布すると，滑りがよくな
り剥がれにくくなる．

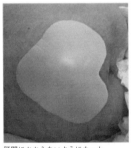
肛門にかからないようにカット

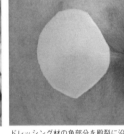
ドレッシング材の角部分を殿裂に沿わせる

**図1 ◆ ドレッシング材貼付の工夫①**

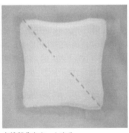
点線部分をカットする

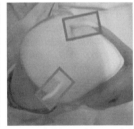
カットした部分をサージカルテープで固定する

**図2 ◆ ドレッシング材貼付の工夫②**

## Memo

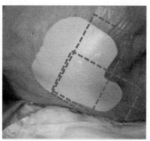

フィルムドレッシングをクロスに貼る（点線部分）
ことで肛門側のへこみに追従し浮きにくくなる

**図3◆フィルムドレッシングの貼付方法**

◆**引用・参考文献**
1) 日本褥瘡学会教育委員会：褥瘡予防・管理ガイドライン
   第4版. 褥瘡会誌，7（4）：487-557，2015
2) 日本褥瘡学会用語集検討委員会：日本褥瘡学会で使用す
   る用語の定義・解説－用語集検討委員会報告3. 褥瘡会
   誌，11（4）：554-556，2009
3) 日本褥瘡学会用語集検討委員会：日本褥瘡学会で使用す
   る用語の定義・解説－用語集検討委員会報告2. 褥瘡会
   誌，10（2）：162-164，2008
4) 日本褥瘡学会：科学的根拠に基づく 褥瘡局所治療ガイド
   ライン. 2005
5) 関根美香：臨床の療養環境に合わせた基本的なドレッシン
   グ材の使い方. WOC Nursing，3（10）：23-39，2015
6) 祖父江正代：ドレッシング材ハイドロコロイド②. Nursing
   Today，21（3）：34-37，2006
7) 各種創傷被覆材の添付文書

Memo

.....................................................................

.....................................................................

.....................................................................

.....................................................................

.....................................................................

# 外用薬の使用法

## 目的

* 主剤と基剤の特徴を活用し，薬剤を創部に滞留させ，創傷治癒環境を整える．

### 外用薬の概要

### 外用薬とは
- 外用薬は薬効のある主剤と薬効のない基剤からなり，その大半が基剤である．
- 外用薬はそれぞれ吸収効率がよくなる基剤が選択され，主成分が至適濃度に調製されている．
- 剤形は軟膏・粉末剤・液剤・ローション・ゲル・スプレー・シートなどがある．

### 外用薬の基剤の種類
- 外用薬の基剤には油分でできている疎水性基剤（油脂性基剤）と，水と混じることができる親水性基剤がある．親水性基剤にはクリーム状の乳剤性基剤と，油のような外観・性質だが水によく溶ける性質をもつ水溶性基剤がある（**表1**）．

Memo

.......................................................................

.......................................................................

.......................................................................

.......................................................................

.......................................................................

.......................................................................

**表1 ◆軟膏基剤の分類と特徴**

| 分類 | | | 基剤成分 | 症状 |
|---|---|---|---|---|
| 疎水性基剤 | 油脂性基剤 | 鉱物性 | 白色ワセリン，パラフィンプラスチベース | ・保湿<br>・創面の保護作用<br>・刺激が少ない<br>・べたつく |
| | | 動植物性 | 植物油，豚脂，ロウ | |
| 親水性基剤 | 乳剤性基剤 | 水中油型（O/W型） | 親水軟膏，バニシングクリーム | ・水分＞油分（含有）<br>・補水<br>・べたつかない<br>・皮膚刺激性がある |
| | | 油中水型（W/O型） | 吸水軟膏，コールドクリーム，親水ワセリン，ラノリン | ・水分＜油分（含有）<br>・保湿<br>・皮膚の冷却作用<br>・創面の保護作用 |
| | 水溶性基剤 | マクロゴール軟膏 | | ・吸水<br>・水で洗い流せる |

## 外用薬の使用における看護師の役割 ………

- 外用薬も創傷被覆材と同様に治療であり，医師との協働が必須である．
- 創傷被覆材以上に創周囲皮膚の保護が重要であり，スキンケアを日々担う看護師の役割は大きい．

### ケアのポイント

- 外用薬での褥瘡治療には2つのポイントがある．

### 〈POINT1：薬剤を創面に滞留させる〉

- 滲出液が多い場合には薬剤が流れてしまったり，ポケットの奥まで薬剤を塗布できなかったりする．
- 褥瘡発生要因の外力により創部が変形することで外用薬が創外へ押し出されてしまう．このような条件下でいかに薬を創面に滞留させるかが鍵となる．

〈POINT2：創面に適切な湿潤環境を維持する〉

● 外用薬治療においても，ドレッシング材同様に湿潤環境の維持が重要である．古田は「適切な湿潤環境が基盤となり薬効成分の効果が発揮されることを理解しておく必要がある[2)]．」と述べている．

● 外用薬では基剤で湿潤環境を調整するため，主剤の薬効だけではなく，基剤の特徴もよく理解する必要がある．

## 外用薬の選択

● TIME コンセプト・DESIGN-R[®]2020 などで褥瘡の評価を行い，創傷治癒の段階に合った外用薬を選択する．創傷治癒の各段階に合う薬剤が数種類あるので，褥瘡の滲出液の量など創の湿潤状況に合わせて基剤を選択する（**表 2**）．

● 滲出液が多い褥瘡に水中油型の乳剤性基剤を使用すると，肉芽の浮腫や創周囲皮膚の浸軟が発生する．

● 滲出液が少ない褥瘡に水溶性基剤を使用すると，創面が乾燥する．滲出液が少ない創に親水性基剤の薬剤を使用する場合は，ポリウレタンフィルムで被覆し創面の乾燥を防ぐなど，褥瘡の状態に適した基剤が選択できない場合は被覆方法を工夫する．

## 複数の薬剤の混合

● 外用薬は主剤が至適濃度に調整され，安定性や吸収効率に配慮された基剤が選択されている．混合は避けるのが原則である．

● 混合する場合は同じ基剤か性質が近い基剤を選択するが，安易に行うものではなく，医師・薬剤師の指示のもとで行うことが必須である．

**表 2 ◆創傷治癒過程に沿った軟膏と基剤分類**

| ①感染を制御する薬剤 | | |
|---|---|---|
| 水溶性基剤 | 吸水<br>滲出液：多い | カデキソマー・ヨウ素（カデックス®）<br>ポピドンヨード・シュガー（ユーパスタ®，イソジン®シュガーパスタ，ネグミン®シュガー軟膏ほか.） |
| 乳剤性基剤<br>（水中油型） | 補水<br>滲出液：少ない | スルファジアジン銀（ゲーベン®クリーム） |

| ②壊死組織を制御する薬剤 | | |
|---|---|---|
| 水溶性基剤 | 吸水<br>滲出液：多い | カデキソマー・ヨウ素（カデックス®）<br>ポピドンヨード・シュガー（ユーパスタ®，イソジン®シュガーパスタ，ネグミン®シュガー軟膏ほか.）<br>ブロメライン（ブロメライン軟膏） |
| 乳剤性基剤<br>（水中油型） | 補水<br>滲出液：少ない | スルファジアジン銀（ゲーベン®クリーム） |

| ③肉芽形成、創の収縮を目的とする薬剤 | | |
|---|---|---|
| 水溶性基剤 | 吸水<br>滲出液：多い | ブクデラシンナトリウム（アクトシン®軟膏）<br>アルクロキサ（アルキサ®軟膏）<br>ポピドンヨード・シュガー（ユーパスタ®，イソジン®シュガーパスタ，ネグミン®シュガー軟膏ほか） |
| 乳剤性基剤<br>（水中油型） | 補水<br>滲出液：少ない | ソレチノイントコフェニル（オルセノン®軟膏） |
| 油脂性基剤 | 保湿<br>創面保護<br>滲出液：少ない | アルプロスタジル アルファデクス（プロスタンディン®軟膏）<br>ジメチルイソプロピルアズレン（アズノール®軟膏） |
| その他 | | トラフェルミン（フィブラスト®スプレー） |

Memo

## 外用方法 ··········································

● 外用方法は単純塗布や貼付法などがある．褥瘡では創の深さや形状に合わせ，外用方法を工夫する．

● 水溶性軟膏は硬く，直接潰瘍部に塗布する単純塗布が難しい．

● 乳剤性軟膏はクリーム状であり，側臥位で行う仙骨部などでは塗布後に薬剤が流れ落ちやすい．

● 単純塗布が難しい場合は，ガーゼや非固着性ドレッシング材などに薬剤を伸ばして外用する貼付法で実施する．いくつかの貼付法を下記に示す（図1）．

　・**浅い褥瘡**：褥瘡のサイズにガーゼに外用薬を伸ばして貼布する

　・**深い褥瘡**：褥瘡内に充填する量の外用薬をガーゼにのせて創部に当てる．

　・**ポケットや大きい褥瘡**：薬剤をしみこませたガーゼを充填する．充填したガーゼが褥瘡を圧迫することがあるので，ガーゼの詰めすぎに注意する．深いポケットでは挿入したガーゼ枚数を記録し，交換時に遺残しないようにする．また，外力の排除ケアをしっかり実践する必要がある．

外用薬の使用法

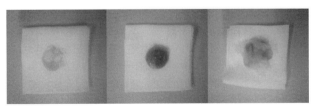

浅い褥瘡の場合はサイズに合わせて薄く外用薬を塗布する　深い褥瘡の場合は褥瘡内に充填する程度の外用薬を塗布する　ポケットに挿入する場合はパラガーゼに軟膏をしみこませて充填する

**図1 ◆外用方法の例**

## 外用薬治療での被覆材

- 外用薬塗布後に滲出液の吸収や創保護を目的に被覆する代表的な材料はガーゼである．その他に非固着性ドレッシング，サージカルテープ・ポリウレタンフィルムにパッドが付いたドレッシング材などがある（**図2**）．

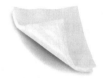
メロリン®
（スミス・アンド・ネフュー社）

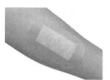
デルマポアドレッシング
（アルケア株式会社）

**図2◆創傷被覆材の例**

- 非固着性ドレッシングは多孔性のフィルム材，吸収パッド，外層の多層構造になっている．創面に当たる部分がフィルム材で固着しにくく，ガーゼよりも吸収量が多いのが特徴である．褥瘡の部位，滲出液量でどの被覆材を使用するかを選択する．
- 部位によっては被覆材がよれて圧迫の原因となることもあり，外用後の被覆材の選択も重要である．面積が非常に小さく，浅い皮膚損傷で痛みがなく紙おむつを使用している場合では，被覆せずに単純塗布のみとすることもある．

## 外用薬の使用量

- 使用量については添付文書に明記されていない薬剤も多いが，創面を覆う薬剤の量が必要量となる．滲出液の量が多い場合は1日2回にするなど，褥瘡の処置回数を検討する．
  - **・ゲーベン®クリーム**：ゲーベン®クリームは通常2〜3mmの厚さでと添付文書に記載がある．しかし，基剤の保水効果を利用して壊死組

織の自己融解を促す場合は，創が乾燥しないように量を多めに塗布する．

・**カデックス®軟膏**：カデックス®軟膏は添付文書に「3mm の厚さ」「直径 4cm の創に対し 3g を目安」と記載がある．深い褥瘡では量を多くしてしまいがちなので注意する．

## 周囲皮膚の保護

● 創周囲皮膚の環境は，滲出液の汚染や外用薬の化学的刺激，テープの剥離刺激など多くの刺激にさらされている．TIME コンセプト「E：創縁（edge of wound）」にもあるように，創傷治癒において創縁の保護は重要である．

● 創周囲にワセリンやスキンケア用品の撥水性クリーム（**表3**），オリーブオイルや皮膚被膜剤（**図3**）を塗布し，創周囲皮膚の生理機能が維持されるように保護する．

**表3◆撥水性クリーム**

| リモイスバリア | 3M™ キャビロン™ ポリマーコーティングクリーム | セキューラ®PO | ソフティ保護オイル |
|---|---|---|---|
| アルケア株式会社 | スリーエム・ジャパン株式会社 | スミス・アンド・ネフュー社 | 花王プロフェッショナルサービス株式会社 |
| ・べとつかない<br>・全身の保湿ほごとしても使いやすい | ・ノンワセリン<br>・塗布後にテープ貼付可能<br>・伸びがよく少量でも撥水効果が持続 | ・ワセリン・チョウジオイルなどの保湿効果配合 | ・スプレータイプ<br>・グアイアズレン，スクワラン，ポリエーテル変性シリコーン配合 |

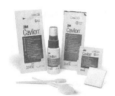

3M™ キャビロン™
非アルコール性皮膜
(スリーエム・ジャパン株式会社)

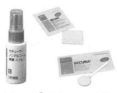

セキューラ®ノンアルコール皮膜
(販売名:ノンアルコール スキンプレップ)
(スミス・アンド・ネフュー社)

**図3 ◆被膜剤**

### 〈接触皮膚炎を起こしやすい外用薬〉

● 蛋白分解酵素剤であるブロメライン軟膏やヨード製剤では,創周囲に薬剤が接触すると皮膚炎を起こすことがある(**図4**).創周囲保護を徹底する必要がある.

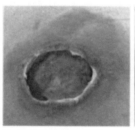

ヨード製剤による創周囲皮膚の
接触皮膚炎

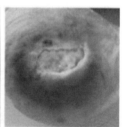

ヨード製剤による創周囲皮膚の
色素沈着

**図4 ◆外用薬による接触皮膚炎**

Memo

........................................................

........................................................

........................................................

........................................................

........................................................

### 〈カデックス®軟膏使用時の工夫〉

● カデックス®軟膏はヨード製剤であり，接触皮膚炎や色素沈着を起こすことがある

● 凹凸やポケットがある褥瘡では，カデックス®軟膏を洗い流すのに苦労することがある．

● カデックス®軟膏をガーゼで包み，薄く伸ばして創内に充填することで，皮膚炎の予防や交換時の処置の負担を減らすことができる（**図5**）．筆者の施設では「カデックスボール」と呼んでいる．

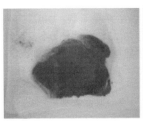 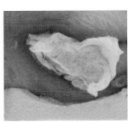

カデックスをガーゼに包み，薄くのばして形成する

ポケットなど創の形に合わせて充填する．爪周囲の皮膚に色素沈着を起こしにくい

**図5 ◆カデックス軟膏の創内への充填**

◆引用・参考文献
1) 古田勝経：古田メソッド：外用薬で褥瘡を早く治すための視点．褥瘡会誌，21（2）：111-117，2019
2) 古田勝経：褥瘡に対する皮膚外用療法のキホン―褥瘡に用いる外用剤の種類と特徴．薬局，66（8）：2015
3) 石川治：褥瘡保存治療における外用薬の使い方．褥瘡会誌，7（1）：10-15，2005
4) 日本褥瘡学会：化学的根拠に基づく褥瘡局所治療ガイドライン，2005
5) 日本褥瘡学会教育委員会：褥瘡予防・管理ガイドライン第4版．褥瘡会誌7（4）：487-557，2015
6) 岡本公二ほか：皮膚科ナーシングプラクティス．2009
7) 溝上祐子：褥瘡・創傷におけるドレッシング材外用薬の選び方使い方．エキスパートナース，31（6）：2015

# 栄養管理

## 目的

* 褥瘡予防・治療に必要な栄養量や栄養素を導き出す.
* 必要な栄養量・栄養素の摂取ができるように支援し, 患者の栄養改善を図る.

### 栄養管理の概要

● 低栄養は, 褥瘡の大きな危険因子の一つである. 『静脈経腸栄養ガイドライン 第3版』では, 適切な栄養管理は褥瘡の予防に有効であるとし, 褥瘡の治療においても栄養管理が有効であり, 積極的に行うことが高いエビデンスレベルで推奨されている[2].

● 栄養管理は栄養アセスメントを実施し, その結果にもとづき必要な栄養素を補給するとともに, 基礎疾患や腎機能・肝機能低下など, 対象者の状況にあわせた調整が必要である.

### 栄養状態のアセスメント

● 『褥瘡予防・管理ガイドライン 第4版』では, 以下の指標が推奨されている[1].

※いずれも推奨度はC1（根拠が限られているが, 行ってもよい）であり, 複数の指標をあわせて評価するのが望ましい.

①**血清アルブミン値**：血清アルブミン値 3.5g/dL 以下で褥瘡発生のリスクが高まる.

②**体重減少率**：平常時の体重から過去6か月に10％以上, 1か月に5％以上の体重減少がないか確認する.

③**食事摂取量**：食事喫食率が75％以下になっている場合には注意が必要である.

④**高齢者にはMNA®**：65歳以上の高齢者の栄養

状態を確認するツール（**図1**）.

⑤ **CONUT**：血液検査内容で客観的栄養指標であるタンパク（血清アルブミン値），免疫（末梢血リンパ球数），脂質（総コレステロール値）をスコア化し，それをもとに算出した値（CONUT値）で栄養状態を評価する栄養指標（**表1**）.

⑥ **主観的包括的栄養評価（SGA）**：栄養スクリーニングツールで急性期入院患者から介護施設入所患者，在宅患者まで使用可能である（**表2**）.

**図1 ◈ MNA®（mini nutritional assessment-short form）**
https://www.mna-elderly.com/forms/MNA_japanese.pdf より転載

113

## 表1 ◆ CONUT (controlling nutritional status)

| 血清アルブミン値<br>ALB( g /dL) | ≧ 3.5 | 3.49 ～ 3 | 2.99 ～ 2.5 | < 2.5 |
|---|---|---|---|---|
| スコア① | 0 | 2 | 4 | 6 |
| 総リンパ球数<br>TCL(/ μ L) | ≧ 1600 | 1200 ～ 1599 | 800 ～ 1199 | < 800 |
| スコア② | 0 | 1 | 2 | 3 |
| 総コレステロール値<br>T-cho(mg/dL) | ≧ 180 | 140 ～ 179 | 100 ～ 139 | < 100 |
| スコア③ | 0 | 1 | 2 | 3 |
| 栄養レベル | 正常 | 軽度 | 中等度 | 重度 |
| CONUT 値<br>(① + ② + ③) | 0 ～ 1 | 2 ～ 4 | 5 ～ 8 | < 8 |

## 表2 ◆ 主観的包括的栄養評価 (SGA)

### A. 病歴

1. 体重変化
過去6ヶ月の体重減少：　　　　kg　減少率：　　　　%
過去2週間の体重変化：□増加　□無変化　□現象
2. 食事摂取量の変化 (平常時の摂取量と比較)
□変化なし
□変化あり　いつから (　　　　　　　　　)
食事内容：□固形食　□経腸栄養　□経静脈栄養　□食欲不振
3. 消化器症状
□なし　　□悪心　　□嘔吐　　□下痢　　□食欲不振
4. 機能性
□機能障害なし
□機能障害あり　いつから (　　　　　　　　)
　・労働 (□自分の身の回りのこと　□家事程度　　□肉体労働
　・歩行 (□一人で歩ける　　□杖・歩行器)
　・寝たきり　いつから (　　　　　　　　)
5. 疾患および疾患と栄養必要量の関係
初期診断：＿＿＿＿＿＿＿＿＿＿＿＿＿＿＿＿＿＿＿＿＿＿
代謝動態：□なし　　□軽度　　□中等度　　□高度

### B. 身体状態 (スコア：0＝正常，1＝軽度，2＝中等度，3＝高度)

皮下脂肪の喪失 (三頭筋，胸部)
筋肉喪失 (四頭筋，三角筋)
くるぶし部浮腫
仙骨部浮腫
腹水

### C. 主観的包括評価

□ A：栄養状態良好　　□ B：中等度の栄養不良　　□ C：高度の栄養不良

## 栄養管理の実際

### 必要なエネルギー量 ......................

- 褥瘡を保有している場合は基礎代謝が亢進していることが多く，必要エネルギー量が増加する．そのため，基礎エネルギー消費量（BEE）に活動係数やストレス係数を考慮して必要エネルギー量を算出する．計算式を**表3**に示す．
- 褥瘡予防・管理ガイドライン第4版では，褥瘡治療において必要なエネルギー量はBEEの1.5倍以上の補給が推奨されている[1]．また，静脈経腸栄養ガイドラインではエネルギー量30〜35kcal/kg/日を目標とし，褥瘡の程度，基礎疾患や合併症に応じて調節することが推奨されている[2]．

#### 表3 ◆ 必要エネルギー量計算式

**基礎エネルギー消費量 (BEE)〈ハリス・ベネディクトの式〉**

男性　BEE = 66.47 + [13.75× 体重 (kg)] + [5.0× 身長 (cm)] − [6.75× 年齢 ]
女性　BEE = 655.1 + [9.56× 体重 (kg)] + [1.85× 身長 (cm)] − [4.68× 年齢 ]

**必要エネルギー量＝ BEE× 活動係数 × ストレス係数**

**活動係数**

寝たきり：1.0 〜 1.1　　ベッド上安静：1.2　ベッド上以外での活動：1.3

**ストレス係数**

術後 (合併症なし)：1.0　　長管骨骨折：1.15 〜 1.30
癌：1.10 〜 1.30　腹膜炎 / 敗血症：1.10 〜 1.30
重症感染症 / 多発外傷：1.20 〜 1.40

### Memo

## 褥瘡治癒に必要な栄養素と必要量 ‥‥‥‥‥

- 褥瘡に対する栄養療法としては，基本的には「エネルギーの摂取」，「タンパク質の摂取」，「コラーゲンを作るための亜鉛や銅の摂取」である[3]．
- 褥瘡治癒に必要な栄養素については表4に示す．
- 経管栄養や食事摂取量が少ない場合では，微量元素の欠乏に注意が必要である．微量元素は近年の経腸栄養の流動食には添加されているが，メーカーによって含有量が違う．また，栄養補助食品を利用して，微量元素やアミノ酸の補給を補うこともある（図2）．

**表4 ◆褥瘡治癒に必要な栄養素**

| 栄養素 | 1日の必要量 | 役割 |
|---|---|---|
| エネルギー | BEE の 1.5 倍以上 <br> 30 ～ 35/kcal / 日 | 体蛋白の異化（分解）を防止 |
| 蛋白質 | 1.25 ～ 1.5g/kg / 日 | 細胞増殖・コラーゲンなどの生成 <br> NPC/N = 80 ～ 100 |
| **推奨栄養素の作用** | | |
| 亜鉛 (Zn) | 皮膚の新陳代謝に作用し，創傷の修復を促進 <br> 核酸・体蛋白の合成，味覚・免疫機能の維持，細胞・組織の代謝亢進 | |
| アルギニン | たんぱく質，コラーゲン合成促進，血管拡張作用，免疫細胞の賦活化作用 | |
| ビタミン C | コラーゲン合成，造血機能維持，抗酸化作用 | |
| L - カルノシン | 組織修復促進作用 | |
| n-3 系脂肪酸 | 炎症性サイトカイン抑制作用 | |
| **その他褥瘡治癒促進のために考慮したい栄養素** | | |
| ビタミン A | コラーゲンの合成，血管新生，上皮形成 | |
| 鉄 (Fe) | 赤血球の構成要素，各組織への酸素運搬 | |
| 銅 (Cu) | エネルギーや鉄の代謝，神経伝達物質の産生，活性酸素の除去 | |
| グルタミン | たんぱく質，コラーゲンの合成促進，免疫賦活作用，腸管粘膜の維持 | |
| HMB | BCAA であるロイシンの代謝産物，たんぱく質の合成および分解抑制 | |
| オルニチン | ポリアミンおよび創傷治癒に関連する他の分子の前駆体 <br> グルタミンとプロリンに変換されてコラーゲン生成に関与 | |

文献 1）を参考に作成

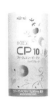
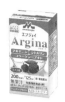

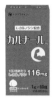

ブイ・クレス CP10 （ニュートリー株式会社）　エンジョイ Argina （株式会社クリニコ）　アイソカル ジェリー Arg （ネスレヘルスサイエンス）　カルナール （株式会社ファイン）

**図2 ◆栄養補助食品の例**

## 栄養管理のチームアプローチ

● 栄養管理では基礎疾患，嚥下機能，身体機能など多角的なアセスメントが必要である．安全で効果的な栄養管理を実践するためには，栄養サポートチームによる介入が必要である．

● チームがない場合でも，管理栄養士などの栄養の専門職をはじめ，医師，薬剤師，リハビリなどと連携をすることが大切である．

## 栄養管理における看護師の役割

● 生活支援を主体とする看護師の役割として，患者の食事支援という視点を忘れてはならない．経口摂取が可能な状態であれば，なぜ食事が進まないのか，食事の環境は整っているのかアセスメントし，安全・安楽なそしてセルフケア能力を低下させない食事支援が重要である．

● 口腔衛生の維持，排便コントロール，食器の配置位置の工夫や，患者の身体や嚥下機能にあった食具や食器の選択，食事時の姿勢の整えなど，食事支援は多岐にわたる．

### 〈坐位時の姿勢の整え〉

● 食事の際には，30分～1時間程度は傾いたりせずに安定した姿勢を保つことが必要である．仙骨座りでは「食べ物から距離が遠くなる」，「上半身

の可動が悪くなる」，「嚥下運動の阻害」など，食事をするには好ましくない状況になってしまう．

● 坐位姿勢で体圧分散を図る座り方に「90°ルール」がある．座面に深く腰かけ，骨盤が後傾しないように，股関節・膝関節・足関節を90°程度になるように姿勢を整える．この姿勢は，上半身の可動域を広げ食事をする動作がしやすくなる．テーブルの位置を合わせて，上肢の安定を図り食事との距離を調整する（図3）．

● ベッド上での食事姿勢は，ファウラー位によりずれの影響を受ける．ポジショニングピローを大腿から膝下に挿入するなどのずれの予防を実施する．

● ポジショニング後に残留ずれ力の排除を怠ると，腹部や胸部が圧迫され嚥下運動の阻害や食欲低下を招くため，必ず残留ずれ力の排除を行う．

● エアマットレスを使用している場合は，安定性が悪くなるため，体幹の両脇をポジショニングピローでサポートする．

● ベッド上では頸部が伸展位になりやすいため，顎から胸骨まで握りこぶし1個分くらいに頸部が前屈するように，枕などで調整する．

● 食事時の姿勢を整える技術はまさにポジショニング技術であり，褥瘡予防ケアを実践していれば食事支援を意識することで実戦可能な技術である．栄養管理は食事の内容だけではなく，「患者が食事を摂取する」ことも重要である．患者の食をとりまく環境調整は看護師の大きな役割である．

Memo

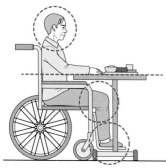

〈上肢の安定〉
・両上肢は肘から前腕にかけて、テーブルに乗せて安定を図る
・上肢は軽度屈曲位に調整する
・肩の位置が左右対称になるように調整する

〈テーブルの設置〉
・肘をついた状態で捕食が可能な高さに調整し、体と握りこぶし1個分の位置に配置する

〈足腰の安定〉
・足底を床面に接地させる(届かない場合は、足台を使用する)

〈そのほか〉
・ずれによって骨盤が後傾しないように、できるだけ深く座る
・股関節・膝関節・足関節を90°に調整する

〈頭頸部の姿勢〉
・顎から胸骨まで握りこぶし1個分に頸部を前屈位に調整する
・視線は斜め下方向に向き、食事を自然に見ることができる
・頭頸部が不安定な場合は、ベッドやリクライニング車椅子での食事を検討する

**図3 ◆ 車椅子・椅子での食事姿勢の調整**

◆引用・参考文献
1) 日本褥瘡学会編：褥瘡予防・管理ガイドライン 第4版. 照林社，2015
2) 日本静脈経腸栄養学会：静脈経腸栄養ガイドライン 第3版，2013
3) ヨーロッパ褥瘡諮問委員会ほか：褥瘡の予防と治療：クイックリファレンスガイド日本語版 第2版(真田弘美，宮地良樹監訳，メンリッケヘルスケア株式会社，2014
4) 足立香代子：褥瘡の栄養療法. 難病と在宅ケア6(10)：62-66，2001
5) 日本褥瘡学会教育委員会：褥瘡ガイドブック 第2版，2015
6) 湧上聖：褥瘡の栄養管理 サプリメントの使い方と問題点. 褥瘡会誌，13(2)：109-116，2011
7) 竹市美加：安全・安楽・自立を目指した食事姿勢. リハビリナース11(6)：25-28，2018
8) 村上未来：食事介助. リハビリナース10(5)：57-65，2017
9) 宮田剛：CONUT. 外科と代謝・栄養，49(4)：189-190，2015

栄養管理

# 発生要因

## 医療関連機器圧迫創傷（MDRPU）とは

- 医療機器による圧迫で生じる皮膚ないし下床の組織損傷である．従来の褥瘡すなわち自重関連褥瘡と区別されるが，ともに圧迫創傷であり，広い意味では褥瘡の範疇に属する．

- なお，尿道，消化管，気道などの粘膜に発生する創傷は含めないとされる[1]．

- 医療現場では数え切れないほどの医療機器が多岐にわたり存在する（**表1**）．医療機器を使用することで医療関連機器圧迫創傷（MDRPU：medical device related pressure ulcer）が発生するため，機器の使用中止が最善であるが，治療上の必要で使用継続しなければならない状況もある．

- また，発生状況は急性期病院だけではなく，介護施設や在宅介護でも発生していることが調査でわかっている（**表2**）．

- MDRPU の発生を予防するためには，使用する医療機器の目的や構造，身体にどのように接触し，圧迫等が加わるのかを理解しておく必要がある．さらに自重褥瘡と同様に患者の身体側での圧迫やずれ，摩擦，発生リスクがないかを医療機器使用開始前にアセスメントする必要がある．

- 所属している施設や部署で，使用頻度の高い医療機器の理解を深めることが必要となる．また，褥瘡対策委員・リンクナース・臨床工学技師・理学療法士などと連携し，医療機器の選択や変更を行うことが必要となる場合もある．さらに，MDRPU の発生時に所属内での情報共有や継続的なサーベイランスを行うことが，発生予防にも有効である．

**表 1 ◆ MDRPU を発生しやすい器具の例**

| | |
|---|---|
| 呼吸関連 | 酸素カニューラ，酸素マスク<br>ネーザルハイフロー<br>NPPV マスク<br>挿管チューブ，気管切開チューブ |
| モニター類 | 心電図モニター<br>パルスオキシメーター<br>自動血圧計 |
| ルート類 | 血管留置カテーテル（末梢ルート，動脈ルート）<br>PIC カテーテル<br>ECMO カテーテル |
| 深部静脈血栓<br>予防関連類 | 弾性ストッキング，弾性包帯<br>フットポンプ |
| 固定用具，装具 | ギプス・シーネ<br>頸椎・腰椎コルセット<br>上下肢固定具，義足 |
| ドレーン類 | 胃管，イレウス管，経管栄養チューブ<br>胸腔ドレーン<br>尿道留置カテーテル |
| 手術室 | 手台<br>固定板など |
| その他 | 抑制帯<br>おむつなど |

**表 2 ◆ MDRPU の有病率と推定発生率**　　　　(2013 年，日本褥瘡学会調査)

| 有病率 | | 推定発生率 | |
|---|---|---|---|
| 病院 | 0.14 ～ 0.74% | 病院 | 0.14 ～ 0.74% |
| 介護施設 | 0.02 ～ 0.07% | 介護保険施設 | 0.02 ～ 0.03% |
| 訪問看護ステーション | 0.34% | 訪問看護ステーション | 0.25% |

Memo

......................................................................

......................................................................

......................................................................

......................................................................

......................................................................

## MDRPU の好発部位

- 患者が使用する医療機器，装具などにより，身体のさまざまなところに発生する（**図1**）．
- 医療機器を装着・体内に刺入・固定している部位が，好発部位にあたる．

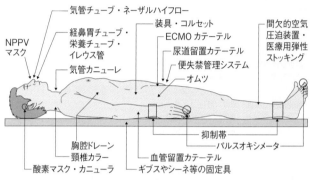

- 気管チューブ・ネーザルハイフロー
- 経鼻胃チューブ・栄養チューブ・イレウス管
- NPPV マスク
- 気管カニューレ
- 装具・コルセット
- ECMO カテーテル
- 尿道留置カテーテル
- 便失禁管理システム
- オムツ
- 間欠的空気圧迫装置・医療用弾性ストッキング
- 胸腔ドレーン
- 頸椎カラー
- 酸素マスク・カニューラ
- 血管留置カテーテル
- ギプスやシーネ等の固定具
- 抑制帯
- パルスオキシメータ

**図1 ◆ MDRPU の好発部位**

## MDRPU の予防と管理

- MDRPU の発生因子は以下の3つのカテゴリーに分類される（**図2**）．
- ①機器要因
- ②個体要因
- ③ケア要因
- 各要因が単独で発生するものもあるが，それぞれの要因が関連している場合も多い．使用開始前にアセスメントする場合に，この概念図（**図2**）に沿ってリスクを確認するとよい．
- MDRPU 予防ケアのポイントは，以下のことが重要である．
- ・使用開始前，使用中，全期間を通して患者に使用する医療機器が適切に使用されること．
- ・皮膚障害発生予防のためのアセスメントが，施設共通の認識になること（**図3**）．

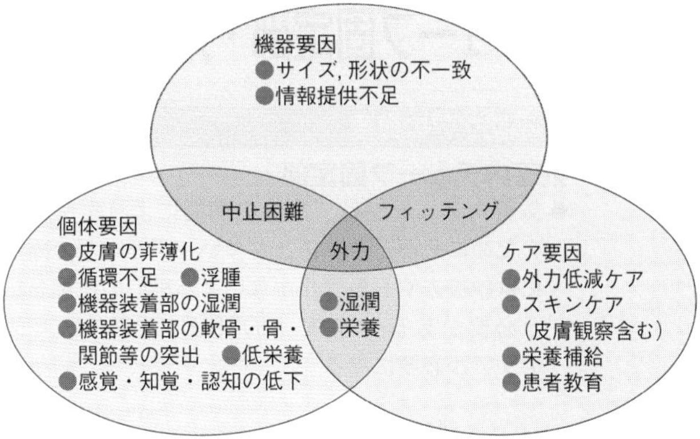

**図 2 ◆ MDRPU の発生概念図**

文献 1) より転載

| 医療機器<br>使用開始前 | ・機器要因のアセスメント：機器サイズ選定<br>・個体要因のアセスメント：計測や情報収集<br>・ケアの計画と実施：外力を低減するための予防用具などの工夫，スキンケア，装着部位の皮膚の観察（特に高齢者や新生児，クリティカル領域，終末期など皮膚の状態が明らかに悪い患者），全身の管理など<br>・患者への使用説明，訴えの表出を依頼する |
|---|---|
| 医療機器<br>使用中 | ・フィッティング<br>・皮膚の観察（最低でも 2 回／日程度）<br>・除去できる場合は，スキンケアを実施し再装着する。<br>・除去できない場合は周囲皮膚を観察し色調の変化などがないか観察を行う<br>・患者の訴え（痛み，しびれなど）を聞く<br>・MDRPU の発生時は DESIGN-R® 2020 を使用し診療録に記録する |
| 全期間を通し<br>多職種連携 | ・予防の重要性について教育を行う<br>・医療者自身が MDRPU 発生の危険があることを認識する<br>・医療機器に添付されている使用禁忌や使用上の注意などを確認し予防ケアに徹する<br>・MDRPU が発生した場合の報告や対応方法について確認する |

**図 3 ◆ MDRPU の予防ケアのポイント**

● 医療機器使用中に創傷が発生した場合は，DESIGN-R® 2020 で創傷の評価を行い，経時的に情報共有できるように カルテに記載する.

◆引用・参考文献
1）日本褥瘡学会編：MDRPU ベストプラクティス　医療関連機器圧迫創傷の予防と管理，第 1 版. p16, 照林社, 2016

# 気管内チューブ固定部・気管切開口

## 予防ケアの概要

### 気管内チューブ固定部

- 気管内チューブは，患者の病態により生命維持のために必要となることが多い．チューブの固定には誤抜去やトラブルがないよう細心の注意を払う必要がある一方で，MDRPUを予防するためのケアが必要になる．

### 原因

- 気管内チューブの固定による口唇や口角への圧迫，摩擦・ずれ

### 好発部位

- 気管内チューブやバイトブロックの圧迫を受けやすい口角や口唇，鼻翼部，バイトブロックとチューブの狭間など．

### 気管切開口

### 原因

- 気管切開チューブの羽根部分の圧迫や，固定に使用された器具の圧迫やずれ・摩擦

### 好発部位

- 気管カニューレ接触部，前頸部，後頸部など．

## 観察ポイント

### 気管内チューブ

- **経口挿管時**：口唇・口角の色，口唇，歯肉や舌への圧痕の有無，皮膚
- **経鼻挿管時**：鼻翼部の皮膚，鼻中隔粘膜の状態，出血・発赤の有無，鼻孔部周囲の皮膚の状態

## 気管切開口 ......................................

- 気管切開口の皮膚の状態：発赤，腫脹など皮膚損傷の有無
- 気管切開カニューレの羽根が接触していないか
- 皮膚の湿潤
- ホルダー部の食い込み　など

### 予防ケアのポイント

## 気管内チューブ ...............................

- 同一部位への持続的な圧迫を避けるために，長期の挿管管理が必要な場合は，気管内チューブの固定位置を調節できる固定具（アンカーファスト®，アンカーファストスリムフィット®，**表1**参照）を使用する．口角の MDRPU の発生予防に有効とされている．腹臥位で使用する場合，保護材部に固定されているプラスティックにより頬部に MDRPU を発生することもあるため定期的な除圧などが必要である．
- 伸縮性のあるテープ（3M™ マルチポア™ ドライサージカルテープ，トレキテープ®）の場合は，口角に気管内チューブの圧迫や張力がかからないように貼付する．
- 1 日に 1 回はテープの交換を行う．経口挿管の場合は反対側の口角に固定し直す．剥離剤を用いて愛護的にテープを除去し，皮膚や口唇の観察，保清後に皮膚被膜剤を使用し，テープを貼り直す．
- 経口挿管時，バイトブロックの使用が MDRPU につながるリスクもあるため，材質や形状は患者の状態に応じて選択し，必要時のみ使用する [1].
- 経鼻挿管の場合は，鼻腔の入り口に MDRPU を発生しやすいため，保護材（デュオアクティブET®やデュオアクティブ CGF®など）で保護する．

- 呼吸器回路の向きなどで口角や鼻孔に重み・負荷がかかることがあるため，体位変換後の調整を行う．
- 挿管中は気管内チューブが留置され閉口することができないことと，鎮静剤などの影響から分泌物は減少するため[2]，口腔内の保清・保湿を行い，口腔内粘膜の損傷を予防する．

**表1 ◆気管内チューブ固定具**

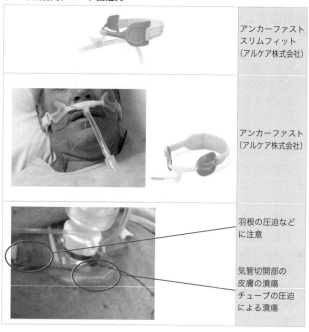

| | アンカーファストスリムフィット（アルケア株式会社） |
|---|---|
| | アンカーファスト（アルケア株式会社） |
| | 羽根の圧迫などに注意<br><br>気管切開部の皮膚の潰瘍<br>チューブの圧迫による潰瘍 |

Memo

........................................................

........................................................

........................................................

## 気管切開口 ••••••••••••••••••••••••••••••

- 1日に1回は気管切開部の観察・保清を行う. 頸部は痰や口腔内からの垂れこみによる唾液で汚染されやすく, 湿潤環境となりやすい.

- 気管切開口付近の保清には, 洗浄の不要な拭き取り型洗浄剤 (リモイス®クレンズ, ベーテル®など) を用いるとよい. また被膜剤 (3M™ キャビロン非アルコール性皮膜, リモイス®バリアなど) を塗布することで, 気管切開口周囲の湿潤環境による皮膚の湿潤・浸軟から保護できる.

- 気管切開チューブの羽根による圧迫予防は保護材を使用することが多いが, 厚みがあるものは気管チューブの誤抜去等につながるため, 薄い保護材 (デュオアクティブ ET®など) を選択するとよい.

- 気管切開チューブ固定ホルダーは, 後頸部に食い込みにくい既製品 (コーケンカニューレホルダー®, 気管切開チューブホルダー®) を使用するとよい. また付属のさなだ紐は皮膚に食い込むことがあるため, 不織布ガーゼなどで保護し使用するとよい.

◆引用・参考文献
1) 大森陽子:経口挿管中に口唇の黒色壊死を合併した一症例. 日本褥瘡学会誌, 5:42-47, 2003
2) 露木菜緒:クリティカルケア領域での医療機器の使用と圧迫損傷を防ぐ方法. ALmedia 医療機器の適正使用と関連して発生する創傷ケア. 21 (2), 2017

Memo

# 非侵襲性陽圧換気（NPPV）

## 目的

＊ NPPV マスク使用中の皮膚障害を予防する.

### 必要物品

- **ゲージやサイズ表**
  使用する機器メーカーが奨励しているもの.
- **被覆材【使用部位】（製品名）**
  - ・疎水性ポリマーパッド【マスク鼻梁部】（レスメド ネーザルパッド）（図1）
  - ・ポリエチレンジェルシート【マスク】（ケアシート PUP®）
  - ・シリコンジェルシート【マスク】（CICA-CARE®）
  - ・クッションドレッシング【マスク, NG チューブ, ストラップ】（ココロール®）
  - ・シリコンゲルドレッシング【マスク, NG チューブ, ストラップ】（エスアイエイド®）
  - ・NG チューブシーリングパッド®【NG チューブ】
  - ・ポリウレタンフィルムドレッシング【ストラップ】（パーミロール®など）
  - ・ハイドロコロイドドレッシング【ストラップ】（デュオアクティブ ET®など）（図2左）
- **不織布ガーゼ【ストラップ】（図2右）**
  （創傷が発生している部位では, 創傷治癒促進のために, 板状皮膚保護材やハイドロコロイドドレッシング, ポリウレタンフォームドレッシングを使用する場合もある.）

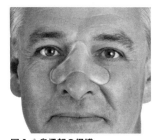

**図1 ◆ 鼻梁部の保護**

（レスメド株式会社）

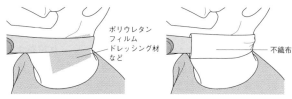

ポリウレタン
フィルム
ドレッシング材
など

不織布

**図2 ◆ ストラップ接触部の保護**

文献1）を参考に作成

## ケアの実際

● 機器と接触する部位に応じて，上記いずれかの
　被覆材を貼付する（**図3**）.

● 被覆材の上から，機器メーカーごとの手順に従っ
　て装着する.

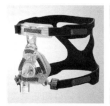

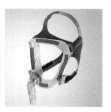

**図3 ◆ NPPV マスク接触部位の保護**

（帝人ファーマ株式会社）

- 1日2回以上は観察を行う.
  - **機器接触部位**：前額部, 鼻梁部, 鼻部周囲, 頬部, 下顎部, 頸部, 後頸部, 前胸部
  - **皮膚の状態**：発赤, 皮疹, びらん, 潰瘍, 出血, 疼痛の有無

- 機器ごとにゲージやサイズ表を用いて, 適切なマスクサイズを選択する.
- リーク改善のために, ストラップを過剰に締めつけない.
- フィッティングが安定しない, リークが発生する場合では義歯の装着を考慮する.
- 創傷被覆材を重ねて貼付すると, 局所の圧が増加したり, 隙間ができるため褥瘡やリークの発生原因となる.
- マスクの接皮面や内側で, 皮膚の浸軟が起こりやすいため撥水ケアを行う.
- 頭側挙上でマスクが下方にずれる場合は, アームで支持する.
- 医師の許可があれば, マスクを外して除圧する時間を作る.
- マスクを外せる時間が確保できる場合, 皮膚の感染予防のため, 洗顔や清拭を行う.
- 中止困難な場合, マスクタイプを変更し, 接触部位を変える.
- 皮膚の感染予防のため, マスクの手入れを行い清潔に保つ.
- 患者に, 痛みや不快感があるときには知らせてもらうよう指導する.

◆引用・参考文献

1) 日本褥瘡学会編：ベストプラクティス医療関連機器圧迫創傷の予防と管理. 照林社, 2016

# Memo

# 高流量鼻カニューラ

## 目的

* ネーザルハイフロー使用中の皮膚障害を予防する.

### 必要物品

- **被覆材**【使用部位】(製品名)
  - ・シリコンジェルシート【人中部, 鼻腔周囲】(CICA-CARE®)
  - ・クッションドレッシング【人中部, 頬部】(ココロール®)

  以下は創傷発生時にも使用できる.
  - ・シリコンゲルドレッシング【人中部, 頬部】(エスアイエイド®)
  - ・ポリウレタンフォームドレッシング【頬部】(メピレックスボーダー®など)
  - ・ハイドロコロイドドレッシング【鼻腔周囲, 頬部】(デュオアクティブ CGF®/ET®など)
- **不織布ガーゼ**【ストラップ】

### ケアの実際

- 鼻カニューラ, ストラップが接触する部位にいずれかの被覆材を貼付する (**図1**).

Memo

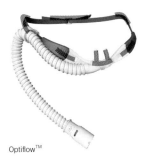

Optiflow™

**図1 ◆鼻カニューラ**

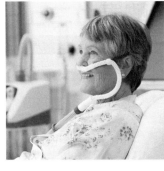

（フィッシャー＆パイケルヘルスケア株式会社）

### 観察のポイント

- １日２回以上は観察を行う.
  - **機器接触部位**：人中部, 鼻柱部, 鼻孔部周囲, 頬部, 耳介部, 後頭部
  - **皮膚の状態**：発赤, 皮疹, びらん, 潰瘍, 出血, 疼痛の有無

### ケアのポイント

- 鼻腔のサイズに適したカニューラを選択する（鼻腔面積の50%程度が目安）.
- 乾燥すると, 鼻腔や粘膜の損傷リスクが高まるため, 適切な加湿を行う.
- カニューラが鼻孔部に接触する場合, 鼻孔部に皮膚保護剤を貼付するか, フィッティングで調整する.
- ストラップとの接続部や蛇管の固定部は硬く, 圧迫されやすいため, 頬部に被覆材を貼付し, 圧迫とずれを低減する.
- カニューラが引っ張られないように, 患者の衣服にチューブクリップで固定する.

# 酸素カニューラ

## 目的

\* 経鼻酸素カニューラ使用中の皮膚障害を予防する.

### 必要物品

- **被覆材【使用部位】(製品名)**
  - クッションドレッシング【人中部，頬部，耳介部】(ココロール®)
- 以下は創傷発生時にも使用できる.
  - シリコンゲルドレッシング【人中部，頬部，耳介部】(エスアイエイド®)
  - ハイドロコロイドドレッシング【人中部，頬部】(デュオアクティブ CGF®/ET®など)
- **不織布ガーゼ【耳介部】**
- **サージカルテープ【頬部】**(粘着がアクリル系やシリコン系のもの)

### ケアの実際

- 経鼻酸素カニューラが接触する部位に，いずれかの被覆材を貼付する (**図1**).
- 経鼻酸素カニューラでは，耳介部での発生報告が多い. 耳介部にクッションドレッシングやシリコンゲルドレッシングを貼付し，カニューラの圧迫やずれを低減する (**図2**).
- チューブにクッションドレッシングを貼る (**図3**)，あるいは不織布を巻く方法もある.

Memo

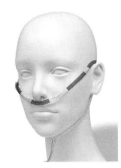

鼻腔カニューラ E-Z ラップ付
**図1 ◆鼻カニューラの接触部位**
（泉医科工業株式会社）

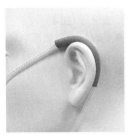

**図2 ◆耳介部の保護1**
（泉医科工業株式会社）

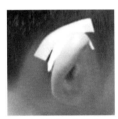

**図3 ◆耳介部の保護2**

## 観察のポイント

● 1日2回以上は以下の観察を行う.
　・**機器接触部位**：人中部，鼻孔部周囲，頬部，耳介部
　・**皮膚の状態**：発赤，皮疹，びらん，潰瘍，出血，疼痛の有無

## ケアのポイント

● 経鼻カニューラから酸素マスクへ変更し，接触部位を変える.
● 耳にかけずに装着する（頭頂部での固定または頬部にテープで固定する．テープ使用時は剥離時の損傷に注意する）.

- カニューラがずれて鼻孔に接触する場合は，頬部に貼付した被覆材の上でカニューラをテープ固定する（**図4**）.
- 側臥位時で頬部や耳介部の発生リスクが高い. 被覆材で保護を行い，固い枕は避ける.
- 皮膚の感染予防のため，顔の保清，保湿を行う.

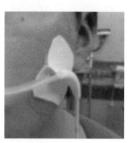

**図4◆頬部での固定**

Memo

# 経鼻カテーテル

## 目的

* 経鼻挿管チューブ，経鼻胃管，経鼻経管栄養チューブなど，
  経鼻カテーテル使用中の皮膚障害を予防する.

## 必要物品

- **アクリル系粘着材の不織布テープ**【鼻部，頬部】
  （トレキテープ®，シルキーポア®など）
- **専用固定テープ**【鼻部】（図1）
  （クイックフィックス®経鼻カテーテル専用，ク
  リアホールド®，ノーズテープ®など）
- **専用固定テープ**【頬部】（クイックフィックス®）
  （図2）
- **ハイドロコロイドドレッシング**【頬部】（デュオア
  クティブ CGF®・ET®など）
- **ポリウレタンフィルム**【頬部】（パーミロール®，
  カテリープラス®など）
- **サージカルテープ**【襟元　脱落防止用】
- **洗濯バサミ**【襟元　脱落防止用】

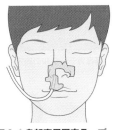

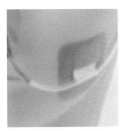

**図1** ◆鼻部専用固定テープ　　**図2** ◆頬部専用固定テープ

Memo

## ケアの実際

- 経鼻カテーテルが鼻柱部・鼻孔部に接触しないように固定する（**図3, 4**）.
- 経鼻カテーテルが鼻孔部に接触する場合は，ジェルシートやハイドロコロイドを鼻腔内に少し入れ込み保護する（**図5**）.
- 鼻部と頬部（カテーテル挿入側）の2か所で固定する.
- 経鼻カテーテルが引っ張られて鼻孔部に接触しないよう，ゆとりをもたせて頬部で固定する.
- 経鼻カテーテルのずれ予防のため，口回りの可動域を避けて，頬骨で固定する.
- 頬部で固定する際，チューブが皮膚に接触しないよう，Ω（オメガ）貼りで固定する（**図6**）.
- チューブの重みや引っ張りで緊張がかからないよう，サージカルテープでタグを作り，洗濯バサミで襟元に固定する.

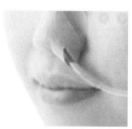

図3 ◆経鼻カテーテルの固定①　　図4 ◆経鼻カテーテルの固定②

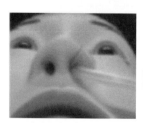

図5 ◆鼻孔内の保護

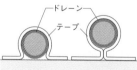

ドレーン

テープ

潰瘍を形成
しやすい固定

適切な固定

図6 ◆Ω固定

## 観察のポイント

- 1日1回，クリティカルな状態では4時間ごとに観察を行う.
- **機器接触部位**：鼻孔部周囲，鼻翼部，鼻粘膜，頬部
- **皮膚状態**：発赤，皮疹，びらん，潰瘍，出血，疼痛の有無

## ケアのポイント

- 経鼻カテーテルの素材が硬い場合，やわらかいものに変更する.
- 鼻孔に対して外径が大きくならないよう，個別に応じたサイズを選択する.
- テープ固定の位置を変更する（鼻固定と鼻下固定）.
- 皮膚損傷のリスクが高い，あるいは創部の安静保持が必要な場合，栄養経路を検討する.
- 皮脂でテープが剥がれやすくなるため，洗顔，清拭を行う．髭が生えていれば剃毛する.
- 鼻孔に油脂性基剤（プロペト，ワセリンなど）を塗布する.

◆引用・参考文献
1) 日本褥瘡学会編：ベストプラクティス　医療関連機器圧迫創傷の予防と管理．照林社，2016
2) 小尾口邦彦：こういうことだったのか!! NPPV．中外医学社，2017
3) 田中秀子監修：すぐに活かせる！ 最新創傷ケア用品の上手な選び方・使い方 第2版．日本看護協会出版，2012
4) 石原英樹編：はじめてのシリーズ　はじめての NPPV．メディカ出版，2018
5) 花岡正志：各種ハイフローセラピーのセッティングと観察のポイント．みんなの呼吸器 Respica，18 (6)：56-63，2020

# 点滴ルート固定

## 目的

\* 点滴ルートやクランプ部，混注口，三方活栓などが皮膚に接触することで発生する MDRPU を予防する．

### 必要物品

● 固定用のテープ
● その他

### ケアの実際

● 点滴ルートを固定するときはΩ（オメガ）貼りで固定し，皮膚に直接当たらないようにする．
● クランプ部や混注口，三方活栓など突出した部分が皮膚に当たる場合は，ガーゼなどで巻いておく（**図1**）．

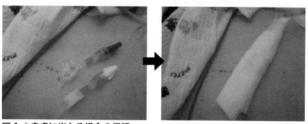

**図1** ◆**皮膚に当たる場合の保護**

Memo

.................................................................

.................................................................

.................................................................

.................................................................

.................................................................

## 観察のポイント

- 点滴ルートに沿った圧迫痕が残っていないか確認する.
- 浮腫がある場合は, とくに圧迫痕が残りやすいため注意する.
- クランプ部や混注口, 三方活栓が当たる部位に, 発赤や潰瘍などの皮膚障害が生じていないか観察する.
- 特に骨突出部にクランプ部などが当たると, 発赤や潰瘍などが生じやすいため注意する.

## ケアのポイント

- 点滴ルートを固定し直すときは, 同一部位の圧迫や刺激を避けるために, 位置をずらして固定する.
- 混注口や三方活栓は必要最低限の数だけ取り付けるようにし, 不要な場合は取り外しておく.

◆引用・参考文献
1) 日本褥瘡学会編：ベストプラクティス　医療関連機器圧迫創傷の予防と管理. p76-81, 照林社, 2016
2) 吉村美音：手術室でのMDRPU. WOC Nursing, 8 (6)：38-45, 2020
3) 帯刀朋代：③動脈ライン. エキスパートナース, 35 (7)：38-41, 2019
4) 高木良重：④末梢静脈ライン. エキスパートナース, 35 (7)：42-45, 2019

Memo

# ❙ 血管留置カテーテル

## 目的

\* 血管留置カテーテルの固定による MDRPU を予防する.

### 必要物品

- 血管確保用の留置針，延長チューブ　など
- 固定用のテープ
- その他

### ケアの実際

- 接続部の周りをテープで包み込むように，Ω（オメガ）貼りで固定する.
- スリットが入った留置針用のドレッシング材を使用する場合は，スリット部分を交差させて貼付する.

### 観察のポイント

- カテーテルハブとロックナット（**図1**）の接続部分で皮膚が直接圧迫されていないか確認する.
- 発赤や潰瘍などの皮膚障害や疼痛の有無を観察する.
- とくに，手首など関節の動きによって摩擦やズレが生じる部位や，足背など皮下組織が少ない部位に血管確保をしている場合は十分な観察が必要で

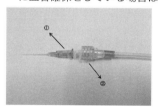

**図1 ◆①カテーテルハブ　②ロックナット**

ある.

### ケアのポイント

● 接続部を皮膚に押しつけて固定しない.
● 接続部の下に小さく切ったガーゼやクッション効果のある創傷被覆材（**図2**）を挟むことで, 圧迫が直接かからないようにすることができる.
● 抑制帯やシーネ, 包帯を使用する場合は, 過剰な圧迫が加わらないよう注意する.

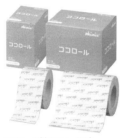

ココロール®（スキニックス）

エスアイエイド®（アルケア株式会社）

**図2 ◆クッション効果のある創傷被覆材の一例**

#### ◆引用・参考文献

1) 日本褥瘡学会編：ベストプラクティス 医療関連機器圧迫創傷の予防と管理. p76-81, 照林社, 2016
2) 佐野加奈：血管内留置カテーテル, 膀胱留置カテーテルによる MURPU 予防の工夫とポイント. WOC Nursing, 8 (6)：55-63, 2020
3) 小林智美：医療関連機器圧迫創傷（MDRPU）の予防 動静脈ライン挿入部. 褥瘡・創傷・スキンケア WOC ナースの知恵袋. p72-73, 照林社, 2020

### Memo

........................................................................

........................................................................

........................................................................

........................................................................

# 尿道留置カテーテル

## 目的

* 尿道留置カテーテルの固定に伴う MDRPU を予防する.

### 必要物品

- 尿道留置カテーテル
- カテーテル固定用のテープ
- その他

### ケアの実際

- 男性は腹部, 女性は大腿内側に固定する.
- カテーテルと皮膚の間に指が 1 ～ 2 本程度入るよう余裕をもって固定する.

### 観察のポイント

- 発赤や腫脹, 圧痕や疼痛の有無を観察する. とくに, 尿道留置カテーテルによる MDRPU の好発部位は注意が必要である.
- 尿道留置カテーテルの接続部が皮膚に当たる部位にも圧痕が生じやすいため, 観察が必要である.

### ケアのポイント

- テープは必ずΩ（オメガ）貼りで固定する.
- 1 日 1 回はテープを貼り換え, 同一部位が圧迫されないようにする.
- 尿道留置カテーテルの接続部はガーゼなどで保護する（**図1**）.
- 移動や体位変換の後は, カテーテルが体の下敷きになっていないか確認する. また, カテーテルが引っ張られていないか確認する.

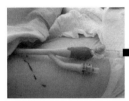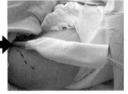

**図1◆尿道留置カテーテル接続部の保護**

● カテーテルはおむつや下着の外に出して，皮膚に直接当たらないようにする．

**◆引用・参考文献**
1) 日本褥瘡学会編：ベストプラクティス　医療関連機器圧迫創傷の予防と管理．p60-68，照林社，2016
2) 佐野加奈：血管内留置カテーテル，膀胱留置カテーテルによる MURPU 予防の工夫とポイント．WOC Nursing 8 (6)：55-63，2020
3) 松村佳世子：医療関連機器圧迫創傷（MDRPU）の予防　鼻腔チューブ，胃管チューブ，膀胱留置カテーテル．褥瘡・創傷・スキンケア　WOC ナースの知恵袋．p67-71，照林社，2020

Memo

...................................................................

...................................................................

...................................................................

...................................................................

...................................................................

...................................................................

...................................................................

...................................................................

...................................................................

# チューブ・ドレーン

## 目的

＊ 過度な圧迫による固定を避けて MDRPU を予防する．

### 必要物品

- 固定用のテープ
- その他

### ケアの実際

- 押しつけたり，引っ張るような固定はしない．
- ドレーンやチューブが皮膚に直接接触しないように，Ω（オメガ）貼りで固定する（**図1**）．
- ドレーンの場合，挿入方向に注意して固定する．

### 観察のポイント

- ドレーンやチューブが接触している皮膚に発赤や水疱，潰瘍などの皮膚障害が生じていないか観察する（**図2**）．
- ドレーンやチューブが身体の下敷きになっていないか確認する．とくに，体位変換や移動の後は身体の下敷きになりやすいため注意する．

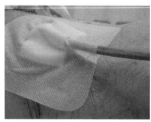

**図1**◆Ω固定

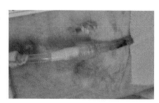

**図2**◆胸腔ドレーンの接続部分が
接触して生じた MDRPU

## ケアのポイント

● ドレーンやチューブにコネクターなどの突起物がある場合，皮膚に直接当たらないようガーゼで巻いたり，皮膚との間にクッションとなるような創傷被覆材などを挟むようにする．

● 全身に浮腫がある場合は，圧迫痕が生じやすいためとくに気をつける．

● 固定をし直す場合は，同一部位への刺激を最小限にするために，別の位置にずらして固定する．

● テープの粘着剤により皮膚が汚染されている場合は，清拭を行い皮膚の清潔を保持する．このとき，過剰に擦らないように気をつける．ストーマケアで使用する剝離剤（図3）を用いると，簡単に粘着剤を取り除くことができる．

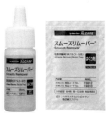
スムーズリムーバー
（アルケア株式会社）

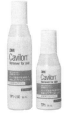
3M™ キャビロン™ 皮膚用リムーバー（スリーエム・ジャパン株式会社）

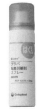
ブラバ粘着剝離剤スプレー（コロプラスト株式会社）

**図3◆剝離剤の一例**

#### ◆引用・参考文献

1) 志村知子：クリティカルケア領域におけるMDRPU予防．WOC Nursing，8（6）：30-37，2020
2) 貴田寛子：⑥胸腔ドレーン．エキスパートナース，35（7）：50-52，2019
3) 貴田寛子：⑦腹腔ドレーン．エキスパートナース，35（7）：53-55，2019

# ギプス・シーネ固定

## 予防ケアの概要

- ギプス・シーネは治療目的で使用されるため，簡単に使用中止することが難しい．骨折や外傷直後に装着する場合は，腫脹が強くなり圧迫の原因となることがある．
- 神経障害，循環障害を含めた継続的な観察が必要となる．

**好発部位**

- 骨突出部，関節の内側，とくに腫脹が強い部位など．

## 観察ポイント（図1）

- 発赤，色調変化，爪の色，浮腫，しびれ，疼痛等の感覚異常の有無
- ギプス・シーネの辺縁が接触する皮膚の観察，関節の変形や拘縮の有無
- 四肢の場合：浮腫の有無，色調の変化，遠位の動脈蝕知，骨突出部の観察（踵部，腓骨頭，尺骨等，肘骨頭など），弾性包帯の圧痕など
- 体幹ギプス：腸骨上縁，肋骨部，腋窩部，脊柱部などの骨突出部の皮膚の確認

## 予防ケアのポイント

- ギプス・シーネ装着前に下巻用チューブを装着し，しわを伸ばす．
- 突出部や圧迫の危険がある部位を中心に，下巻用綿包帯を多めに巻く．
- 骨突出が著しい場合は，下巻き包帯を多めに巻くか，外力低減に用いる材料で保護する．ただし局所のみに用いると圧迫の原因になり得るため，

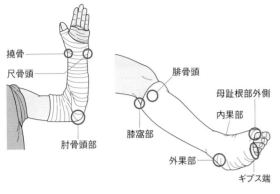

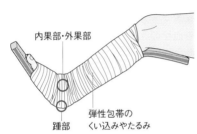

**図1◆ギプス・シーネ固定時の観察ポイント**

突出部位を中心に広めに使用する（デュオアクティブCGF®，ハイドロサイトプラス®，メピレックスボーダープロテクト®，エスアイエイド®など）．

●シーネ固定は最低1日2回包帯を巻き直し，保清・保湿ケアなどの予防的スキンケアを行い，皮膚を観察する．

Memo

.....................................................................................

.....................................................................................

# 弾性ストッキング・フットポンプ

## 弾性ストッキング・フットポンプの概要

### 弾性ストッキング

● 深部静脈血栓症（DVT：deep venous thrombosis）予防目的で使用するが，着用禁忌があるため使用前の確認が必要である．末梢動脈疾患（PAD：peripheral artery disease）をもつ患者には末梢動脈血流障害の悪化を助長させる危険があり，禁忌とされる場合が多い[1]ため，既往歴の聴取は重要である．

● 凝固線溶マーカーの1つであるDダイマー値の上昇も血栓の存在を疑う情報の1つであり全身状態に合わせアセスメントする必要がある．

### フットポンプ（下腿型，足底型）（図1）

● 術式や患者の状態，目的に応じて選択されるが，足底型よりも下腿型のほうが大腿静脈の流速増大効果（クリアランス効果）は大きいとされ，下腿型を第一選択とすることが多くなっている．

下腿型

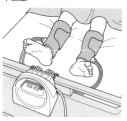

足底型

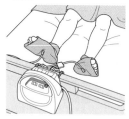

図1 ◆フットポンプ

## 弾性ストッキング

**装着前**

● PAD の既往の有無にかかわらず，皮膚色，足背動脈・後脛骨動脈の蝕知を確認する．両動脈とも触知できなければ，ドプラー血流計で確認する．

● メーカーにより測定部位が違うため，サイズの選択は取り扱い説明書を確認する．

**装着後**

● 最低 1 日 2 回は皮膚色，浮腫の有無，足背動脈の触知，冷感，チアノーゼの確認をする．骨突出部，とくに外反母趾の患者，下腿の細い患者は注意する．

● 装着中はモニターホールや踵の位置を確認し，皮膚の状態を適宜観察する．

● 関節部分にしわがないか，モニターホールからつま先が出ていないか確認する（**図 2**）．

● 高齢者や糖尿病を合併している場合は，皮膚障害のリスクが高まるため観察回数を増やす（**図 3, 4**）．

## フットポンプ

● 素足に装着されていないか．

● ふくらはぎにスリーブの中心部分が当たっているか．

● スリーブから伸びるホースの接続部位が皮膚を圧迫していないか．

● 下肢とスリーブの間に指 1 本程度の間隔が確保されているか．

● 皮膚障害の有無：発赤，皮下出血，水疱，疼痛

● フットポンプ使用による不快感による睡眠障害の有無．

## 弾性ストッキング ……………………………………

● 装着部位の皮膚の保湿（ヒルドイドローションなど）を行う．すり込まないようにグローブで押さえながら皮膚になじませ伸ばす．

● すでに発赤など皮膚障害の徴候を認めた場合は，フィルムドレッシング（パーミロール®，テガダーム™ロールトランスペアレントフィルムロール）や，除圧の目的でソフトシリコン製ドレッシング（メピレックストランスファー®やエスアイエイド®）などを発赤部分よりは範囲を広げて貼付し保護するか，可能であれば弾性包帯に変更する．

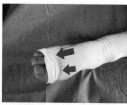

ホールが巻き上がっている

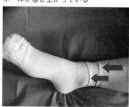

関節部分，骨突出部などにしわが発生している

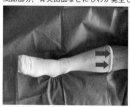

膝下の部分でずり下がり丸まっている

**図2 ◆弾性ストッキングでよく見られる誤った装着方法**

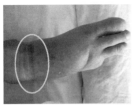 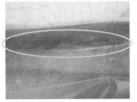

**図3 ◆元来糖尿病壊疽により**
**　　　足趾切断している患者に**
**　　　発生した足関節の**
**　　　MDRPU**

**図4 ◆るいそう著明な高齢者の**
**　　　患者に発生した脛骨前面**
**　　　のMDRPU**

## フットポンプ

- 装着前に深部静脈血栓症の既往，もしくは血栓がないことを確認する．
- 使用前に保湿を行い，皮膚障害の予防を行う．
- 1日に2回はスリーブを除去し，皮膚の観察を行う．

**◆引用・参考文献**
1) 平井正文，岩井武尚編：弾性ストッキング・コンダクター
　　―静脈疾患・リンパ浮腫における圧迫療法と臨床応用．へ
　　るす出版，2010

Memo

........................................

........................................

........................................

........................................

........................................

........................................

........................................

........................................

# その他（パルスオキシメーターなど）

## パルスオキシメーターの概要

- 必要時に手指等に装着するタイプと，集中治療室や手術室で長時間モニタリングのため装着されるタイプがある．
- モニタリングで使用するものは長時間の使用となり意識障害や鎮静下では，知覚認知の低下が発生しているため注意が必要になる．

## 好発部位

- 浮腫，手指．足趾の関節拘縮のある指尖部など

## 観察ポイント

- 指先の皮膚症状の観察，チアノーゼの有無
- 浮腫の有無，とくに指尖の関節部分の皮膚の変化の有無
- パルスオキシメーターのコードによる圧迫の有無

## 予防ケアとケアのポイント

- 集中治療室などでは2〜3時間間隔で皮膚の観察，装着部位の変更を行う．モニターコードの身体への敷き込みに注意する．
- 下肢血流障害がある場合は，足趾への使用はできる限り短時間とする．
- 浮腫が強い場合，クリップタイプのプローブ（図1）は圧痕や潰瘍が発生するリスクがある[1]ため，観察と装着部位の変更を短時間間隔で行う．またはテープタイプ，キャップタイプのプローブを選択するとよい．テープタイプのプローブ（図2）の多くは，8時間以内で定期的に装着部位を変えることを推奨している[2]．

- 毎日皮膚の保湿と予防的スキンケアを行う．特にクリップタイプのプローブは，不感蒸泄や発汗により皮膚の湿潤が起こりやすい．
- プローブの種類により推奨装着時間（30分〜8時間）が違うため，取り扱い説明書で時間を確認する．MDRPUのほか低温熱傷を起こす危険がある．
- 末梢の循環が不良の患者は，発赤や皮膚の異常を認めた際，その部分の装着は避ける．

その他（パルスオキシメーターなど）

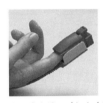

**図1 ◆クリップタイプのプローブ（TL-201T）**
（日本光電工業株式会社）

（左から）TL-273T/TL-274T

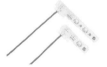

**図2 ◆テープタイプのプローブ**
（日本光電工業株式会社）

## Memo

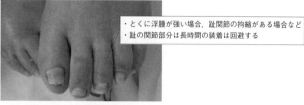

・とくに浮腫が強い場合，趾関節の拘縮がある場合など
・趾の関節部分は長時間の装着は回避する

**図3◆浮腫が強い場合の装着の注意点**

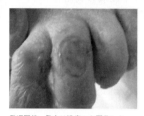

数週間後，発赤は潰瘍へと悪化した
**図4◆足趾関節に発生したMDRPU**

◆引用・参考文献
1) 大森陽子：パルスオキシメーターの使用により発生した褥瘡．日本褥瘡学会誌，8 (3)：420，2006
2) 日本呼吸器学会　Q&Aパルスオキシメーターハンドブック
  https://www.jrs.or.jp/ (2021年7月26日検索)

Memo

.............................................................

.............................................................

.............................................................

.............................................................

.............................................................

.............................................................

# 圧力・摩擦・ずれの管理

## 目的

* 効果的な体圧分散，摩擦やずれ予防を行うことにより，利用者の苦痛を最小限に褥瘡発生のない療養生活を送ることができる．

## ケアの実際

### 〈体圧分散〉

● 推奨度A：褥瘡発生リスクのある在宅療養者に対し，体圧分散マットレスを使用する[1]．

● 身体に加わる外力をできるだけ少なくすることが重要である．

● 体圧分散用具には，静止型と圧切替型がある．

---

静止型：身体がマットレスに沈み込み，身体とマットレスの接触面積を大きくする．
圧切替型：エアマットレスの自動的変化により身体との接触部位を変えることで同一部位の除圧を行う．

---

● 体圧分散マットレスは選択基準（p50「体圧分散の方法」図2参照）をもとに，さまざまな種類（**表1**）の中から選択し，在宅療養者の寝心地の確認を行う．

● 選択基準の他には，利用者の好みや体重，体温，発汗や腰痛の有無や程度，もともと使用していた寝具を把握することも重要である．

● 体圧分散マットレスは，「床ずれ防止用具」として介護保険でレンタル可能（介護保険の負担割合が1割の場合：約400円〜1,000円/月）である．

- 身体の体位を大きく変える体位変換による除圧だけでなく，圧を移動させる方法
  スモール・シフト
  ・四肢の位置を変更する．
  ・身体にクッションを挿入する．クッションの位置を変更する．
- 定期的に適切に圧管理ができているか，携帯型接触圧力測定器を用いて体圧を測定する（**図1**）．
- 携帯型接触圧力測定器がない場合は，それぞれの体位の骨突出部位が底付きしていないかを確認する（p51「体圧分散の方法」図3参照）．
- 目標体圧は50mmHg以下とすることが望ましい．

## Memo

..................................................................

..................................................................

..................................................................

..................................................................

..................................................................

..................................................................

..................................................................

..................................................................

..................................................................

..................................................................

..................................................................

..................................................................

**表 1 ◆体圧分散マットレスの種類**

| 分類 | 長所 | 短所 |
|---|---|---|
| エア | ・マット内圧調整により個々に応じた体圧調整ができる<br>・セル構造が多層のマットレスは低圧保持できる | ・自力対位変換時に必要な安定感が得られにくい<br>・鋭利なものでパンクしやすい<br>・付属ポンプのモニターオンが騒音になる場合がある<br>・付属ポンプフィルターの定期的な保守点検が必要<br>・付属ポンプ稼働に動力を要する<br>・圧切替型の場合，不快感を与える場合がある |
| ウォーター | ・水の量により個々に応じた体圧調整ができる<br>・頭側挙上時のずれ力が少ない | ・患者の体温維持のために水温管理が必要である<br>・水が時間とともに蒸発する<br>・マットレスが重く，移動に労力を要する<br>・水の浮遊感のため，不快感を与える場合がある |
| ウレタンフォーム | ・低反発のものほど圧分散効果がある<br>・反発力の異なるウレタンフォームを組み合わせることで圧分散と自力対位変換に必要な安定感を得られる<br>・動力を要しない | ・個々に応じた体圧調整はできない<br>・低反発ウレタンフォーム上に身体が沈み込みすぎ，自力対位変換に支障をきたす場合がある<br>・水に弱い<br>・年月が経つとへたりが起こり，圧分散が低下する |
| ゲルまたはゴム | ・動力を要しない<br>・表面を拭くことができ，清潔保持ができる | ・十分な体圧分散効果を得るには厚みが必要であるが，それに伴い重量が増す<br>・マットレス表面温度が低いため，患者の耐熱を奪う |
| ハイブリッド | ・2種類以上の素材の長所を組み合わせることができる<br>・エアとウレタンフォームの組み合わせがある | ・体圧分散効果を評価するための十分なデータが不足している |

日本褥瘡学会編：褥瘡予防・治療ガイドブック第 3 版．p57，照林社，2015 より引用，一部改変

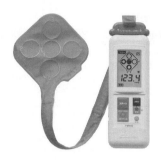

**図2◆携帯型接触圧力測定器(パームQ®)**
(株式会社ケープ)

〈ポジショニング〉
- 推奨度B:ベッド上での褥瘡予防の体位として,
  30°側臥位,90°側臥位がある.
- 30°側臥位は,殿筋で身体を支えるため殿筋が低
  下している場合には大転子で身体を支えること
  になるため注意が必要である.
- 90°側臥位も,大転子の骨突出程度や発赤の有無
  を確認しながら時間調整を行う.
- 下肢挙上のポジショニングは,クッションを大
  腿の奥まで挿入することで,仙骨部の圧が大腿
  全体で分散することができる.
- 膝は伸展位ではなく,軽度屈曲位になるように
  クッションを挿入し,踵部の除圧を行う.
- 身体の下にクッションを挿入する場合は,押し
  込むのではなく,身体に沿わせるイメージで,
  身体,クッション,マットレスが一体となるよ
  うにする.
- ポジショニングクッションや車椅子用のクッ
  ションは介護保険でレンタルが可能なものもあ
  る.
- 頭側挙上の角度が45°になれば,ずれ力が最大
  となる

- 挙上角度は 30° までが望ましい.
- 頭側挙上後は, 背面や下肢全体に加わる外力を取り除く (圧抜き).
- 上半身を左右, 片方ずつベッドから離す. また, 下肢を置き直す.
- 別の方法として, 体圧分散マットレスを押して, 圧抜きを行うこともできる.

### 身体の動かし方 (摩擦・ずれ予防)

- 摩擦やずれは組織耐久性を低下させ, 褥瘡発生の要因となる.
- 体位変換時はできるだけ 2 人で行う.
- 1 人で身体を動かす時は, 身体を左右, 前後に動かす方法として, スライディングシートの活用や上半身, 臀部, 下半身というように部分的に少しずつ動かすとよい.

### 〈スライディングシート〉

- 身体の下にシートを敷いて身体を滑らせることで, 少しの力で簡単に移動することができる.
- 圧迫力やずれ力を軽減することができる.
- 介助者の負担を軽減することができる.

Memo

.......................................................................

.......................................................................

.......................................................................

.......................................................................

.......................................................................

.......................................................................

.......................................................................

## 車椅子乗車時の除圧やずれ予防

- 坐位姿勢を安定させるには，療養者の身体に合った車椅子であり，さらに坐位時間などを考慮した車椅子を選択することが重要である．

- 同じ姿勢で長時間の坐位は避け，15分～1時間ごとの除圧動作が推奨されている．

- 除圧動作ができない場合には，1時間ごとに姿勢を取り直すことが推奨されている．

- 高齢者には脊髄損傷者に使用されている体圧分散クッションを使用する．

- 坐位保持が安定しない場合や坐位時間が長い場合は，体圧分散目的の座面クッションが必要である（p56「体圧分散の方法」図11参照）．

- 骨盤全体を包み込むようなクッションを使用する．

- 高齢者は臀筋が低下しているため，厚みが重要である．

〈座面の幅〉
・大転子の外側に介助者の手を入り込ませられるように左右数cmの隙間をつくる
・小柄な療養者の場合は，骨盤の両サイドからクッションなどでサポートし，速報への傾きを防ぐ

〈座面の奥行〉
・背もたれに背部（臀部）が接したときに，肘部分が少し前方に出るくらいの長さにする
・奥行きが深すぎると，骨盤が後傾し，尾骨部や仙骨部に負荷がかかるため，クッションなどでサポートする

〈背もたれの高さ〉
・肩甲骨の下あたりまでを目安とし，体幹や頸部の安定性に応じて調整する

〈アームレストの高さ〉
・前腕を乗せたときに腕全体が少し持ち上がる程度に調整する

〈座面の高さ〉
・下肢の長さに合わせるが，少し高めにすることで立ち上がりやすくなる
・使用するクッションの厚みも考慮する

〈フットレストの高さ〉
・下肢の長さに合わせて調整する
・位置が高いと，膝が持ち上げられ，大腿部が浮くため注意する

**参考◆車椅子のサイズ**

日本褥瘡学会：在宅褥瘡テキストブック．p58，照林社，2020より転載

## ケアのポイント

● 支援内容によりそれぞれの担当が異なり，さまざまな職種が介入し支援をすることになる.

● 自宅内，訪問看護，訪問リハビリ，訪問入浴，デイサービス，ショートステイなどを利用することがある.

● 支援者の例
・家族，ヘルパー，訪問看護師，訪問入浴スタッフ，リハビリスタッフ（PT，OT，ST），デイサービススタッフ，ショートステイスタッフ，送迎担当者など

● 担当者が集まるサービス担当者会議での情報共有が，予防的ケアにつながる.

● 各職種の担当者が共通したケア方法を把握することが重要である.

● どの職種でもわかりやすく，図，絵，写真などを使用してケア方法を作成する工夫を行う.

● 体圧分散マットレス使用時は，各担当者が訪問毎に正常に作動しているか確認する（**表2**）.

● 誰でもわかるように，設定の記載や設定後のパネルの写真を掲示しておくとよい.

● 変更があった場合は，適宜写真や文章を添えてわかりやすく伝える.

**表2 ◆ 体圧分散マットレスの点検項目**

・電源がコンセントに入っている
・ポンプの電源がオンになっている
・マットレスを手で触れて形状や硬さに異常がない
・ポンプにエアチューブが正しく接続されている
・エアチューブが屈曲していない
・CPRのコネクタが接続されている
・マットの設定が決められた設定になっている

## 観察のポイント

- ベッド上での得手体位の観察
- 坐位姿勢の変化 (車椅子に座った直後としばらく経ってからの変化)
- ポジショニング前後の骨突出部などの発赤の有無
- 体重変化の有無
- 身体の変化に応じて，使用している福祉用具が適切かを適宜評価することが重要である．

◆引用・参考文献
1) 日本褥瘡学会編：在宅褥瘡予防・治療ガイドブック 第3版．p57，照林社，2015
2) 日本褥瘡学会編：在宅褥瘡テキストブック．p55-58，照林社，2020

## Memo

........................................................................

........................................................................

........................................................................

........................................................................

........................................................................

........................................................................

........................................................................

........................................................................

........................................................................

........................................................................

........................................................................

# スキンケア

## 目的

* スキンケアによって皮膚の保護機能を最大限発揮させる.
* スキンケアを行うことにより, 乾燥や湿潤を起こさず健康な皮膚を維持する.

## 必要物品

・手袋
・防水エプロン
・(ベッドサイドで行う場合) シャワーボトル
・低刺激性や弱酸性の洗浄剤
・保湿剤
・柔らかいタオル

## ケアの実際

### 〈清潔の保持〉

● 洗浄剤を泡立てネットなどでよく泡立てて, 皮膚を擦らずに指で小さく円を描くように洗浄する. 泡立てることで汚れを包み込み, 皮膚に再付着することがない.

● また, 泡の厚みがクッションになり, 皮膚への摩擦を軽減する.

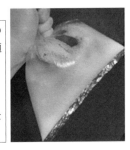

・ビニール袋に, 液体の洗浄剤とぬるま湯を適量入れ, 空気を含ませ, ビニール袋をよく振って混ぜます.
・温かいきめ細やかな泡をつくることができます.

**参考◆簡単に泡を作る方法**

- 洗浄剤や清拭剤にはさまざまな種類があるため，使用する洗浄剤の特徴を理解し使用する（**表1**）．
- 洗浄後の水分を除去は，柔らかいタオルを使用し，擦らずに押さえ拭きをする．

**表1 ◆洗浄剤の特徴**

| 種類 | 特徴 |
|---|---|
| 化粧石けん | ・スキントラブルのない人は使用可能<br>・pH が約 10 前後のため，皮膚にとって強いアルカリ刺激 |
| 薬用石けん | ・高齢者や皮膚が弱い人への使用では，皮膚乾燥が強くなる |
| ベビー石けん | ・皮脂や汗の分泌が活発な新生児用に作られた石けんでアルカリ刺激が強い<br>・高齢者に使用すると皮脂量や水分量が著しく減少し，乾燥を助長する |
| 弱酸性洗浄剤 | ・健康な皮膚の pH に近く，低刺激性<br>・高齢者やバリア機能が低下している皮膚に適している |
| 洗い流し不要の洗浄剤 | ・天然オイルで汚れを浮き上がらせるクリーム状<br>・低刺激で保湿成分であるセラミドやセリシンが配合された泡状<br>・汚れ部位にスプレーし，容易に洗浄することができる液体状 |

〈保湿剤の塗布〉

- 入浴後や清拭後，洗浄後は，できるだけ早めに（10 分以内）保湿剤を塗布する．
- 1日2回塗布することがすすめられ，皮溝に沿って横方向に塗布する（**図1**）．
- 保湿剤は，薬剤のものと市販のものなど，それぞれ多種多様である（**表2**）．
- 対象者の皮膚の状態などを考慮し選択し使用する．
  - ・使用方法：0.5g が手のひら 2 枚分の面積に適した量である（**図2**）．
    （人差し指の先から第 1 関節 =0.5g，1 円玉 =0.5g）
  - ・使用目安：皮膚に艶がでる程度で，ティッシュペーパーが皮膚に貼りつく程度（**図3**）

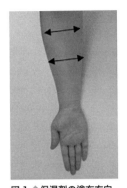

**図1 ◆保湿剤の塗布方向**

**表2 ◆保湿剤の種類と特徴**

| 薬剤 | 特徴 |
|------|------|
| 尿素軟膏 | ・角質の水分保持量を増加し，角化した皮膚を保湿する効果が高い<br>・皮膚炎の部位に塗布すると，刺激性がある場合があるので注意が必要 |
| 油脂性軟膏 | ・皮膚の軟化にすぐれ，刺激が少なく皮膚からの水分蒸散を防ぐ<br>・油脂性のため，べたつきがある |
| ヘパリン類似物質含有軟膏 | ・皮膚の保湿や血行促進作用がある．伸びがよく塗りやすく，刺激性がない<br>・出血性血液疾患の患者には禁忌である |

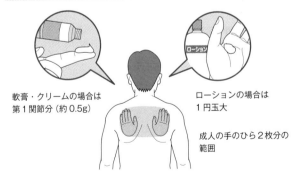

軟膏・クリームの場合は
第1関節分（約0.5g）

ローションの場合は
1円玉大

成人の手のひら2枚分の
範囲

**図2 ◆保湿剤の使用方法**

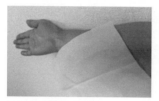

**図 3 ◆保湿剤の使用量**

## 〈ケアのポイント〉

● 皮脂の喪失予防のため，熱い湯や長湯は避ける．

● 強い摩擦やナイロンタオルなどの使用は避ける．

● 入浴剤を使用する場合は，保湿成分を含むものを使用する．

● 入浴剤により滑りやすくなりやすいため，留意すること．

## 〈観察のポイント〉

● 皮膚の乾燥（ドライスキン）の有無

● 発汗や失禁などによる皮膚湿潤の有無

● 湿疹，紅斑，びらんなどの皮膚障害の有無

● 皮膚の菲薄化など脆弱性の有無

● 冬は室内の乾燥に留意し温度計や湿度計で確認する．

**◆引用・参考文献**

1) 日本褥瘡学会編：在宅褥瘡予防・治療ガイドブック 第 3 版．p69-76，照林社，2017

2) 日本創傷・オストミー・失禁管理学会編：スキンケアガイドブック 第 1 版．p26-45，照林社，2017

3) 田中秀子監：すぐに活かせる！ 最新 創傷ケア用品の上手な選び方・使い方 第 2 版．日本看護協会出版会，2010

4) 村越勝弘編：無理をしない・させない褥瘡ケア．WOC Nursing，3（4）：2015

# 栄養管理

### 目的

* 適切な栄養管理は褥瘡発生リスク軽減のため重要である.
* 在宅療養者が必要な栄養量が確保できるよう，食事への意欲や食事環境，栄養補給方法，食事形態などを検討し，栄養状態の維持や改善を行う.

### 栄養アセスメント方法

● 在宅では，血液データによる定期的な栄養状態の評価を行うことが難しい. しかし定期的な体重測定や身体計測により栄養アセスメントが可能である.

● 体重測定のタイミングは，デイサービス時などに測定すると，車椅子のまま測定できたりするので負担が少ない.

● 測定が不可能な場合は，体重以外の身体計測で評価することができる.

### 〈体重による評価項目とその評価方法〉

● 体格指数 (Body Mass Index：BMI)：
体重 (kg) ÷身長 (m) $^2$

● 定期的な体重測定により BMI を算出していると変化が分かりやすく評価できる. また，体重減少率が大きい場合は，栄養状態の低下が推測できる.

**参考◆ BMI 値と評価**

| BMI 値 | 評価 |
| --- | --- |
| 18.5 未満 | 痩せ |
| 18.5 ～ 25 未満 | 標準 |
| 25 ～ 30 未満 | 肥満 |
| 30 以上 | 高度肥満 |

- 標準体重 (Ideal Body Weight : IBW)  IBW : 身長 (m)$^2$ ×22
- 現在の体重と比較することで，目標体重を数値化することができる．
- 一般的に体重 1kg 増量するには，約 7,000kcal が必要とされる．
- 目標とする日数で計算しエネルギー投与量を増減することができる．
- 健常時の体重 (usual body weight : UBW) の比 (% UBW)
- % UBW：現在の体重÷健常時体重 ×100
- 栄養障害の程度が評価することができる．

**参考◆健常時体重と栄養障害の程度**

| % UBW | 栄養障害の程度 |
| --- | --- |
| 75%未満 | 高度 |
| 75〜85%未満 | 中等度 |
| 85〜90%未満 | 軽度 |

- 体重減少率 (% Loss of Body Weight : %LBW)
- % LBW：(健常時体重−現在の体重) × 100
- 体重減少率が右記表に当てはまる場合は重症と判定することができる．

**参考◆体重減少率**

| |
| --- |
| 2%以上／ 1 週間 |
| 5%以上／ 1 か月 |
| 7.5%以上／ 3 か月 |
| 10%以上 6 か月以上 |

---

**注意事項**

体重の変化は，浮腫や便秘，疾患の症状変化，薬剤による影響もあるため，それらについても情報を整理して評価する必要がある．

---

### 〈身体計測による評価項目とその評価方法〉

● 上腕三頭筋皮下脂肪厚 (TSF)

・体脂肪量の変化, エネルギー貯蓄量の変化を評価できる.

測定部位：利き腕とは反対側の上腕三頭筋部で行う.

測定方法：肩先から肘頭の中間部の肘方向1cm 下の皮膚をつまみ上げる.

・皮下脂肪計をつまみあげた脂肪層の中点のマークに垂直に当て, 圧力線が一直線になるまで挟み, メモリは 2mm の近似値まで読む.

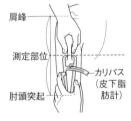

肩峰

測定部位

カリパス
（皮下脂
肪計）

肘頭突起

● 上腕周囲長 (AC)

・筋蛋白質の消費の程度を推測することができる.

測定部位：TSF を測定した上腕の周囲を行う.

測定方法：肩先から肘頭の中間部を測定する.

・肘の下にタオルなどを入れて腕を浮かせ, インサーテープを通して少しだけ締め, 皮膚が戻るのに合わせてテープを自然に緩めた位置で目盛りを読む.

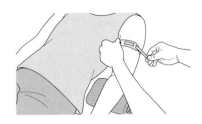

- 上腕筋周囲長 (AMC)
  - 骨格筋量を把握することができる.
  - AMC (cm)：AC (cm) −0.314 × TSF (mm)

- ふくらはぎ周囲長
  - 31cm 未満は低栄養の恐れがある.
  - 褥瘡のリスクもあると判断する.

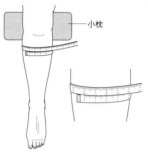

小枕

- 膝下高の測定
  - 推定身長や推定体重を計算することで，必要エネルギー量などを算出することができる.
    測定方法：仰臥位で膝を直角に曲げて，足底から膝下までを測定する.

**参考◆推定身長・推定体重の求め方**

| 推定身長 |
| --- |
| 男性 (cm) =64.19− (0.04 ×年齢) + (2.02 ×膝下高) |
| 女性 (cm) =84.88− (0.24 ×年齢) + (1.83 ×膝下高) |

| 推定体重 (60〜80 歳) |
| --- |
| 男性 (kg) = (膝下高× 1.10) + (ACM × 3.07) −75.81 |
| 女性 (kg) = (膝下高× 1.09) + (ACM × 2.68) −65.51 |

日本褥瘡学会：在宅褥瘡予防・治療ガイドブック 第 3 版. p81, 照林社, 2017 の表 4 をもとに作成

### 〈その他の評価〉
- 高齢者の栄養評価を目的に作成された簡易栄養状態評価表 (MNA®-SF) が簡便な 6 項目で評価することができる.

〈 その他の観察ポイント〉
● 在宅では，利用者の情報をたくさん有しているのは家族や支援者であり，食事摂取量や食事形態，食事時の環境などについて正確な情報を収集する．
● 食欲低下を起こす要因（**表1**）について確認が必要である．
  たとえば，
  ・数日分のメニューを記載してもらい評価
  ・食事内容や食事風景の観察
  ・食への意欲や食事姿勢の保持・耐久性の有無
  ・食習慣や嗜好品の有無
  ・口腔内の状態（食事前後の口腔ケア実施の有無や口内炎などの有無）
  ・食事中の認知機能
  ・咀嚼や送り込み，嚥下機能の状態（口，舌，頬，顎の動き，咽頭残留の有無，呼吸変化）
  ・手指巧緻性
● 経口摂取量が少ない場合のエネルギーアップの工夫
  ・少量でエネルギーやたんぱく質が補給できる栄養補助食品がいろいろなメーカーから発売されている．何の栄養を補いたいのか，味の好みや嗜好に合わせて活用できる．

表1 ◆ 食欲低下を起こす要因

| 問題点 | 原因 |
|---|---|
| 咀嚼・嚥下 | う歯がある，義歯が合っていない，咀嚼力低下，嚥下障害，味覚障害など |
| 消化管機能 | 胃・十二指腸潰瘍，便秘，下痢，腸閉塞など |
| 薬剤 | 食欲低下をきたす薬剤，抗がん剤投与など |
| 全身状態 | 発熱，意識状態，精神疾患，呼吸不全など |
| その他 | 寝たきり，ADL低下，食事内容，放射線療法など |

## 【栄養補助食品の例】

### 脂質を中心としたエネルギーアップ

- ・リピメイン 400（1 パック 120g 400kcal 半固形状）ヘルシーフード（株）
- ・粉飴ムース（1 個 52g 160kcal ムース）（株）H ＋ B ライフサイエンス
- ・ハイカロッチ（1 個 16.5g 100kcal ペースト）アンドゥ（株）
- ・日清 MCT オイル（5g 45kcal 液体 /5g 38kcal パウダー）日清オイリオグループ（株）

### たんぱく質を中心としたエネルギーアップ

- ・エンジョイプロテイン（5g 19kcal パウダー）（株）クリニコ
- ・エプリッチ（1 本 220g 360kcal ゼリー）（株）フードケア
- ・メイバランス（1 本 125ml 200kcal 液体）（株）明治
- ・プロテインゼリー（1 個 74g 100kcal ゼリー）バランス（株）

● 手に入りやすい商品や調理の例
- ・エネルギー補給ゼリー
- ・アイスクリーム，プリン
- ・揚げ物やマヨネーズなどの調味料の追加

● 摂食嚥下障害の部位とその症状や原因，訓練内容（**図 1**）

## Memo

.................................................................

.................................................................

.................................................................

| 摂食嚥下の5期モデル | 症状 | 原因 | 訓練内容 |
|---|---|---|---|
| **先行期**<br>・食物の認知<br>・口への取り込み | ・食物を認識できない<br>・食物をうまく口に運べない<br>・食べ方がわからない<br>・食具が使用できない　など | ・意識障害，覚醒不良<br>・高次脳機能障害　など | ・離床の促進<br>・姿勢，体位の調整<br>・口腔周囲筋群への知覚，運動刺激　など |
| **準備期**<br>・口腔への取り込み<br>・咀嚼<br>・食塊形成<br>↓<br>**口腔期**<br>・舌根部・咽頭への送り込み | ・取り込みの障害<br>・食べこぼし<br>・咀嚼困難<br>・食塊形成困難<br>・送り込み困難 | ・口唇閉鎖不良<br>・頬の筋緊張低下<br>・歯牙欠損<br>・義歯の不具合<br>・咀嚼筋群の筋力低下<br>・協調運動障害<br>・舌運動障害<br>・感覚障害<br>・注意力低下（意識障害，認知症による）　など | ・口腔周囲筋群の運動（口唇，頬，顎）<br>・ブローイング訓練<br>・構音訓練（口唇音，舌尖音，奥舌音）<br>・舌運動　など |
| **咽頭期**<br>・咽頭の通過<br>・食道への送り込み | ・嚥下反射惹起遅延<br>・咽頭残留<br>・誤嚥<br>・鼻腔，口腔逆流<br>・誤嚥物の出困難 | ・咽喉頭の感覚低下<br>・嚥下反射遅延<br>・喉頭挙上不十分<br>・食道入口部開大不十分<br>・声門閉鎖不十分<br>・鼻咽腔閉鎖不良<br>・嚥下反射低下，消失<br>・呼気筋筋力低下　など | ・冷圧刺激法<br>・嚥下おでこ訓練<br>・プッシング・プリング訓練<br>・息こらえ嚥下<br>・頭部挙上訓練<br>・ブローイング訓練<br>・咳嗽訓練<br>・呼吸訓練（ハッフィング，口すぼめ呼吸）<br>・発声訓練　など |
| **食道期**<br>・食道の通過 | | | |

**図1 ◆摂食嚥下障害の部位・症状・原因・訓練内容**

◆引用・参考文献

1) 日本褥瘡学会：在宅褥瘡予防・治療ガイドブック 第3版．p77-82，照林社，2017
2) 村越勝弘編：褥瘡患者のQOL向上をめざした栄養管理．WOC Nursing，1（3）：5-15，2013
3) 青山寿昭編著：まるごと図解 摂食嚥下ケア 第1版．p123-130，照林社，2017
4) 小山珠美，前田圭介：KTバランスチャートエッセンスノート．医学書院，2018
5) 東海林徹，山東勤弥：栄養サポートチームQ&A—患者ケアの基本は栄養管理から—第1版．じほう，2007

# リスク評価

* 在宅で発生する褥瘡の特徴を知る.
* 在宅で行う専門性の高い褥瘡ケアの活用法を知る.

## 評価の実際

### 在宅における
### 褥瘡リスクアセスメントの手順 ‥‥‥‥‥‥
#### ①皮膚観察

● 最初に発赤の状態で発見されることが多い. 反応性充血なのか, d1 の褥瘡なのかを判別する. 判別方法は, ガラス板や指先で圧迫を加えて消退すれば反応性充血と判断する. 反応性充血であっても今後褥瘡に発展するリスクが高いので, ②以降の評価が必要である.

● 褥瘡ではなく, 熱傷やほかの外傷, 皮膚疾患で生じた皮膚症状である可能性もある. 外傷エピソードの有無や発生部位が骨突出部位か否かを確認する.

#### ②褥瘡発生の原因を特定する
#### 〈環境要因〉

● リスクアセスメントツールとして, 「在宅版 K 式スケール」や「ブレーデンスケール」「褥瘡危険因子評価表」「OH スケール」などを用いて評価する. 褥瘡ケアに慣れていない職種であっても, 評価の視点が明確となり共通認識をもてる.

● 体圧分散寝具が適切に使用できているかを確認する.

　・利用者が日常過ごしているベッドや, 車いす以外で過ごす空間, シャワーチェア, 便座などを使用しているときの姿勢や使用頻度, 使用時間

を確認する.

・住まい環境だけではなく, デイサービスやショートステイなど通所サービスでの環境を確認する. 利用者の居住空間で確認する項目を**表1**にまとめた.

・適切な体圧管理が行われていない場合は, ケアマネジャーに福祉用具の手配を依頼する.

**表1 ◆利用者の居住空間での確認項目**

| | |
|---|---|
| 寝具 | ①種類:ベッド, 布団<br>②ベッドの機能:昇降, 背上げ, 膝上げ<br>③マットレスの種類:標準マット, エアーマット<br>④マットの機能:エアーマットの設定・作動状況, ウレタンマットのへたれ<br>⑤ポジショニングピロー:種類, 数量, 使い方 |
| 車いす | ①規格<br>②使用方法:坐位時間, 姿勢のバリエーション<br>③車椅子用体圧分散用具使用の有無と種類 |
| 移住空間 | ①日常過ごしている空間で使用しているソファ・椅子類<br>②トイレの便座<br>③シャワーチェア |

〈個体要因〉

● 栄養評価

・栄養評価を行い, 必要な症例には栄養状態改善のための介入を行う.

・在宅では採血などの検査をすぐに行えないことも多い. 浮腫や脱水がなければ体重による栄養評価が簡便である. 訪問での体重測定が難しければ, 上腕周囲長や下腿周囲長での評価方法も考慮する.

・デイサービスなどの通所サービスを利用していれば, 通所時の体重測定を依頼する.

● 全身状態の評価

・心血管障害や悪性腫瘍などの基礎疾患があれば, 褥瘡治療と同時に基礎疾患の治療が必要である.

・悪性腫瘍を有する患者やエンドステージにある
患者の場合，在宅で看取りを行うのかを現実的
に考慮しはじめる時期でもある．

### ③発生原因の分析と評価を行う

● 圧迫やずれが生じた機序を明確にする．日常生
活動作の中や生活習慣がどのように影響して圧迫
やずれを生じているのかについて，医療者だけで
はなく利用者や家族，介護職も交えてともに考え
ることが再発予防につながる．

### ④原因を改善するための取り組み

● 褥瘡の原因を特定できても，マンパワー不足や
経済的な問題により褥瘡治療に最善のケア方法が
行えないこともある．個々の状況に応じた管理が
必要である．

● 褥瘡の経過を観察するうえで，家族だけに頼る
ことなく，訪問回数を一時的に増やして医療者が
褥瘡を観察できる機会を増やす．D3以上の深い
褥瘡であれば，特別訪問看護指示書を月に2回
まで交付することができる．

### ⑤④での取り組みが継続できているか定期的に評価する

● 実際に訪問して確認できない場合は，ヘルパー
や他職種の協力を得て，褥瘡に関する情報を得
る．電話よりも，メールやFAXなど画像で創傷
の状況を確認できる方法をとることが望ましい．

### ⑥訪問看護における褥瘡リスク評価の実際

● 訪問看護ステーションにおける褥瘡有病率や褥
瘡推定発生率は低下傾向にある[1]．その一方で，
要介護度が高いほど褥瘡発生率は高いことがわ
かっている．高齢者単独世帯や老々介護世帯が増

えており，在宅における褥瘡ケアを行うにあたって困難が生じるケースも増えると考えられる．

## リスクアセスメントのポイント

### ①定期的なリスクアセスメントとアセスメント結果を多職種間で共有する.

● 初回訪問時や利用者の全身状態が変化したとき，褥瘡が悪化したときは必ずリスクアセスメントを実施する.

● 在宅では複数の専門職が利用者に関わるため，リスクアセスメントの結果を多職種で共有し統一した視点で観察・評価することができる.

● 訪問看護や訪問介護，訪問入浴など訪問系サービス以外に，ショートステイやデイサービスなど，通所系サービスで褥瘡処置が行われることもある．多職種で情報共有できるノートを作成すると便利である．写真や図入りでわかりやすく示しておく．最近は，地域ごとのネットワークシステムが構築されオンラインで情報のやり取りができる地域も増えているため，積極的に活用する.

### ②看護師だけではなく，ほかの在宅チームメンバーもアセスメントツールを使用できるよう支援する.

### ③在宅療養者の全身状態や療養環境が変化したときには，その都度リスクアセスメントを実施する.

◆引用・参考文献

1) 日本褥瘡学会実態調査委員会，第4回（平成28年度）日本褥瘡学会実態踏査委員会報告1：療養場所別自重関連褥瘡と医療関連機器圧迫創傷を併せた褥瘡有病率，有病者の特徴，部位・重症度．日本褥瘡学会誌，20（4）：423-445，2018

# アセスメント・外用薬・ドレッシング材の選定

## 在宅における褥瘡ケアの概要

- 在宅で褥瘡を有する人の状況はさまざまである. 病院や施設から在宅に戻ってきたときにすでに褥瘡を有している場合もあれば, 在宅で褥瘡が発生する場合もある.

- 在宅で褥瘡治癒を目指す場合と, 治癒ではなく悪化予防にとどめる場合がある. 褥瘡の悪化予防を目標とする例として以下のような状況が考えられる.

  ・余命わずかであり, 創傷治癒のための余力が残っていない.

  ・老々介護や認認介護, 独居であるなどマンパワーが不足している.

  ・褥瘡治癒のために必要なケアについての説明を行っても本人や家族が積極的な治療を求めていない.

- なぜ現状維持を目標とするのかについて, 本人や家族だけでなく在宅ケアチームメンバーと話し合っておく必要がある.

## ケアの実際

### 衛生材料の入手について・・・・・・・・・・・・・・・・・・・・・・

- 在宅で使用する衛生材料として, ガーゼ類, テープ類などは在宅療養指導管理料に含まれるため, 材料費として患者に請求することはできない.

- 利用者が薬局などで購入する場合は, 商品名と規格, ひと月単位での必要数を明確に伝える.

### 創傷被覆材の入手について (図1)・・・・・・・・・・・・・

- 特定保険医療材料である創傷被覆材は, 以下の条件を満たす在宅療養者であれば保険算定が可能

である.

・重度の褥瘡（DESIRN-R®2020分類でD3〜D5）
・在宅療養指導管理料を算定している

● いずれも原則3週間までの供給となるが，理由を記載すれば追加処方が可能である.

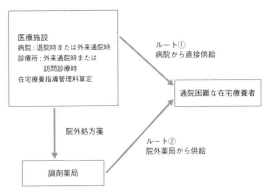

**図1 ◆在宅での創傷被覆材供給の流れ**

### ケアのポイント

**局所処置の選択時に確認するポイント‥‥‥‥**

● 基本的にガイドラインに準じた外用薬やドレッシング材を選択する.
● 在宅ケアの中で実施できる方法，かつ継続して行える方法を選択する.

**〈実施可能か〉**

● 物品の入手や準備，取り扱いが容易であるものを選択する.
● 誰が処置を行うのかを確認する.

在宅では，病院と違って医療従事者だけが創処置を行うわけではない. 家族や訪問看護や訪問介護以外にも，デイサービスやショートステイ，訪問入浴など，利用しているまたは利用する見込みのサービスにかかわる職種を把握しておく. 複数

の事業所が介入している場合，すべての関係者間で情報を共有する．

● **共有する情報の例**：褥瘡の状況，創処置の内容，本人や家族への説明内容，本人や家族の理解や受け止め方，創処置手技の習熟度
● 家族が創傷処置を行う場合も医療職が支援できる体制を整えておく．
● 褥瘡評価はかかわるすべての職種が行えることが望ましいが，その中でもキーパーソンを明確にしておく．
● 創処置を行う職種によっては専門用語が伝わりにくい場合もある．平易な用語を使用した，図や写真入りの手順書を用意するとよい．

〈継続可能か〉
● マンパワーや経済的状況によっては，最善の褥瘡処置ができるとは限らない．創傷治癒だけを目標にすると本人は家族の生活が成り立たないこともある．毎日創傷処置ができないこともあることや，利用者の生活の中で重要なことは褥瘡処置だけではない．利用者の生活を支える限られた資源の中で，どこまで褥瘡ケアに費やせるのかと，この利用者の褥瘡ケアに最低限必要なラインはどこかを明確にする．本人や家族の思いと多職種の意見を確認しながら，総合的に判断する機会を設ける．
● ガーゼと外用薬を使用するか，創傷被覆材を使用するか，どちらが継続しやすいかを総合的に判断する（**表1**）．
● 仙骨部褥瘡では，滲出液が多いがガーゼを頻繁に交換できない場合は，おむつに直接外用薬を使用する方法もある．

**表1 ◆ ガーゼ処置と創傷被覆材の利点と欠点**

| | 利点 | 欠点 |
|---|---|---|
| ガーゼと外用薬 | ・材料コストが安い<br>・滲出液の量に合わせて使用料を微調整できる<br>・医療職以外でもなじみがある | ・交換に時間と手間がかかる<br>・頻回の交換が必要になる場合が多い<br>・交換時の疼痛が生じやすい |
| 創傷被覆材 | ・交換に要する時間が短い<br>・交換時の疼痛が少ない<br>・創感染率が低い | ・材料コストが高い<br>・使用期間や深達度に応じた機能区分など保険上の制約がある<br>・取り扱いに知識が必要 |

## Memo

....................................................................

....................................................................

....................................................................

....................................................................

....................................................................

....................................................................

....................................................................

....................................................................

....................................................................

....................................................................

....................................................................

....................................................................

....................................................................

....................................................................

# 褥瘡の局所管理

## 目的

\* 在宅療養環境での褥瘡発生や悪化の原因を排除する.
\* 在宅で実施・継続可能な管理方法のポイント

### ケアのポイント

● 在宅においても, 褥瘡の局所管理で考慮すべき点は基本的な褥瘡管理ガイドラインに沿って行う. ただし, 病院での療養環境と在宅では療養環境に特性の違いがあることを理解しておく必要がある.

### 療養環境で確認しておくこと

● 在宅で褥瘡ケアを行うとき, 適切な「管理」を行うことは難しい場合がある. 管理ではなく, 利用者の生活を「支援」するという姿勢が望まれる.

● 在宅では, 医療従事者以外が局所ケアに携わる時間が大半を占める. 無理なく継続できる管理方法を選択する必要がある.

● 在宅での利用者は病をもつ人というだけではなく, 生活者としての一面をもつ存在であることを忘れてはならない. 基本的にはガイドラインに沿った管理方法を選択するが, 在宅において利用者が療養する環境はさまざまである. 創傷治癒の目標を達成するためには, 介護力のアセスメントによって目標達成のために必要な最小限の負担で継続できる個別性のある局所管理が求められる.

### 体圧管理

● 体圧分散マットレスは, 介護保険では「床ずれ防止用具」として福祉用具貸与に含まれ, 要介護2～5の方がレンタルの対象となる.

- 日常生活が自立している利用者であっても褥瘡が発生することがある．臥床時だけではなく，日常生活全体の中で褥瘡発生の原因になりうる状況を確認し，対応する．
- 訪問看護ステーションで体圧測定器（**図1**）を備えていない場合は，医療施設から持参する．福祉用具レンタル事業者が体圧分布センサー（**図2**）を備えていれば，体圧分散寝具を選択する際に協力を得ることもできる．

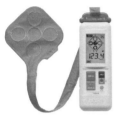
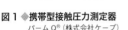
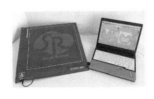

**図1 ◆携帯型接触圧力測定器**
パームQ®（株式会社ケープ）

**図2 ◆体圧分布センサー**
SRソフトビジョン（住友理工株式会社）

## 体位変換

- ガイドラインでは体位変換の頻度は，基本的に2時間以内の間隔で体位変換を行うよう勧められている[1]．
- 上敷二層式エアマットレスを使用する場合には，体位変換間隔は4時間以内の間隔で行ってもよい[1]．
- 現実的には介護者のマンパワーには限界があり，2時間ごとや4時間ごとといった定期的な体位変換を在宅で継続することは困難な場合が多い．可能な体位変換スケジュールを介護者とともに作成し，関係職種で共有する．

## ポジショニング

- 適切なポジショニングクッションを使用してい

るか確認する．

● 在宅では，ポジショニングクッションだけではなく，市販のクッションや座布団やタオルを丸めて使用されている場合がある．これらが新たな褥瘡の原因になることもあるため，適切なポジショニング用品の選択が重要である．

● ポジショニング方法は，介護者や支援職種のすべてが実施可能な方法を多職種で検討する．決定した方法は，使用するクッションの種類，挿入方法，挿入する角度，クッション挿入時の関節や体の動かし方まで明確にする．写真や図入りの手順書を共有する．

● 退院後の利用者であれば，入院中に指導されたポジショニング方法を確認する．退院後に状況や状態が変化した場合は，以前と同様のポジショニング方法を漫然と継続していないか，定期的に評価・修正を行う．

## スモールチェンジ

● 在宅療養の場において，体位変換のケア計画は「計画なしまたは不定期」が半数を占めている現状がある[2]．介護者のマンパワーが限られている在宅ケアにおいては，スモールチェンジ法によって介護者の負担軽減から継続した体圧管理につながることが期待できる．

### 〈マイクロクライメットの管理〉

● 在宅高齢者は，夏であっても湯たんぽなどを使用していることがある．褥瘡発生部位を加温してしまわないよう皮膚局所の温度・湿度管理を行う．

## 失禁がある場合の局所管理

● 在宅ではおむつ交換回数が最小限に抑えられていることが多く，大容量の尿取りパッドを使用し

ている場合も多い．体圧測定を行うときは，尿取りパッドやおむつが汚染されて厚みをもった状態でも評価しておくとよい．

● 自力体動ができる利用者では，尿取りパッドがおむつの中でよれて圧迫の原因になることもあるため，尿取りパッドを使用せずテープ式おむつのみの使用に変更したり，おむつの種類を再考する．

## 皮膚の湿度管理 ·····················

● 空調管理が適切でないと発汗量が増えてしまい，皮膚が湿潤し組織耐久性が低下する可能性がある．在宅では空調設備の有無や，空調に関する生活習慣から適切な室温管理ができていない場合もあるため，多職種と協働して室温を管理する．

● 在宅ではおむつの交換間隔が長時間になりやすいため，排泄物の性状や量に適したおむつの種類を選択する．スキンケア用品や除湿機能に優れたシーツを活用することで，マンパワー不足を補う．

### ケアの実際

## 褥瘡処置の実際 ·····················

● 介護職は褥瘡処置が行えないため，訪問看護師または通所サービス施設の看護師が行う必要がある．介護職でも創周囲皮膚の洗浄や，汚物で汚れたガーゼの交換はすることができる．

### ①皮膚の観察と評価

● 急性期の褥瘡であれば，創が変化する過程を頻繁に観察する必要がある．医療職が毎日訪問することができない場合は，家族や介護職とも観察ポイントと変化があった場合に報告が必要な症状を共有しておく．

- 発生している褥瘡以外に新たな褥瘡が生じていないか，全身の皮膚アセスメントが必要である．

## ②洗浄，サイズの計測

- 居室の構造上，毎回同じ体位で処置せざるを得ないことが多いため，入浴機会を増やせるようケアプランを作成する．
- 基本的に訪問看護師は1名で訪問するため，看護師がひとりで安全に効率よく褥瘡処置を行うよう準備をする．家族の協力を得る場面も多いが，家族の心理的・身体的負担が重くならないよう配慮する．
- 介護者の中には，褥瘡部を洗浄してはいけないと思っていたり，創を触ることに不安を感じたりしている場合がある．創の清浄化のためには洗浄が必要であることや，愛護的な洗浄方法を指導する．

## ③外用薬の管理

- 外用薬の使用量や使用方法，保管方法が適切であるかを確認する．
- 処置に使用する薬剤や衛生材料をすぐに入手することは困難であるため，残量を把握し，受診のタイミングを早めに設定する．かかりつけ医や主治医が往診に対応している場合も，すぐに往診が可能であるとは限らないため，定期的に残数確認を行う．

## ④浅い褥瘡

- d1：ポリウレタンフィルムを発赤に貼付し皮膚を保護する．
- d2：滲出液が多い場合，ポリウレタンフィルムでは感染を助長してしまう場合もあるため注意が必要である（図3）．

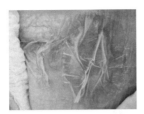

**図3◆ポリウレタンフィルムの
透過性を超えた滲出液がある創で
感染を引き起こした例**

● 市販のハイドロコロイド製剤や，皮膚保護作用のある白色ワセリンを使用してもよい．

● 粘着性のドレッシング材を定期的に交換することによって，周囲皮膚への剥離刺激が強い場合や外用薬を使用する場合には，直接おむつや吸収パッド，尿取りパッドに外用剤を使用することもある．おむつ内にガーゼを使用すると，毎日交換できない場合はずれの原因になったり，排泄物で汚染されることで創感染リスクが高まることもあるため避ける．

● ラップ療法は，滲出液が多い創傷に用いる場合は，適切に創傷を判断できる医療者が頻繁に介入することが必須である．

### ⑤深い褥瘡

● 外用薬の選択はガイドラインに準ずるが，在宅においては頻繁にガーゼ交換できない場合もあるため，抗菌剤入りの外用薬が処方される頻度が高い．滲出液の量に適した基剤でない場合は創傷が乾燥したり飽和状態になるため，定期的に創の評価を行い医師に報告する．

## 多職種との情報共有

● リアルタイムでの情報共有ができるよう，情報共有ノート（**図4**）や FAX を活用する．

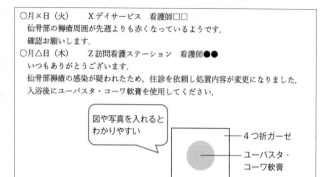

○月×日（火）　　Xデイサービス　看護師□□
　仙骨部の褥瘡周囲が先週よりも赤くなっているようです．
　確認お願いします．
○月△日（木）　　Z訪問看護ステーション　看護師●●
　いつもありがとうございます．
　仙骨部褥瘡の感染が疑われたため，往診を依頼し処置内容が変更になりました．
　入浴後にユーパスタ・コーワ軟膏を使用してください．

図や写真を入れると
わかりやすい

４つ折ガーゼ

ユーパスタ・
コーワ軟膏

**図4 ◆他職種間での情報共有ノートの一例**

## 再発を繰り返す褥瘡

● 浅い褥瘡が治癒しては再発を繰り返すということがある．このような場合は褥瘡発生の原因が除去できていないと考え，原因と対処を再考する．

● 介護者の介護力の限界が原因であれば，褥瘡管理の目標を再設定することも考慮したり，サービス担当者会議を開催してサービス内容の見直しができないか検討する．

● 介護者は，褥瘡を発生させてしまったことや，再発を繰り返していることに対して罪悪感を抱いていることもある．これまで介護してきた頑張りを否定されたような気分になり，医療者からの提案を受け入れることが難しいこともある．介護者の心情を理解し，ねぎらい，支持的態度で接することを心がける．

◆**引用・参考文献**
1) 日本褥瘡学会：褥瘡予防・管理ガイドライン 第4版. 日本褥瘡学会誌, 17 (4)：487-557, 2015
2) 日本褥瘡学会実態調査委員会：療養場所別自重関連褥瘡の有病率, 有病者の特徴, 部位・重症度およびケアと局所管理. 日本褥瘡学会誌, 20 (4)：446-485, 2018

褥瘡の局所管理

## Memo

........................................

........................................

........................................

........................................

........................................

........................................

........................................

........................................

........................................

........................................

........................................

........................................

........................................

........................................

........................................

........................................

........................................

........................................

# 緊急時の対応

## 目的

\* 褥瘡ケアの緊急対応が必要な状況を予測する視点.
\* 緊急受診が必要となる可能性がある徴候を早期に見極める.

### おさえておくべきポイント

● 在宅では，医療者が創を直接観察できる機会は限られている．早期発見と早期対処のためにハイリスク患者を理解しておく

## ハイリスク患者のポイント

### ① 抗凝固薬や抗血小板薬を内服している

● 抗血小板薬を内服していると出血しやすく，抗凝固薬を内服していると止血に時間がかかる．抗凝固薬を内服中の利用者では，圧迫止血後に再出血することがある．壊死組織除去の処置を行った日はとくに注意を要する．

### ② 悪性腫瘍や糖尿病，心不全，などの基礎疾患を有している

● 基礎疾患のコントロール不良に伴い，褥瘡が急激に悪化することがある．

### ③ 低栄養状態

● 慢性的な低栄養状態にある場合だけでなく，全身状態の変化によって食事摂取量が減少することがある．

### ④ 介護力不足 (マンパワーの問題，経済的問題)

● 介護者の病気や介護者の疲労によって介護力が一時的に低下した場合であっても，次回の訪問時

に急激に褥瘡が悪化していることもある. ケアマネジャーや訪問看護師に相談するよう伝えておく.

## 緊急時対応の実際

### 緊急受診が必要な徴候と対処 ·················

● 緊急時, 第一発見者となるのは本人や家族, 介護職といった非医療職であることが多い. 緊急受診が必要になる可能性のある徴候を訪問看護師やケアマネジャー, ヘルパー, 訪問療法士, 薬剤師など多職種間で共有しておく. 日頃から, 些細なことであっても相談できる関係性の構築に努めておく.

### 〈感染〉

● 「発赤」,「腫脹」,「熱感」,「疼痛」の炎症の4徴のうち, 1つでもあれば感染を疑う. 2つ以上あれば創感染を起こしている可能性を考慮して感染への治療を行う.

● 褥瘡周囲, とくに黒色壊死組織周囲の炎症の4徴や, 皮下浮遊感, 異臭, 排膿がみられるようであれば, すみやかに外科的な切開が必要となる (**図1**).

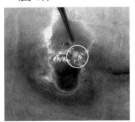

**図1◆感染し皮下膿瘍から排膿
している仙骨部褥瘡**

● 高熱がみられたり採血結果で炎症所見が高値になっていれば, 全身状態への影響が出ていると判

193

断し, 早急な対応が必要になるためすみやかに医師に報告する.

- 訪問看護師による緊急訪問が必要になる場合もあるため, ケアマネジャーにサービス内容の調整を依頼する.
- 在宅では褥瘡処置の回数が限られている場合も多い. 十分な洗浄で創の清浄化をめざすために, デイサービスや訪問入浴など入浴できる回数を増やすケアプランを作成する

〈出血〉
- まずは清潔なガーゼで圧迫止血を試みる. 止血されない場合はすみやかに医師に報告する.
- 褥瘡処置を行うのは看護師だが, 介護職による入浴介助時に褥瘡部を洗浄することはあるため, 強い刺激による出血を予防するため愛護的な洗浄方法を具体的に伝えておく.
- 壊死組織除去時には確実な止血を行う. 広範囲な壊死組織除去や皮膚切開などの外科的処置が適応であっても, バイポーラなどの止血装置を準備することが難しい場合は入院での対応も考慮する.
- 家族や他職種にも, 体位変換や移乗時に褥瘡部を保護する方法を伝えておく.

〈多職種連携〉
- 緊急時の連絡先を明確に設定しておく (**図2**).
・主治医またはかかりつけ医が往診可能であるか, 事前に確認しておく.
・緊急連絡先は, 利用者住居内の誰が見てもわかりやすいところに貼り出しておく.
- 複数の訪問看護ステーションや事業所が介入している場合, 各専門職が行うケア内容について, ケアマネジャーによるコーディネートを依頼する.

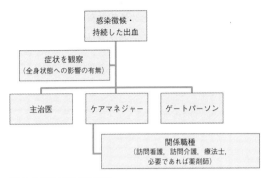

**図2 ◆緊急時の連絡手順**

- 緊急ではなくても，長期的な展望から入院や受診を考慮する場合もある．介護力をアセスメントし，介護者の生活に対する褥瘡ケアの負担が大きすぎると判断した場合は，介護者の生活を維持するためにケアプランの見直しを行う．レスパイト入院が考慮される場合もある．いずれの場合もケアマネジャーや主治医との連携が必須である．

- 多職種連携：在宅では，毎日訪問して創傷を観察できるわけではない．そのため，観察項目や得られた情報は，主治医やケアマネジャーだけではなく多職種と共有することが重要である．在宅での利用者をとりまく多職種の例として，介護職，療法士，薬剤師などがある．これらの職種と情報を共有するシステムを構築しておく．

- 近年では，インターネットツールを用いてかかりつけ医や訪問看護師，介護職などの多職種が情報共有できるネットワーク構築に取り組んでいる地域も増えている．利用者の個人情報を安全に管理しながら情報を共有できるため，褥瘡部やポジショニングの様子などを画像で共有し，リアルタイムで医師から指示をもらうことも可能である．

- 入院が必要になった場合は，在宅療養中の様子

を看護サマリーにまとめ情報共有を行う．退院後も再び同様のサービスが受けられるように手配する．

Memo

**第2章**

# ストーマ

# ストーマの基本

## 目的

* ストーマは消化管疾患や尿路疾患の治療の結果生じる排泄障害に対し，腹部に新たな排泄口を造設し，そこから排泄を行えるようにするものである．

### ストーマの概要

● ストーマとは，『ストーマリハビリテーション学用語集』によると，「消化管や尿路を人為的に体外に誘導して造設した開放孔（前者を消化管ストーマ，後者を尿路系ストーマという．広義にはその他に生じた開放孔も含む）[1]」と定義されているように，腫瘍切除などの治療，外傷などの理由で，排泄経路の変更を余儀なくされた結果，自分自身の腹部に造設された新しい排泄孔のことをいう（**図1**）．

● 言い換えるとストーマは，治療の結果で生じる中途排泄障害であり，腸や尿管を使用して腹部に新しい排泄孔を作成し，そこから新しい排泄を行うとい考え方である．

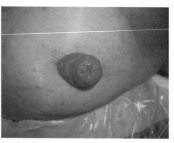

**図1◆ストーマ**

- ●ストーマを造設すると，今までと同様の排泄経路（肛門や尿道）で排便・排尿を行うことはできなくなるが，ストーマは治療の結果で造設されるため，障害の程度は予測可能となる．
- ●したがって，ストーマケアは，ストーマ造設が決定した時点（具体的には術前）から開始されるべきであり，ストーマ造設後は，身体機能の変化や喪失・低下に対する生活の再構築などに必要な看護の実践が大切となる．

## ストーマの特徴

- ●ストーマは「人工肛門」「人工膀胱」と表現する場合もあるが，人工物を使用したものではない．なかには「人工」という言葉から，自分の身体の一部が機械に置き換えられると思う患者もいるが，ストーマは自分自身の腸や尿管を使用して，排泄のために腹部に新しく造設される出口である．けっして人工的な機械ではないという正しい知識を術前から患者に理解できるように指導を行い，患者が新しい排泄孔が，自分の身体の一部であると受け止められるように働きかけることが大切である．
- ●ストーマはギリシャ語で「口」を意味し，消化管や尿管を使用して造設される．消化管や尿管は粘膜でできているため，粘膜で造設されたストーマは**表1**に示す特徴がある．

**表1 ◆ストーマの特徴**

①表面は粘膜でおおわれている
②赤い色
③粘液で湿っている
④知覚がない
⑤排泄は失禁状態である

## ストーマ造設後の身体機能の変化 ……………

● ストーマ造設後の身体機能の変化の大きな点は，多くの場合，排泄における禁制機能が消失することである．禁制機能の消失により，新しい排泄方法の獲得が必要となる．

● 通常の排泄は，便意や尿意を感じたり，便意や尿意を感じても直腸や膀胱に便や尿を貯留することで，一時的に排便や排尿を自分の意思でコントロールをすることができる（**図2**）．このようなメカニズムで，便や尿が漏れないことを「禁制」という．

● しかし，ストーマの造設を行うと，便意や尿意の消失とともに，手術操作によって肛門や大腸，膀胱，それに伴う括約筋が欠損する．括約筋が欠損すると，肛門から排泄していたときのように，自分の意思で便や尿を我慢して直腸や膀胱内に貯めておくことができず，生成された便や尿がストーマ口の近くに来ると自然に排泄される．このように便意や尿意が失われ，不随意に排便・排尿が行われるという失禁状態（禁制が保てない状態）となる．

● ストーマ造設後は，失禁状態の便や尿を管理するために，ストーマ装具を使用して排泄管理を行うという，新しい排泄方法の獲得とともに生活の再構築が必要となる．

● 術後は，一時的に排泄を他者に委ねることになり，その結果，自尊心の低下を招くことも考えられる．新しい排泄方法の獲得，腹部にストーマを造設することによるボディイメージの変化など，患者はさまざまな課題に対峙している．私たち医療従事者は，このような患者の状況を理解し，患者の状態にあった適切な支援を行う必要がある．

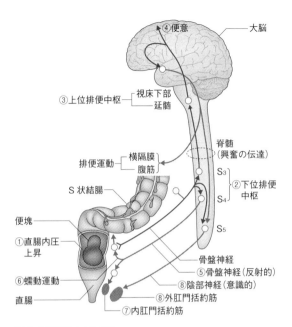

④便意

大脳

③上位排便中枢 ─ 視床下部
延髄

脊髄
（興奮の伝達）

排便運動 ─ 横隔膜
腹筋

S状結腸

S₃
②下位排便
中枢
S₄

便塊

S₅

①直腸内圧
上昇

骨盤神経

⑤骨盤神経（反射的）

⑥蠕動運動

⑧陰部神経（意識的）

直腸

⑧外肛門括約筋

⑦内肛門括約筋

**図2 ◆排便のメカニズム**

## ストーマ造設の実際

### ストーマ造設の目的と対象疾患 …………………
〈消化管ストーマ〉

● 消化管ストーマでは，永久的なストーマを造設する場合と，一時的にストーマを造設する場合とがある．

・永久的ストーマ造設は，直腸がんや肛門がんなど，自然肛門を温存することができない場合など，ストーマを使用した排泄を生涯にわたり行うストーマのことを指す．病変部位の切除を目的とした結果，ストーマが造設される．

・一時的ストーマは「目的達成後に閉鎖，還納することを期して，予期的に造られたストーマ[2]」をいう．

・（超）低位前方切除術などで，術後に吻合部の安静を保つ場合や，外傷などの治療目的で一時的にストーマによる排泄管理を行うが，ストーマを閉鎖することにより，自然肛門からの排泄を行うことができる.

〈尿路ストーマ〉

● 尿路ストーマの造設は，尿路にできた悪性腫瘍などを切除し治療を目的とするもの，いずれかの尿路に閉塞があるため腎機能を温存することを目的とするもの，膀胱機能の異常による尿失禁など QOL の向上を図る目的とするもの，などがある.

〈緩和ストーマ〉

● 切除不能の進行・再発がんによる消化管閉塞に対して，症状緩和目的で造設されるストーマを緩和ストーマという.

● ストーマ造設を必要とする対象疾患を**表 2** に示す.

**表 2 ◆ストーマ造設を必要とする対象疾患**

| ストーマの種類 | ストーマ造設を必要とする疾患 |
|---|---|
| 結腸ストーマ | 結腸がん，直腸がん，肛門がん，骨盤内臓器悪性腫瘍<br>放射線性直腸炎，炎症性腸疾患，外傷<br>ヒルシュスプルング病，鎖肛など |
| 小腸ストーマ | 炎症性腸疾患（潰瘍性大腸炎，クローン病など）<br>大腸全摘術の予防的造設<br>消化管閉塞などの症状緩和目的のストーマなど |
| 尿路ストーマ | 膀胱がん，前立腺がん，尿道がん膀胱・尿管への浸潤がん，尿路結核による萎縮性膀胱<br>尿路外傷，神経因性膀胱，先天性疾患など |

### ストーマケアにおける医療従事者の役割 ……

● ストーマ造設の原因はさまざまであるが，患者は（一時的であっても）排泄経路の変更を余儀なくされる．今までの排泄機能を喪失した結果，新しい排泄方法・習慣の獲得という，生活の再構築が必要である．

● 一方で，ストーマ造設の特徴は，術前から障害の程度が予測される．したがって，私たち医療従事者は，患者が主体的に疾患やストーマ造設という障害を克服できるよう，術前から社会復帰まで身体・心理・社会面を含めた一貫したサポートを行う必要がある．

◆引用・参考文献
1) 日本ストーマリハビリテーション学会編：ストーマリハビリテーション学用語集 第2版．p66，金原出版，2003
2) 日本ストーマリハビリテーション学会編：ストーマリハビリテーション学用語集 第2版．p43，金原出版，2003

ストーマの基本

## Memo

........................................................

........................................................

........................................................

........................................................

........................................................

........................................................

........................................................

........................................................

........................................................

# 消化管ストーマ

## 目的

> \* 消化管ストーマは，手術により病巣を摘出後，消化管を人為的に体外に誘導するために造設する．

### 消化管ストーマの概要

- 消化管ストーマは，造設時に使用する腸管の部位，ストーマの開口部の形態（数），造設期間，機能によって分類することができる．

### 消化管ストーマの分類

**腸管の部位による分類**

- 腸管の部位による分類の大きな特徴は，造設に使用する腸管の部位によって排泄物の性状が異なることである．これは生理学的な特徴であり，使用する腸管が口に近ければ近いほど便性は水様となり，直腸に近ければ近くなるほど，ストーマ造設前の排便状態に近づいていく．

- とくに小腸ストーマでは，便性が水様であるため排泄物の漏れの原因となる．排泄物は活性の高い消化酵素を多く含むため，排泄物が漏れることによる皮膚障害のリスクが高くなる．また，排液量が多くなることで脱水や電解質異常を招きやすくなるため，注意が必要である（**図1**）．

- ストーマ造設は，回腸・横行結腸・S状結腸などが選択されることが多い．これらの腸管は腸間膜を有し腹腔外への挙上が容易な腸管（free segment）であり，そのため造設腸管として選択され，解剖学的な特徴だといえる．

- 一方，盲腸・上行結腸・下行結腸は後腹膜に固定された腸管（fixed segment）であり，盲腸，上行結腸では実際に造設されることはほとんど

なく，下行結腸は後腹膜に固定されているため，合併症も起こしやすい[1]といわれている．

● 造設する腸管によるストーマの分類を以下に示す．
　・**結腸ストーマ**：盲腸・上行結腸，横行結腸，下行結腸，S状結腸
　・**小腸ストーマ**：空腸，回腸
　・**その他**：食道瘻，胃瘻，空腸瘻，盲腸瘻，虫垂瘻

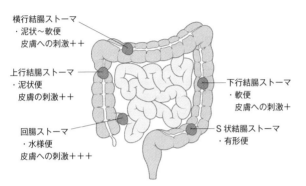

横行結腸ストーマ
・泥状～軟便
　皮膚への刺激＋＋

上行結腸ストーマ
・泥状便
　皮膚の刺激＋＋

回腸ストーマ
・水様便
　皮膚への刺激＋＋＋

下行結腸ストーマ
・軟便
　皮膚への刺激＋

S状結腸ストーマ
・有形便

**図1 ◆ストーマ造設部位と便の性状**

## 開口部の形態（数）による分類（図2）⋯⋯⋯

● ストーマは，開口部の形態（数）によって以下のように分類される．

### 〈単孔式人工肛門造設術〉

● 「口側腸管断端部を人工肛門にする手術[2]」で，開口部の数は1つである．「単孔式回腸ストーマ」「単孔式結腸ストーマ」「単孔式S状結腸ストーマ」など，使用腸管の種類を用いてよばれている．

### 〈双孔式人工肛門造設術〉

● 腸管口側端を人工肛門に，肛門側端を粘液瘻に造る手術で，離断式と係蹄式があり[3]，離断式は二連銃式と完全分離式に分けられる．

①単孔式ストーマ（end stoma）
②双孔式ストーマ
　❶離断式ストーマ
　　・二連銃式ストーマ
　　・完全分離式ストーマ
　❷係蹄式（ループ式）ストーマ
③その他
　❶ダブルストーマ：「消化管ストーマと尿路ストーマの併存状態[2]」のことを指す．
　❷粘液漏，盲腸漏，虫垂漏

単孔式

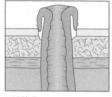

係蹄式

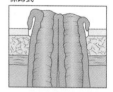

二連銃式

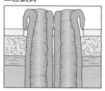

完全分離式

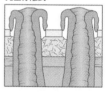

**図2◆開口部の形態による分類**

## 造設期間による分類 ……………………
（※ p202「ストーマ造設を必要とする目的と対象疾患」を参照）
①永久的ストーマ
②一時的ストーマ

## 機能的な分類 ……………………
〈非禁制（非制御性）ストーマ〉
● 消化管ストーマは通常，禁制（制御性）のない非禁制ストーマで失禁状態である．

### 〈禁制（制御性）ストーマ〉

● 禁制のあるストーマとして，コックパウチ（Kock continent ileal reservoir）という回腸ストーマがある．回腸貯留嚢を造り，失禁と逆流防止機能を有するニップルバルブを作成することで禁制を保つことができ，ストーマ装具の使用を必要としない．そのため，ボディイメージの保持や患者の満足度は高くなる．

● 一方，排便はストーマよりカテーテルを使用して行うこと，手術操作が煩雑であり逆流防止弁の機能不全などによる再手術などの問題から，近年はほとんど行われていない．

● コックパウチには，尿路用のコックパウチもある（※ p208「尿路ストーマ」を参照）

◆引用・参考文献
1）日本ストーマ・排泄リハビリテーション学会ほか編：消化管ストーマ造設の手引き．p3，文光堂，2014
2）日本ストーマリハビリテーション学会編：ストーマリハビリテーション学用語集 第2版．p76，金原出版，2003
3）日本ストーマリハビリテーション学会編：ストーマリハビリテーション学用語集 第2版．p73，金原出版，2003

消化管ストーマ

## Memo

........................................................

........................................................

........................................................

........................................................

........................................................

........................................................

........................................................

# 尿路ストーマ

## 目的

* 尿路変向術により尿を体外に誘導する．これにより疾病の治療や身体の回復を目指す

### 尿路ストーマの概要

- 尿が生成され体外に排出される経路を「尿路」といい，尿路のいずれかに異常が生じたため尿の流れを変えて，尿を排出させる方法を「尿路変向術」という．
- 尿路ストーマは，尿路変向術で尿路を人為的に体外に誘導して造設された開放孔のことを指し，そこから尿が排出される．
- 尿路変向術の種類と管理方法を**表1**に示す．どの部分の尿路路を変更するかによって術式が異なる．また，術式によって術後の管理方法も異なるため，病変の部位と選択された術式を把握することが重要となる．

### 尿路ストーマの特徴 ……………………

- 消化管ストーマとの大きな違いは，排泄物が水様（尿）であり，自分の意思とは関係なく持続的に流出することである．そのため，装具から排泄物が漏れるリスクも高く，それに伴う皮膚障害も起こりやすい．
- また，ストーマの種類によっては，カテーテル管理が必要になることもある．
- 尿路ストーマの特徴を**表2**に示す．

Memo

**表 1 ◆尿路変更術の種類と管理方法**

| 尿路変更の種類 | 尿の排泄経路 | 排尿の状況 | 管理方法 |
|---|---|---|---|
| 腎瘻 | | 失禁（非禁制） | カテーテル |
| 膀胱瘻 | | 失禁（非禁制） | カテーテル |
| 尿管皮膚瘻 | 尿道以外 | 失禁（非禁制） | ストーマ装具 |
| 回腸導管 | | 失禁（非禁制） | ストーマ装具 |
| 自己導尿型<br>代用膀胱 | | 禁制 | 自己導尿 |
| 自然排尿型<br>代用膀胱 | 尿道 | 禁制 | 場合によって<br>自己導尿 |

**表 2 ◆尿路ストーマの特徴**

- ・排泄物は水様で不随意に持続的に排泄される
- ・尿路感染を引き起こすことがある（尿流停滞や吻合部狭窄などによる）
- ・尿路感染を起こした場合，腎機能に影響する
- ・術後にカテーテルを留置する場合がある
- ・尿管皮膚瘻はストーマの高さが低くサイズが小さい
- ・腸管を利用したストーマでは粘液の流出がある

## 尿路ストーマの種類 ……………………………

● 尿路ストーマは，非禁制（非制御性）ストーマと禁制（制御性）ストーマに分けられる．尿路変向の方法（尿が誘導される臓器，腸管利用の有無）により，排尿の状況やカテーテル，ストーマ装具の使用などの管理方法が異なる．

### 〈非禁制ストーマ〉
#### ①腎瘻

● 尿管が利用できない場合に，カテーテルを腎盂に挿入し，尿を直接体外に排出する方法である．腎機能の改善や悪化防止を目的とし，一時的に造設されることが多い．カテーテルを抜去すると自然に瘻孔は閉鎖される．

● しかし，治癒が不可能な場合は永久的ストーマになる場合もある．この場合，常に腎盂カテーテルを留置した管理が必要となる．

## ②膀胱瘻

● 尿道を利用して尿の排出ができない場合に，膀胱と恥骨上の下腹部から直接膀胱にカテーテルを挿入し，尿を直接体外に排出する方法である.

● 一時的ストーマとして造設される場合が多く，カテーテルを留置することになる.

## ③尿管皮膚瘻（図1）

● 膀胱全摘後に尿管を体外に誘導し，永久的ストーマとして腹壁に造設する．永久的な尿路変向術の中では，比較的手術侵襲が少ないといわれている.

● 尿管皮膚瘻の造設は，尿管の血流の温存が困難で，尿管は細く小さいため皮膚との吻合部でストーマの狭窄を起こすこともある．その場合，尿管カテーテルの留置が必要となる．尿管カテーテルを留置した場合，尿管カテーテル自体が感染源となり，尿路感染のリスクを高めるため注意が必要である.

● 尿管皮膚瘻は，ストーマ装具での管理が必要となる．ストーマの高さがなく排泄物が水様であるため，少しのしわなどでも尿がストーマ装具の下に漏れやすく，管理困難になることがある.

● 尿管皮膚瘻の代表的な術式を**図1**に示す.
　・**両側尿管皮膚瘻**：左右の尿管をそれぞれのストーマとして作成する
　・**一側合流法**：片方の尿管をもう一方の尿管に吻合し1つのストーマとして作成する
　・**二連銃法（double barrel）**：左右の尿管を並べて2つのストーマとして作成する

## ④回腸導管

● 「回腸の一部を空置してこれに尿管を吻合し，回腸の肛門側端を皮膚へ開口した導管[1]」を回腸導

管という（**図2**）.

● 造設されるストーマは導管として回腸を使用するため, 回腸の蠕動運動で尿が排出される. そのため, 尿の逆行性感染が少ないのが特徴であるが, 尿管皮膚瘻と同様にストーマ装具を使用した管理が必要となる.

● また, 回腸を使用するため, 尿に回腸から分泌される粘液が混入する. ストーマ自身は, ある程度の高さを確保したストーマとなる.

尿管皮膚瘻（両側尿管）

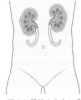

両方の尿管を左右に分けて腹部に2つの出口のストーマを造設

尿管皮膚瘻（一側合流法）

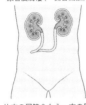

片方の尿管をもう一方の尿管に縫いつけ, 1つの出口のストーマを造設する

二連銃法（double barrel）

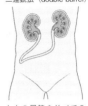

左右の尿管を並べて2つのストーマとして造設する

**図1 ◆尿管皮膚瘻造設術**

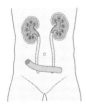

回腸の一部を15～20cm切り取り, 左右の尿管をつなげる.
腸の一方を閉じ, もう一方を腹部に開けた皮膚に縫いつけてストーマを造設する

**図2 ◆回腸導管**

〈禁制ストーマ〉

● 禁制型の尿路変向術には, ①自己導尿型代用膀胱造設術と②自然排尿型代用膀胱造設術（新膀胱造設術）がある.

- 腫瘍などの疾患で，膀胱を摘出する必要がある場合に，禁制尿路ストーマでは，膀胱の代用としていったん尿を貯留させる尿貯留嚢として，代用膀胱の作成が必要となる．
- 代用膀胱作成時には，代用膀胱からの尿管への尿の逆流を防ぐための逆流防止弁と，尿の体外への流出を防ぐための尿失禁弁が作成されることで，禁制が保たれるしくみとなっている．

### ①自己導尿型代用膀胱造設術

- 使用する腸管や代用膀胱の形成方法によって，術式が異なる．
- 回腸を利用して代用膀胱を作成するコックパウチ（Kock pouch），回盲部・上行結腸嚢を代用膀胱にする[2]マインツパウチ（Mainz pouch），回盲部・上行結腸を代用膀胱とする[3]インディアナパウチ（Indiana pouch）がある．
- この手術では，尿の禁制を保つことで，ストーマ装具を使用した排尿管理を必要としないが，尿意を感じることが無いため，定期的な間欠的自己導尿法で排尿管理を行う必要がある．
- また，代用膀胱からの粘液が尿閉の原因になったり，細菌尿による結石形成のリスクがあるため，これらを予防するために，自己膀胱洗浄を定期的に行う必要がある．
- 消化管ストーマの項（p204参照）で述べたように，ストーマ装具の使用を必要としないため，ボディイメージの保持や患者の満足度は高くなるが，その代わりに間欠的自己導尿や自己膀胱洗浄などの別の管理が必要となる．そのため，術式の利点や欠点を理解できるように説明して，納得して手術を受けられるような支援が必要となる．

## ②自然排尿型代用膀胱造設術（新膀胱造設術）

● 膀胱を摘出後に，回腸や結腸などの腸管で新膀胱（neobladder）を作成し，温存した尿道を吻合する術式であるため，尿道温存ができる症例に限って適応が可能である．

● 外観上ストーマはなく，術後は尿道からの排泄となり自然排尿に近い形となるため，ほかの尿路変向より，ボディイメージの変化が少ないことが大きな特徴である．

● しかし，尿意はないため，腹圧排尿による排泄方法を獲得する必要がある．夜間も定期的な排尿が必要であったり，残尿量に応じた自己導尿の必要性もある．

● 術式には，ハウトマン法（Hautmann法），スチューダー法（Studer法），ゴールドワッサー法（Goldwasser法），レディ法（Reddy法）などがある．

◆引用・参考文献
1) 日本ストーマリハビリテーション学会編：ストーマリハビリテーション学用語集 第2版．p47, 金原出版, 2003
2) 日本ストーマリハビリテーション学会編：ストーマリハビリテーション学用語集 第2版．p97, 金原出版, 2003
3) 日本ストーマリハビリテーション学会編：ストーマリハビリテーション学用語集 第2版．p44, 金原出版, 2003

Memo

# ストーマ
# ストーマの構造

## ストーマの構造的特徴とポイント

● ストーマ造設の際は，どのような場合でも術前にストーマサイトマーキング（詳細は p240 参照）を行い，その場所を目標に造設を行うことが基本であることを忘れてはいけない．

## 消化管ストーマ ……………………………………

### 〈皮膚の切開方法〉

● メスやクーパー剪刀を用い，皮膚を円形に切開する場合と直線に切開する場合がある．いずれの場合も，でき上がりのストーマが円形になるように意識して造設する．

### 〈腹直筋筋膜の切開方法〉（図 1）

● 縦に切開する方法と，十字切開の方法がある．小さすぎる切開は 腸間膜の血流障害や腸管の虚血の原因となり，大きすぎるとストーマ傍ヘルニアの誘引となる [1]．

### 〈腸管の挙上と経路〉

● 腹膜外経路と腹膜内経路がある（図 2）．
● 腹膜外経路は単孔式ストーマ造設の場合に使用される方法で，ストーマ脱出やストーマ傍ヘルニアなどの合併症の予防を目的とする．
● 腹腔内経路は，一時的ストーマ造設，緊急手術，肥満の患者で腹部脂肪層の厚さのため，挙上する腸管に余裕がない場合などに選択される．

### 〈ストーマの開口と粘膜皮膚縫合〉

● ストーマの開口は，開口する時期で一次開口ストーマと二次開口ストーマがある．

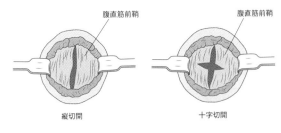

縦切開　　　　　　　　　　十字切開

**図 1 ◆筋膜の切開**

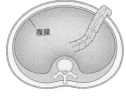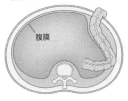

腹膜内経路　　　　　　　　　腹膜外経路

直接，腸管を腹壁に引き出す　　側腹部の腹膜を切開して，腹膜外を
　　　　　　　　　　　　　　経由して腹壁に腸管を引き出す

**図 2 ◆腸管の誘導**

- ●ストーマ造設時に挙上した腸管を開口し，皮膚と粘膜を縫合する方法を一次開口ストーマといい，一般的な開口方法である.
- ●粘膜皮膚縫合は，低栄養や腹水のある症例などの危険因子がなければ，腸管の漿膜と筋膜は固定しない場合が多く，多くの施設で普及している埋没縫合の運針は，腸管と皮膚との縫合は吸収糸を用い，①真皮，②粘膜下組織，③漿膜筋層の順である[1]（**図 3**）.
- ●二次開口ストーマは，ストーマ造設術の数日後に腸管を開口する方法で，皮膚との縫合ができない場合は，ストーマの自然成熟によって粘膜が自然に翻転するのを待つこともある. 腸管の浮腫が著明で組織が脆弱な状態，腸管膜の血流障害のリスク，全身状態が極めて悪いなど，少

しでも手術時間の短縮を必要とする場合などが適応となる.

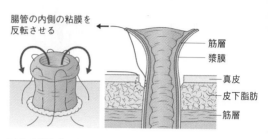

腸管の内側の粘膜を反転させる

筋層
漿膜
真皮
皮下脂肪
筋層

**図3 ◆単孔式ストーマの粘膜・皮膚縫合**

## 尿路ストーマ ••••••••••••••••••••

- 回腸導管の場合,皮膚切開や腹壁の固定方法は基本的には消化管ストーマと同じである.
- 尿管皮膚瘻は,左右の尿管の下端を切断した後,尿管の血流を保つように剥離し,後腹膜腔を経て腹壁に造設する.尿管皮膚瘻のストーマは突出型と平坦型があるが,どちらにしても回腸導管のストーマのような高さを確保するのは難しい.
- その他の尿路変更術の構造については,p209「尿路ストーマ」を参照.

**◆引用・参考文献**
1) 西口幸雄ほか:消化管ストーマ造設と便失禁診療の標準化をめざして I. 単孔式ストーマ造設術の標準的手技と問題点. 日本大腸肛門病会誌, 64 (10):842-845, 2011

Memo

........................................................................

........................................................................

........................................................................

# 告知と意思決定支援

## 目的

* 「患者にとって最善の治療・ケアについて合意できるように」患者・家族の意思決定を支える.
* ストーマ造設術とストーマ造設後の日常生活について正しく理解して,患者にとって最善の治療,ケアを選択できる.
* 患者は,ストーマ造設術だけでなく,がんなどの生命にかかわる病気を告知され,危機的状況に陥っている.その患者の意思決定を支援する.

## 支援の実際

### ストーマ告知時の支援 ·····························

● 医師から患者・家族に重要な説明がされる場面には同席し,権利擁護者(アドボケイト)の役割をし,患者・家族に寄り添う.

● 患者・家族に対して,医師より病状や治療の選択肢が説明されているか確認する(**表1**).

● 患者・家族が,医師の説明をどのように理解しているか確認する.必要時,わかりやすく説明を加えることや,医師からの説明の機会を調整するなど,患者・家族が理解を深めるように支援をする.

● 意思決定を阻害する要素(認知機能の低下,著しい身体的,精神的,社会的苦痛の有無など)がないかを観察する.

### ストーマ造設に対するボディイメージの変化に対する支援 ·····························

● 患者がストーマについて知識不足のために悪いイメージをもち,ストーマ造設後には日常生活が著しく脅かされると考えていることは多い.

- ・ストーマ造設後の生活についてイメージできるように説明する.
- ・ストーマ造設によりボディイメージが大きく変化することで,自己概念を否定し,予期的悲嘆が生じる.患者が手術により変化する身体に対してどのようにとらえ,どのような不安,葛藤があるかを確認し支援する.
- ● 家族や重要他者の理解や不安を確認し,患者を支援するとともに,家族や重要他者も支援する.
- ● 医師,医療ソーシャルワーカー(MSW)ほかのコメディカルなどと協力して,チーム医療で患者の意思決定を支援する.

**表1 ◆インフォームド・コンセントのために医師より説明される内容**

- ・病名,部位(状態:がんの場合は転移の有無など病期,進行度)
- ・治療方法(手術療法,化学療法,放射線療法,免疫療法ほか)
- ・術式,手術時間,ストーマ造設の必要性,ストーマの管理方法(術後の排泄方法の変化),ストーマサイトマーキングの必要性
- ・手術合併症・後遺症:機能障害(排尿障害,排便障害,性機能障害),縫合不全,呼吸器合併症,術後腸閉塞,出血その他
- ・予測される手術後の状態(再発の確率,補助化学療法の必要性,日常生活など)
- ・標準的な治療方針,選択肢,治療の危険性や有効性を説明したうえで推奨する治療法を伝える

## 観察のポイント

①病気,手術,治療法をどのように理解しているか
- ・患者・家族の言動,表情,態度,姿勢など
- ・病気や治療法に対する不安や疑問点

②ストーマ造設に対する思い
- ・ストーマに対する知識不足より,過度に悪いイメージをもっていないか?
- ・ストーマ造設後の生活がイメージできているか?

③普段より患者自身が,自分自身の身体をどのようにとらえ,ストーマ造設によるボディイメージの変容についてどのように考えているか

④患者の価値観や考えや信念，その他の意思決定に影響する要因について観察する

## 支援のポイント

①ストーマ造設術の原因となる病気は，がんなどの患者や家族にとっては衝撃の大きい病気である．そのなかで，手術という大きな選択を迫られていることに配慮し支援する（「情報共有・合意モデル」に基づく意思決定プロセスを示す〔**図1**〕）．

● 単にストーマ造設手術をするかしないかの選択ではなく，その他の治療の選択，意思決定を次々と行わなければならないことも配慮する．

●「患者にとっての最善とは」単に医学的な観点ではなく，患者・家族の「語られる命（生活・人生）」を尊重し，評価することが重要である（ストーマ造設後の人生，日常生活をどのように送っていくか）．

● 患者が十分に理解したうえで医療を選択，決定できるような十分な情報を丁寧に伝える．同時に，患者・家族の権利を尊重するために積極的に働きかける（医療用語が用いられることも多いので，理解できているか確認する）．

● 苦痛スクリーニングを行い，患者・家族がさまざまな苦痛（**表2**）を抱えていることを理解し，支援する．

● 患者の家族や重要他者も同じように，またはそれ以上にさまざまな苦痛を抱いていることを理解し，患者と同様に支援していく．

● 入退院支援センターとの連携や，がん相談支援センター活用など，チーム医療で患者を支援する．

● 皮膚・排泄ケア認定看護師などの認定看護師や，専門看護師を活用する．

● セカンド・オピニオンについて紹介する．

②ストーマやストーマ造設後の生活について過度な不安がないかを確認する
- 患者が抱くボディーイメージや自己概念を理解し，手術後の不安，葛藤について話を聞く.
- ストーマ造設後の生活をイメージしやすいように説明する.
- 患者会に参加することや著名人のオストメイトを紹介することが，ストーマ造設の受容につながることもある.
- 直腸がんの場合，ロボット手術保険適用など術式が変化し，ストーマを造設するか，肛門を温存するかの選択を迫られる場合もある. 手術後の排便機能や，患者の日常生活の状況も十分に話し合い，意思決定を支援する.

③コミュニケーションスキルを活用する
- 基本的なコミュニケーションスキルを表3に示す.
- 患者−医療者間の効果的なコミュニケーションは，患者の病気に対するアドヒアランスを促進する[1].

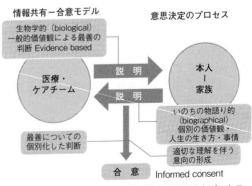

**図1 ◆「情報共有・合意モデル」に基づく意思決定プロセス**

文献1) より引用

**表2 ◆ストーマ造設時の苦痛・不安**

| 身体的 | ●病状に伴う苦痛，腹部症状，貧血に伴う症状，その他の症状<br>　直腸がんの場合：排便困難，頻回な便意，残便感，排便痛，肛門痛など<br>　膀胱がんの場合：膀胱刺激症状，頻尿，尿意切迫感，排尿時痛など |
|---|---|
| 心理的 | ●ボディイメージの変化に対する恐れ，自己概念の否定<br>・身体の一部を喪失するや機能喪失に対する不安と恐れ<br>・障害者になる，人と違う，嫌われる，最低な人間になってしまうなど<br>●ストーマに対する漠然とした不安<br>・ストーマを管理はどうしたらいいか？　管理できない，臭い，かぶれる<br>・もうどこにも行けない，寝たきりになったらどうすればいいのかなど<br>●病気に対する不安<br>・ストーマ造設患者の多くは直腸がん，膀胱がんであり，「がん」と告知され生命に対する危機感，不安や困難さを感じているなど<br>●手術に対する不安<br>・手術がうまくいかない不安，術後の経過が悪い不安，痛みの恐れなど<br>●手術合併症・骨盤神経障害の不安<br>・排尿機能障害，排便機能障害，性機能障害，下肢のしびれなど<br>●人生設計の変更を迫られる恐れ，希望の喪失<br>・この先どうなってしまうのか，漠然とした将来への不安など |
| 社会的 | ●経済的な不安：医療費（手術代，入院費，通院費），収入がなくなる不安<br>●家族，パートナーとの関係，役割変化に関する不安<br>●家事・子育ての不安<br>●仕事の不安：仕事を続けられるだろうか？　休めるだろうか？<br>●家族や周囲の人に迷惑をかけてしまう心配<br>●パートナーとの関係に対する不安 |

ストーマ造設術前は，さまざまな苦痛と不安があり葛藤している

告知と意思決定支援

## Memo

**表 3 ◆基本的なコミュニケーションスキル**

**1) 聴くための準備をする**
　礼儀正しい態度で接する，身だしなみを整える，挨拶をする，自己紹介をする，まずは自分が落ち着く，静かで快適な場所やプライバシーの保たれた場所を設定する，座る位置に配慮する(患者が話しやすい距離)，目や顔を見る，目線は同じ高さを保つ，時間を守る，患者の希望に合わせる，情報共有の希望を確認する，家族同席の希望について確認する，患者の知りたくないという気持ちを尊重する

**2) 現状の理解を確認，問題点の把握**
　患者が現状についてどのように理解しているかを確認する，認識の確認，誤解の有無を知る，病気だけでなく患者自身への関心を示す，話し方や様子に注目する

**3) 効果的に傾聴する**
　感情の表出を促し，その内容について批判や解釈を与えることなく傾聴する

**4) 応答するスキル**
　患者が言いたいことを探索し理解する，相づちを打つ，患者の言うことを自分の言葉で言い換えるなどして理解したことを伝える

**5) 共感するスキル**
　患者の気持ちを探索し理解する，沈黙を積極的に使う，患者の言葉を繰り返す

文献 2) より引用

### ◆引用・参考文献

1)　清水哲郎：意思・決定プロセス．情報共有—合意モデル．臨床倫理エッセンシャルズ 2016 春版．p14-18
　　http://clinicalethics.ne.jp (2021 年 7 月閲覧)
2)　市川智里：基本的コミュニケーションスキルの活用．厚生労働省委託 がん医療に携わる看護研修事業編，看護師に対する緩和ケア教育テキスト 第 2 版．p14-28，2014

## Memo

........................................................................

........................................................................

........................................................................

........................................................................

........................................................................

........................................................................

........................................................................

# 術前オリエンテーション

## 目的

＊ストーマリハビリテーションを目標に，ストーマ造設に関連するさまざまな身体的・心理的・社会的苦痛，不安を軽減するために，手術前よりチーム医療で患者を支援する．

## ケアの実際

● ストーマリハビリテーションとは，「ストーマと合併症の障害を克服して自立するだけでなく，ストーマ保有者の心身および社会生活の機能を回復させること．また，それを促進する技術と方法」をいう[1]．

● 在院日数が短縮され，オリエンテーションは外来で病名告知，手術決定直後より開始される．ストーマリハビリテーションの流れ（**図1**）を理解し，多職種で協働してオリエンテーションを行う．

● ストーマ造設術は，ボディイメージの変化が大きく，術前より予期的悲嘆と葛藤が起こる．患者の受容過程を評価しながら，オリエンテーションの開始時期，方法を検討し，患者の反応を確認しながら進める．

● ストーマ造設に対して衝撃を受けていることに共感する態度で接する．

● ストーマや手術，病気に対しての理解，知識，イメージを確認しながら行い，間違った理解や知識，過度に悪いイメージをもっている場合は，丁寧に説明する．

● オリエンテーションは，本人だけでなく，家族やキーパーソンが同席できるように調整する．

● 家族やキーパーソンなどへの説明は，患者の希

望を確認し，同意を得てから行う．
・患者が希望しないことや，家族が希望しないこともある．その場合は，患者にとってのストーマリハビリテーションについての最善について話し合い，調整する必要がある．

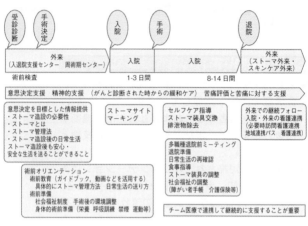

**図1 ◆ ストーマリハビリテーションの流れ**

Memo

.................................................................................

.................................................................................

.................................................................................

.................................................................................

.................................................................................

.................................................................................

.................................................................................

.................................................................................

**表 1 ◆フィンクの危機モデルと看護介入**

| | 危機のプロセス | 看護介入 |
|---|---|---|
| 衝撃の段階 | **最初の心理的ショックの時期**<br>・迫りくる危機や脅威のために強烈なパニックや思考の混乱に陥る | ・安全に対するあらゆる手段を講じる<br>・あらゆる危険から患者を保護する<br>・鋭敏な感受性をもって患者の状態を理解し，あたたかい誠実な思いやりのある態度で患者のそばに付き添い，静かに見守る |
| 防御的遂行の段階 | **危機を意味するものに対して自らを守る時期**<br>・危険や脅威を感じさせる状況に直接的，現実的に直面するには恐ろしく圧倒的なために，無関心あるいは多幸症の状態を示す<br>・現実逃避，否認，抑圧のような防御規制 | ・安全志向の援助を行う<br>・脅威の現実に目を向けさせるような積極的な働きかけではなく，患者のありのままを受け入れて，あたたかい誠実な思いやりのある態度で患者のそばに付き添う<br>・必要とするときに必要な援助を与え，患者を支持し，安全を保障する |
| 承認の段階 | **危機の現実に直面する時期**<br>・もはや変化に抵抗できないことをさとり，自己イメージの喪失を体験する<br>・深い悲しみ，にがい苦しみ，強度な不安を示し，再度混乱を体験するが，しだいに新しい現実を知覚し，自己を再調整していく<br>・この時期が圧倒的すぎると自殺を企てたりする | ・積極的な危機への看護の働きかけ<br>・適切な情報の提供，誠実な支持と力強い励ましなどのもとに，現実に対する洞察を深めさせる<br>・逃避のなかでは真の安全が得られないことを，患者自身に気づかせるように援助する |
| 適応の段階 | **建設的な方法で，積極的に状況に対処する時期**<br>・新しい自己のイメージや価値観を築いていく過程<br>・現在の能力や資源で満足のいく経験が増え，しだいに不安が減少する | ・広範囲な知識と技術，人的および物的資源を駆使して忍耐強く援助<br>・現在の能力や資源を活用して満足が得られる経験をもたせることにより，成長に対する動機づけや強化を行い，成長を促す |

文献 2) を参考に作成

術前オリエンテーション

## Memo

.............................................................................

.............................................................................

.............................................................................

.............................................................................

- 危機のプロセスを知り，患者の表情，言動，行動，しぐさを注意深く観察し，受容段階を評価する．
- ストーマ造設術を受ける患者には，フィンクの危機モデル（**表1**）などの危機理論が活用されている．

- 術前オリエンテーションは，情報提供・教育的機会としてだけでなく，信頼関係を築く重要な機会である．患者がストーマを受容し，QOLを維持・増進する第一歩であることを心がけて患者と接する．
- 患者の受容段階に合わせてオリエンテーションを行う．無理強いはしない．
- 患者は次々と重要な選択を迫られている状態である．説明した内容をまったく覚えていないということもあるので，重要なことはパンフレットなどで示すとともに，繰り返し確認する．

◆引用・参考文献

1) 日本ストーマ・排泄リハビリテーション学会編：ストーマ・排泄リハビリテーション学用語集 第4版．金原出版，2020
2) 小島操子ほか：フィンクの危機モデル．看護における危機理論・危機介入 第4版．p50-54，金芳堂，2018

Memo

.............................................................

.............................................................

.............................................................

.............................................................

.............................................................

# 術前教育

## 目的

* ストーマとストーマ造設後の生活についてイメージでき，安心して手術に臨めるよう支援する．
* ストーマ造設術の流れを理解し，安全に手術を受けられる．
* 患者とのコミュニケーションの機会とし，ストーマオリエンテーションを進めていくうえで重要な信頼関係を構築する．

## 必要物品

- ストーマケアガイドブック（患者用パスなど予定のわかるもの）
- ストーマ装具，ストーマの模型（**図1**）
- 必要時に動画の見られる環境，DVD など．
※ 外来・病棟で連携できるチェックシートなどもあるとよい．

## ケアの実際

- 患者の自身の病状やストーマ造設術に対する理解を確認する（**図2〜4**）．
- 患者の受容過程をアセスメントし，オリエンテーション開始のタイミングを検討する．

Memo

........................................

........................................

........................................

........................................

........................................

術前教育

消化管用ストーマ袋　　　　　尿路用ストーマ袋

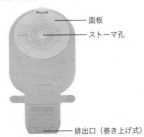

- 面板
- ストーマ孔

- 排出口（巻き上げ式）

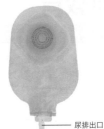

- 尿排出口

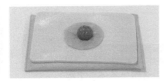

**図1 ◆ストーマ装具とストーマ模型**

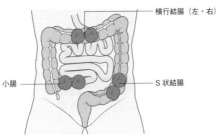

- 横行結腸（左・右）
- 小腸
- S状結腸

マイルズ手術　　　　　ハルトマン手術　　　　低位前方切除術の
　　　　　　　　　　　　　　　　　　　　　　　カバーリングストーマ

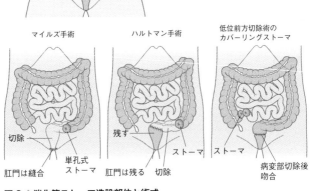

マイルズ手術
- 切除
- 単孔式ストーマ
- 肛門は縫合

ハルトマン手術
- 残す
- 肛門は残る
- 切除
- ストーマ

低位前方切除術のカバーリングストーマ
- ストーマ
- 病変部切除後吻合

**図2 ◆消化管ストーマ造設部位と術式**

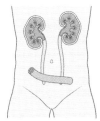
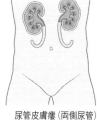
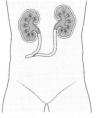

回腸導管
回腸の一部を 15 ～ 20cm 切り取り，左右の尿管をつなげる．腸の一方を閉じ，もう一方を腹部に開けた皮膚に縫いつけてストーマを造設する

尿管皮膚瘻（両側尿管）
両方の尿を左右に分けて腹部に 2 つの出口のストーマを造設

尿管皮膚瘻（一側合流法）
片方の尿管をもう一方の尿管に縫いつけ，1 つの出口のストーマを造設する

**図 3 ◆尿路ストーマ術式**

## 観察のポイント

● 患者の表情，言動，しぐさなどを注意深く観察する．

● 患者家族の表情，言動を注意深く観察する．

● 手術前練習を通して，視力，聴力，手先の器用さなどを観察・アセスメントし，術後のセルフケア指導，装具選択などに活かす．

## ケアのポイント（表 1）

● プライバシーを確保した環境で患者の反応を確認しながら，言動に注意してオリエンテーションを行う．

※「ストーマということを周囲に聞かれたくない，知られたくない」と思っていることは多く，大部屋では行わない．

● 手術前に患者に与えられる情報は多い．重要なことを説明し，手術後に説明できることは手術後にする（表 2）．

● 患者は成人学習者である．成人学習者の特徴（表 3）を理解し，患者の思いを尊重し，対象に合った方法で術前教育を行う．

**表1 ◆術前教育の内容とポイント**

| 内容 | ポイント | 準備物品・環境 | 説明例<br>（直腸がんマイルズ） |
|---|---|---|---|
| **患者の病状<br>ストーマ手術の必要性<br>ストーマの術式** | ●医師から説明されている内容を確認<br>・病状や，手術の必要性の理解が深まるように）<br>・医師からの説明をまったく覚えていない場合や，説明された状態が実際にどういう状態なのかを理解していない人も少なくない | ・医師作成の説明用紙（病名・病気・標準治療・術式など記載）<br>・ストーマ術式の説明用紙<br> | 「医師から説明されましたが，○○さんのご病気は直腸にあり，手術することになりました。」<br>「肛門に近いところにあるので，手術でつなげることができません。そのため人工肛門・ストーマを造る手術をすることになりました。」 |
| **ストーマについて** | ●人工的なものを植え込む手術ではなく，自分自身の臓器がストーマになること<br>●色，形，柔らかさ | ●ストーマの写真や模型<br> | 「ストーマはギリシャ語で口という意味からきているそうですが，ご自身の腸でおなかにできた出口です。きれいな薄赤い粘膜でできています。」 |
| **ストーマ造設後の日常生活について** | ●手術後もストーマケアをしながら今までと同じように生活ができること<br>・ストーマ管理について<br>・食事について<br>　基本的には食事制限はないが，ストーマの種類によっては注意することがある（**表2**）<br>・入浴について | ●ガイドブックなどで大切なことは説明する | 「手術後は，ストーマの管理をしながら，今までと同じように生活ができます。」<br>「ストーマということでの食事制限はありませんし，お風呂も入れます。旅行も行くことができます。」 |

## Memo

| | | | |
|---|---|---|---|
| **ストーマの排泄方法について** | ●排泄方法・管理方法（失禁状態になるためにストーマ装具の装着が必要） | ストーマ装具 | 「手術前は，便を貯める，便意を感じる，我慢する，自分の意思で便を出すことができます.」<br>「手術後は，便意は感じません. 便を貯めることもできないので，便がストーマまで到達すると，排泄されます. そのために，ストーマ装具を腹部に装着します. ストーマ装具が，腸の代わりに蓄便を排泄する役割をします.」 |
| **ストーマ装具について** | ●実際に大きさ，薄さ，柔らかさなどを確認する<br>●ストーマ装具の機能により安心して装着できること<br>●皮膚保護材の機能<br>●袋の構造の機能 | ストーマ装具（術後に使う種類がよい） | 「皮膚保護材には，粘着作用，吸水作用（汗を吸う），細菌繁殖阻止作用などがあり，貼り続けてもかぶれにくい素材でできています. 袋は3〜5重構造などでできており，強度や防臭性があり，安心して使用することができます.」 |
| **ストーマ装具交換** | ●交換頻度<br>●交換方法 | | 「数日毎（1〜5日毎）に，ストーマ装具を優しく剥がして，周囲の皮膚を洗い，新しいストーマ装具を装着します.」<br>「手術後に，看護師が一緒に行いながら詳しく説明します.」 |

Memo

.......................................................................................

.......................................................................................

.......................................................................................

.......................................................................................

| | | | |
|---|---|---|---|
| **排泄物の捨て方** | ●排泄の方法・頻度，ストーマ種類，部位による排泄の状態と排泄頻度の目安<br>●実際に，ストーマ装具の排泄口を使用する．<br>●実際に，トイレで捨てる練習をする．<br>●練習を行うことができたことを肯定し励ます．<br>●家のトイレの状況の確認をしておくとよい．<br>（洋式・和式，数，便座の形，温水洗浄機 | <br>実際に，トイレで排泄方法の練習を行う（図5）． | 「S状結腸にストーマができるので，手術前と同じくらい1日1回，普通の硬さの排便があります．」<br>「ストーマ装具に便が溜まったらトイレで処理します．」 |

**表2 ◆ストーマ部位による術後の食事の注意**

| 結腸ストーマ | 術後しばらくは消化機能が低下していることが予測されるので，食べすぎに注意する．よく噛む，偏った食事はしない． |
|---|---|
| 小腸ストーマ | 脱水に注意する．<br>食物繊維が詰まることがある（フードブロッケージ）ため，術後しばらくは不溶性食物繊維を避けたほうがよい． |
| 尿路ストーマ | 尿路感染，結石予防のため，尿量を確保した水分摂取に心がける．クランベリージュースや，グレープフルーツジュースが勧められることもある． |

Memo

........................................................

........................................................

........................................................

........................................................

........................................................

........................................................

........................................................

**表3 ◆成人教育 (アンドラゴジー)　成人学習者の特徴**

| | 特徴 | 支援 |
|---|---|---|
| 学習者の自己概念 | 人間が成熟するにつれて，自己概念は自己主導的 (self-directing) なものに変化していく | 自発性や自律性が自己概念の重要な位置を占め，それを尊重した学習とする |
| 学習者の自己概念 | 人生経験を重ね，経験の蓄えが増大し，学習への豊富な資源になる | すでに経験したことを学習の資源 (教材) として利用する |
| 学習者のレディネス | 社会的役割や社会的発達課題を遂行しようとするところから生じることが多い | どのような社会的役割を達成すべき時期か，学習者の知識や経験を踏まえその役割達成に対する学習の準備段階がどの程度かということを十分に把握しておくことが重要 |
| 学習への方向づけ | 現在自分が直面する生活上の問題や課題への対応という形で学習に参加する | 生活していく力を開発するという側面が重要となり，問題解決的なカリキュラムや生活に根ざした教材がより適している |
| 学習への動機づけ | より重要な動機づけの要因は，自尊心や自己実現など内的なもの．学びたいと思うことは学習成果が得られやすいが，必要性を認めないものの学習は成立しにくい | 個々のニーズに応じて学習順序や内容，量を変更するような工夫が必要 |

学習の前に，なぜその学習をするのか「知る必要性」に気づけるようにする必要がある．

文献1) を参考に作成

術前教育

## Memo

.......................................................................

.......................................................................

.......................................................................

.......................................................................

.......................................................................

.......................................................................

.......................................................................

.......................................................................

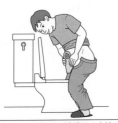
洋式便器に立って排泄する方法

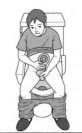
洋式便器に座って排泄する方法①

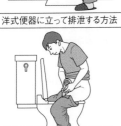
洋式便器に座って排泄する方法②

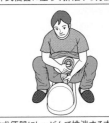
和式便器にしゃがんで排泄する方法

**図5 ◆排泄物の処理方法**

**◆引用・参考文献**

1) 野川道子編, 小野美穂：成人教育 (アンドラゴジー). 看護実践に活かす中範囲理論 第2版. p383-399, メヂカルフレンド社, 2016
2) 松原康美編：排泄物の処理方法. ストーマケア実践ケアガイド. p36, 学研メディカル秀潤社, 2013

Memo

........................................................................

........................................................................

........................................................................

........................................................................

........................................................................

........................................................................

# ストーマ
## 手術準備

### 目的

* 手術を安全に受けることができるように，身体的準備を する.

### ケアの実際

### 栄養指導：術前栄養状態の整え，栄養状態 の評価

● 身長，体重 (1 年以内の体重変化)，BMI，体脂肪， 皮下脂肪厚，上腕三筋囲，皮膚の乾燥など.
● **血液検査**：ヘモグロビン，総蛋白質，アルブミ ン，プレアルブミン，トランスフェリンリンパ球 数，血糖値，HbA1c など.
● **食事状態**：食事量，嗜好，食事の困難さ，排便状 態など.

### 腸管内の清浄化

● 手術前日まで低残渣食は摂取可能，術前経口補 水療法 (手術当日まで).
● 消化管の手術や腸管を使用する回腸導管の手術 では，腸管内の清浄化をする必要がある. 以前は 早期より絶食となっていたが，今日では術後の回 復強化を目的とした術後回復強化プログラム (ERAS：イーラス) が取り入れられることが多 くなり，術前の絶食期間を短縮している (**表 1**).
● 下剤の投与：術前日には下剤が投与される. 術前 より排便状態を確認し，必要時は下剤・緩下剤が 投与されることもある.
● 腫瘍により腸管の狭窄がある場合：腸閉塞予防 のために早期から低残渣食摂取. 術前の栄養状態 低下に注意する.

**表 1 ◆ ERAS（イーラス）推奨事項**

| | |
|---|---|
| 術前 | ・術前オリエンテーション<br>・下剤による腸管前処置なし<br>・術前絶食期間の短縮（経口補水や炭水化物摂取）<br>・前投薬なし |
| 術中 | ・経鼻胃管の留置なし／早期抜去<br>・胸部硬膜外麻酔による鎮痛<br>・短時間作用型麻酔薬（propofol，remifentanil など）の使用<br>・輸液，塩分の過剰投与の回避<br>・小切開，ドレーンなし<br>・術中体温管理（温風式加温装置の使用） |
| 術後 | ・早期離床<br>・NSAIDs（非ステロイド性抗炎症薬）による鎮痛<br>・悪心・嘔吐予防<br>・腸管蠕動促進（硬膜外麻酔，マグネシウム製剤）<br>・点滴，尿道カテーテル，ドレーンの早期抜去<br>・早期経口摂取再開（栄養摂取）<br>・コンプライアンス・結果の監査（audid） |

## 手術部位感染（SSI）予防

● 消化器外科の手術は，創汚染のリスクが高いため，手術部位感染（SSI：surgical site infection）の発生率が高くなり，大腸手術の 9.3%（2019年）に創部感染の報告がある[1].

● 除毛：体毛が手術に支障になる場合に，電気バリカンを使用し手術の直前に行う（手術室で行うことは少なく，出棟前に病棟で行うことが多い）.

● 手術前日には，石けんや消毒薬を用いたシャワー浴や入浴をする．臍の汚染の確認（臍処置）も行う.

● 喫煙歴の確認，禁煙指導を行う.

● 医師の指示にもとづき血糖コントロールを行う.

● 術直前に抗菌薬投与の指示がある場合は，指示を守り確実に投与する.

## 術前に必要な身体面の観察

● 呼吸機能，循環機能，肝機能，腎機能，血液凝固，内分泌，アレルギーの有無

## 術前訓練

- 術後肺合併症予防：手術決定早期より呼吸訓練（深呼吸）開始，痰の出し方の練習
- 術後早期離床のために，術前より運動練習開始
- 口腔ケア：口腔内の確認（動揺歯，歯石など）

## 手術前化学療法，放射線治療

- 手術前に化学療法，放射線治療が行われることもある．その場合，手術前化学療法，放射線治療の副作用の発生により，その後の治療，手術に対する不安が増強することもある．
- 関連部署の看護師が連携し，患者を支援する（病状とともに，患者の理解，治療に対する思いなどを共有する）．
- チーム医療で連携し，患者を支援することが重要である．

## 社会福祉制度の利用

- 障害者手帳対象の場合，手術前に書類・写真等の準備をしておくと，手術後早期に申請ができる．
- 手術後のセルフケアや家族支援状況をアセスメントし，必要時，介護保険等の利用について，本人や家族と話し合っておくとよい．

### ケアのポイント

- チーム医療で，連携して観察，実施，評価する（**表2**）.
- パスなどで可視化して示す．

Memo

**表 2 ◆術前教育・準備を協働して行う多職種と役割**

| | |
|---|---|
| **看護師**<br>**外来・病棟の**<br>**看護連携が重要** | ・意思決定支援<br>・悪い知らせ後の情緒的サポート，コミュニケーション，共感<br>・情報提供（ストーマとは，管理方法，術前術後の経過，ストーマ造設後の日常生活など）<br>・ストーマケアの術前練習実施（ストーマ装具交換・排泄練習など）<br>・ストーマサイトマーキング（医師とともに実施・評価）<br>・手術前後の日常生活の評価と調整（術後の生活の場を評価し退院調整につなげる）<br>・術後合併症予防のための訓練と指導（呼吸訓練，禁煙指導など） |
| **WOC ナース** | ・外来，病棟看護師と協力・連携し，ストーマ造設前の患者の教育・準備を行う．リソースの役割をする<br>・ストーマサイトマーキング<br>・意思決定支援（外来・病棟・外来と継続して患者にかかわる） |
| **担当医師** | ・病状，手術・術式・ストーマ造設の必要性の説明<br>・IC，意思決定支援<br>・手術前評価，手術指示<br>・ストーマサイトマーキング |
| **麻酔科医** | ・手術前評価，合併症予防 |
| **MSW** | ・社会福祉制度，地域包括医療連携 |
| **栄養士** | ・栄養指導（術前からの栄養管理，腸管の狭窄のある場合などの低残渣食など） |
| **薬剤師** | ・内服管理，術前中止薬の説明・確認 |
| **理学療法士**<br>**作業療法士** | ・術後合併症予防のための訓練<br>・呼吸訓練，離床訓練，筋力トレーニング |
| **口腔外科医**<br>**歯科衛生士** | ・口腔ケア，全身麻酔前の口腔評価，術後合併症予防 |
| **医事** | ・医療費，高額医療費制度 |
| **その他** | ・緩和ケアチーム，栄養サポートチーム（NST），認知症ケアチームなど<br>・必要時にコンサルテーションする |

◆引用・参考文献

1) 厚生労働省：院内感染対策サーベイランス事業 SSI 部門 JANIS2017 年年報．https://janis.mhlw.go.jp/report/ssi.html（2020 年 12 月 6 日検索）

# Memo

手術準備

ストーマ
# ストーマサイトマーキングとは

## 目的

* ストーマをよい位置に造設し，QOL を維持し，合併症を予防する．
* ストーマ造設術前よりストーマをイメージする機会とし，ストーマの受容へつなげる．

### ストーマサイトマーキングの概要

- ストーマサイトマーキングとは，「ストーマ位置決め」のことである [1]．
- ストーマ造設後に使用するストーマ装具が，安定的に装着できる部位を決めることで，**表 1** [2] に示すさまざまな合併症やトラブルを予防することが期待されている．
- その結果，ストーマ造設後の患者の QOL 維持につながる．
- ストーマサイトマーキングの原則として「クリーブランドクリニックの 5 原則」があるが，近年では，術式の変化など，この原則に合わない場合もあり，大村らが提案した「新しいマーキングの基準」(**表 2**) [3] が用いられている．

**表 1 ◆ ストーマサイトマーキングによる予防が期待できる合併症とトラブル**

- ・ストーマ周囲皮膚障害
- ・粘膜皮膚離開
- ・ストーマ陥凹
- ・傍ストーマヘルニア
- ・位置不良に伴う便漏れ
- ・装具装着困難

文献 2) より引用

Memo

........................................................................

........................................................................

**表 2 ◆ストーマサイトマーキングの原則**

| ストーマサイトマーキングの原則<br>クリーブランドクリニック | 新しいマーキングの基準<br>大村 |
|---|---|
| ・腹直筋を貫く位置<br>・腹部脂肪層の頂点<br>・本人が見ることができ, セルフケアしやすい位置<br>・皮膚のくぼみ, しわ, 瘢痕, 上前腸骨棘を避けた位置<br>・臍より低い位置 | ・腹直筋を貫通させる<br>・あらゆる体位 (仰臥位, 坐位, 立位, 前屈位) をとって, しわ, 瘢痕, 骨突起, 臍を避ける<br>・坐位で患者自身が見ることができる位置<br>・ストーマ周囲平面の確保ができる位置 |

文献 3) より引用

## 必要物品 (図 1)

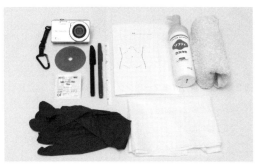

デジタルカメラ, マーキングディスク (通常 7.0cm を使用), 水性マジック, メジャーまたは定規, 記録用紙, カメラ, 油性マジックまたは皮膚ペン, 温タオル, 洗浄剤, 皮膜材

**図 1 ◆必要物品**

## ケアの実際

**手順** ･････････････････････････････････

①仰臥位で基本線を引く (**図 2**).

    a. 正中線　b. 臍上水平線　c. 肋骨弓下下縁

    d. 上前腸骨棘　e. 腹直筋外縁

②腹直筋の確認方法 (**図 3**)

● 臥床のまま首を上げ, 臍を見てもらう, 両足を少し上げてもらう, 咳き込んでもらうなどして, 腹直筋を緊張させて腹直筋外縁を触知する.

● 恥骨結合より触知する方法：腹直筋は恥骨, 恥

241

骨結合より始まり，恥骨結合上では比較的触知しやすい．ここで腹直筋外縁を確認後，頭側に向かってマーキングする．

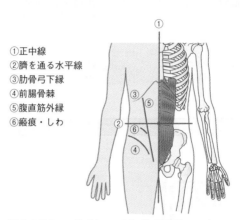

①正中線
②臍を通る水平線
③肋骨弓下縁
④前腸骨棘
⑤腹直筋外縁
⑥瘢痕・しわ

**図2 ◆ストーマサイトマーキング　基本線**

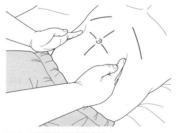

**図3 ◆腹直筋の確認方法**

● **CT画像で確認する方法**：CT画像の臍部の腹直筋を測定し，その上下画像の腹直筋を確認する（**図4**）．
③しわ，くぼみ，瘢痕などを確認しマークをする．
● しわや瘢痕は，装具が不安定になるため避ける．
④仰臥位時でストーマ造設部位の腹壁にディスクをあて，マーキング可能な範囲を確認する（**図5**）．

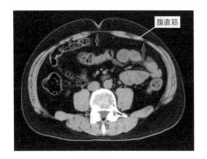

腹直筋

臍部で（腹壁の凹み）腹直筋の幅を確認する
**図4 ◆ CTで腹直筋の幅を確認する**

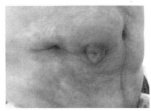

虫垂炎手術後瘢痕に向かってしわができているため
装具が漏れやすい．瘢痕からは距離をとる
**図5 ◆ しわや瘢痕の確認**

⑤坐位になり，しわや瘢痕を避け，本人が見ることができてマーキングディスクが安定する位置にマークする．

⑥立位になり，ディスクが安定するか，自分で見ることができるかどうかを確認する．

⑦患者の生活や服装，仕事や趣味など，可能な範囲で考慮し，患者と位置を相談する（**図6**）．

⑧最終的に決定した位置を油性ペンでマーキングする．

⑨医師とともにマーキングの位置を確認する．

⑩位置を測定し記録に残す．

● **測定部位**：正中線，臍，臍上水平線，肋骨弓，上前腸骨棘などからマーキングまでの距離，腹直筋の幅など．

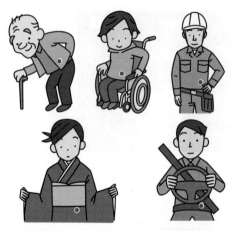

患者の生活や服装，仕事，趣味などについて可能な範囲を考慮して位置を相談する

**図6◆マーキングの位置**

## 観察のポイント

- マーキング実施前から終了までの患者の表情や言動に注意しながら行う．
- 体位による腹壁の変化を確認する．一般的には，仰臥位ではマーキングディスクは広範囲に安定させることができるが，坐位になると狭くなる．

## ケアのポイント

- ストーマの受容過程を評価し，マーキングについて納得しているかを確認してから行う．
- プライバシーに十分に配慮した環境で行う（原則的には大部屋では行わない）．実施時の言動にも注意する．
- マーキングディスクは温めてから患者の腹部にあてる（**図7**）．
- 状態により腹直筋を触る行為や，体位を変える行為が患者の苦痛を増強することがある．患者の身体的苦痛に配慮し実施する．

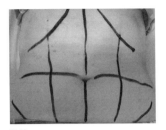

臥位
腹部は平面になっている

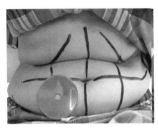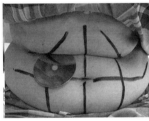

坐位
上腹部と下腹部に深いしわができる→ディスクが安定する部位は限られてくる

**図7 ◆臥位と坐位での腹壁の変化**

**◆引用・参考文献**
1) ストーマ・排泄リハビリテーション学会編：ストーマ・排泄リハビリテーション学用語集 第4版．p36，金原出版，2020
2) 日本ストーマ・排泄リハビリテーション学会，日本大腸肛門病学会編：ストーマサイトマーキングや術前教育による合併症予防．消化管ストーマ関連合併症の予防と治療・ケアの手引き．p44-52，金原出版，2018
3) 大村裕子：ストーマサイトマーキングの点検と再評価．看護学雑誌，65 (9)：802-808，2001
4) 松原康美編：ストーマケア実践ガイド．p48，学研メディカル秀潤社，2013

# 消化管ストーママーキング

ストーマ

ケアのポイント

### 結腸ストーマのマーキング ･･････････････

- 医師と情報交換を行い, 術式, マーキング部位を確認し実施する (**図1**).
- 結腸ストーマは, 腸管の可動域があることからS状結腸, 横行結腸でストーマ造設されることが多い.
- 回腸ストーマは, 直腸手術の縫合不全予防のための一時的ストーマ手術として行われることが多い.

ストーマの種類別主な造設位置

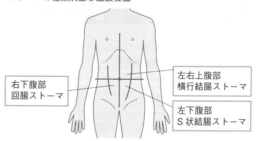

右下腹部
回腸ストーマ

左右上腹部
横行結腸ストーマ

左下腹部
S状結腸ストーマ

**図1 ◆ストーマの種類とストーマ造設部位**

### 〈S状結腸ストーマ〉

- 左下腹部に造設されることが多い (**図2**).
- 直腸がんのマイルズ術など待機手術の場合は, 永久的なストーマになることが多い.
- 肥満の患者の場合, 下腹部のマーキング部位を自分では見ることができなかったり, 深いしわによりマーキングができない場合がある. その場合は, 医師と相談して左上腹部にマーキングすることもある.

- 緊急ストーマでは，双孔式ループストーマが造設されることが多く，巨大なストーマになることもある．臍，正中線，上腸骨棘からの距離に注意してマーキングする．
- 腹腔鏡下手術，ロボット手術も増加してきており，術式と手術創，ポートの位置，ドレーンの位置なども確認する．

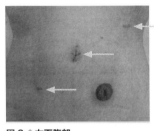

ポート挿入位置

**図2◆左下腹部**

### 〈横行結腸ストーマ〉

- 左右上腹部に造設されることが多い（**図3**）．
- 症状コントロールや，救命目的，緩和目的により緊急で造設されることが多い．
- 双孔式ループストーマが多く，口径が大きくなりやすい．
- 肋骨弓が近いと管理困難になるため，距離を確保する．
- 腹部の屈曲部には深いしわができるので，屈曲時にも安定した位置を確認する．

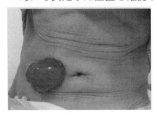

緊急で横行結腸ストーマ造設後　浮腫あり，巨大なストーマとなった
**図3◆右上腹部**

### 〈回腸ストーマ〉

● 右下腹部に造設されることが多い（**図4**）.

● 近年は，低位前方切除術や括約筋間直腸切除術（in-stent restenosis：ISR）などの際に，縫合不全予防のための一時ストーマとして造設されることが多い.

● 回腸ストーマは，消化液を多く含んだ皮膚障害を起こしやすい便が多量に排泄されるため，慎重にマーキングを行う. とくに前腸骨棘が近いとストーマ装具の安定が悪くなるので，距離を確保する.

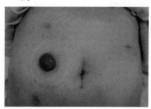

**図4 ◆回腸ストーマ**


## 緊急手術時のマーキング ······················

● 緊急手術の場合も，可能な限りマーキングを実施する.

● 緊急手術では腹膜外経路を介さないことも多いため，脱出，傍ストーマヘルニアなどの合併症も発生しやすいことを念頭に入れてマーキングを行う（**図5**）.

● 患者の身体症状が強い場合は，可能な範囲の体位をとって行う.
　・立位，坐位ができない場合：可能な頭部挙上や，側臥位など

● イレウス解除・減圧を目的としたストーマ造設術時は，腹部膨満している. そのため手術後の腹壁の変化を予測し，肋骨弓，前腸骨棘などを避け

た位置にマーキングを行う.

● ストーマ造設の原疾患や既往によっては, 手術後の縫合不全の危険性が高い. 術創との間隔も意識してマーキングを行う.

**表1 ◆緊急・準緊急でストーマ造設術が行われる疾患**

下部消化管穿孔（腫瘍, 潰瘍, 憩室穿孔, 異物, 外傷, 宿便穿孔など）
大腸がん等のイレウス解除・減圧目的
虚血性腸炎, 外傷　その他

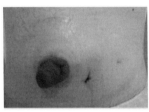

手術後

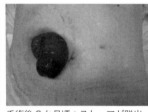

手術後2か月頃：ストーマが脱出し管理困難となった

**図5 ◆術直後とその後のストーマの変化**

Memo

# 尿路ストーママーキング

## ケアのポイント

● 医師と情報交換を行い，術式，マーキング部位を確認し実施する（**図1**）．

ストーマの種類別主な造設位置

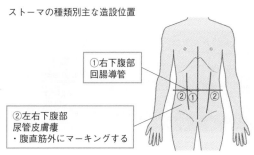

①右下腹部
回腸導管

②左右下腹部
尿管皮膚瘻
・腹直筋外にマーキングする

**図1 ◆マーキング部位**

## 回腸導管 (図2) ・・・・・・・・・・・・・・・・・・・・・・・

● 右下腹部に造設される．

● 医師に尿管皮膚瘻に変更になる可能性を確認し，必要時は尿管皮膚瘻のマーキングも行う．

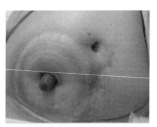

**図2 ◆回腸導管**

Memo

## 尿管皮膚瘻 (図3)

- 両側尿管皮膚瘻, 左右の尿管を合流させて方側に造設する一側尿管皮膚瘻がある.
- 尿管狭窄を予防する目的で, 腹直筋外の前腋窩線の内側にマーキングする.
- 尿管の長さにより部位が変更になる可能性があるため, 医師と造設可能な範囲 (必ず避けてほしい部位) について話し合っておくとよい.
- 両側に尿管皮膚瘻が造設される場合は, できれば左右のストーマの間隔が 10cm 以上あることが望ましい. またベルトの使用を考慮し, 左右の高さを 1cm 以上ずらすことが望ましい.

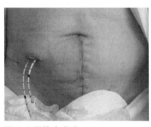

**図3 ◆尿管皮膚瘻**

Memo

.....................................................................

.....................................................................

.....................................................................

.....................................................................

.....................................................................

.....................................................................

.....................................................................

.....................................................................

## 2 か所以上のストーマ造設 (図4) ..............

- ストーマの位置がとくに複雑になるため，医師と十分に相談して行う．
- 骨盤内臓全摘術では，結腸ストーマが左側腹部，尿路ストーマが右下腹部に同時に造設される．
- 2つのストーマの間隔は，装具が重ならないように10cm以上あることが望ましい．
- ベルトの使用を考慮し，2つのストーマの高さを1cm以上ずらすことが望ましい．また交換時に不潔にならないように，尿路ストーマが頭側，結腸ストーマが尾側のほうが望ましいとされている．

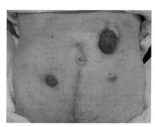

横行結腸ストーマ（左上）　回腸導管（右下）
**図4◆2か所以上のストーマ造設**

Memo

......................................................................

......................................................................

......................................................................

......................................................................

......................................................................

......................................................................

# ストーマ装具の装着

## 目的

* ストーマ装具を用いてストーマ造設により失われた排泄の自立性を再獲得し，自尊感情や自己価値を確立して，その人らしい生活を送る．
* ストーマ装具は多種多様であり，患者のストーマや腹壁の状態，生活や好みなどを多方面からアセスメントし選択する．

## ストーマ装具の構造（図1）

● 面板：皮膚に密着させる板状のもの
● ストーマ袋：ストーマに取り付けて排泄物を収集する袋
　・消化管用は開放型と閉鎖型がある．尿路用は逆流防止機能（弁）がある．
● 排出口：排泄物を破棄する部位
　・消化管用は閉鎖具分離型と一体型があり，巻き上げ式，キャップ式などがある．
　・尿路用はキャップ式，回転式などがある．
　・尿路用ストーマ袋は付属の接続管を用いて床用蓄尿袋などに接続できる．
● フランジ：二品系装具の嵌合部分
　・粘着式，嵌め込み式がある．
● 単品系装具と二品系装具
　・単品系装具は，面板とストーマ袋が一体，二品系装具は面板とストーマ袋が別々になっており，それぞれに特徴がある．

Memo

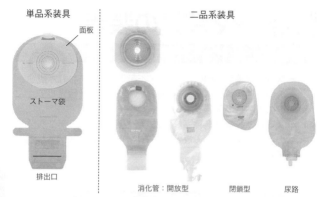

単品系装具

二品系装具

面板

ストーマ袋

排出口

消化管：開放型　　　　閉鎖型　　　尿路

**図1 ◆ストーマ装具システムと名称**

## ケアのポイント

- 術後1〜2日目に初回ストーマ装具交換を行う.
- 患者の全身状態の観察を行い，事前に鎮痛処置など行っておく.
- 患者の表情や言動を観察し，声かけをしながら実施する．とくに，初回ストーマ装具交換ではマイナスのイメージを与えないように注意する.
  - ・プライバシーが保持できる環境を整える.
  - ・臭気や話す音量など周囲の患者への配慮をする.
  - ・交換の途中で離席することのないように使用物品を準備しておく.
  - ・ストーマ装具交換により近接するドレーン等のドレッシング材の交換が必要な場合は，使用する物品も準備しておく.
  - ・ストーマ粘膜の色調不良など異常がある場合は，医師が同席できるよう調整する.
- 在院日数が短いため，1回1回の指導が効果的にできるよう工夫する.
- 患者・家族の振り返りや看護師の指導内容が統一できるよう手順書を活用するとよい.

# 消化管ストーマ装具の交換

## 目的

* ストーマ成熟の促進
* ストーマ早期合併症の予防と早期発見
* ストーマ受容への心理的サポート
* ストーマセルフケアへの動機づけ

## 必要物品（図1：自施設例）

● ストーマ装具
  ・ストーマや排泄物の観察ができるよう，ストーマ袋は透明なものを選択する．
  ・排泄物の性状によって，面板の組成や排出口を考慮する．
● 洗浄剤：洗浄剤の種類によっては微温湯を準備
● 粘着剥離剤
● 皮膚保護材：粉状皮膚保護剤や用手形成皮膚保護材など
● 不織布ガーゼ
● ティッシュペーパー
● ビニール袋（2～3枚）：汚染防止と汚物入れ
● ノギス（ディスポーザブルメジャー）
● ハサミ
● 個人用防護具：マスク，ガウン，手袋，防護メガネ

その他の必要物品など

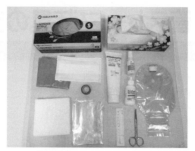

**図1◆使用物品例**

● 消化管ストーマ装具の交換は，患者の表情や言動を観察し，声かけをしながら実施する．

### ①患者の体調や環境を整える．

### ②準備する．
❶必要物品を準備する．
❷患者の体位を整える．
❸装具交換途中に排泄物で寝衣などを汚染しないように，ビニール袋を貼付するなどカバーする．

### ③装具を愛護的に除去する．
❶患者に声かけをしながら，腹壁を押さえて愛護的に装具を剥がしていく（**図2**）．
❷必要に応じて粘着剥離剤を併用する．
❸術創を排泄物で汚染しないように除去方向などに注意する．
❹除去した装具の面板の溶解や膨潤の範囲や方向を観察し，臭気が漏れないようビニール袋に入れ，封をする．
❺ストーマ周囲の排泄物の付着状況を観察する．

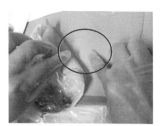

**図2◆腹壁を押さえる**

## ④ストーマやストーマ周囲のスキンケア（洗浄）

❶ストーマや周囲の排泄物をティッシュペーパーで軽く除去する.

❷皮膚洗浄剤を用いて汚れを広げないよう，ストーマ周囲を皮膚保護材貼付部より外側から内側に愛護的に洗浄していく（**図3**）.

・使用する洗浄剤に適した方法で洗浄する.

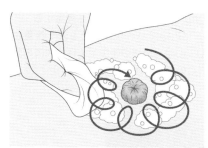

ストーマより遠い皮膚からストーマに向かい洗浄を行う

**図3◆消化管ストーマ周囲の洗浄**

## ⑤ストーマやストーマ周囲の皮膚，腹壁の観察を行う（p259「観察のポイント」参照）.

・計測時は直接ノギスがストーマに触れないように，ビニールなどでカバーする．ディスポーザブルメジャーを使用するとよい.

## ⑥面板をカットする.

❶ストーマサイズより少し大きめ（2〜3mm，術直後は浮腫があるため5mm程度）大きくカットする．間隙は粉状皮膚保護剤など使用し，排泄物が付着しないようにする.

- ストーマ袋を損傷しないようにストーマ袋を少し膨らませるとよい.
- 面板の切り口が斜めにならないようハサミの刃は立ててカットする.

❷面板開口サイズを確認する.

- ストーマに直接当てるとカット修正時にハサミや指を汚染するためビニールなどを挟むとよい.

## ⑦ストーマ装具を貼付する.

❶排出口の閉鎖を確認する.

❷ストーマ周囲が乾いていることを確認する.

❸リリースフィルムを剥がして装具を貼付する.

- 排出口の方向は離床状況などを考慮する.

❹ストーマ近接部からなじませるよう接着させ（図4），しばらく手の平で軽く押さえて密着させる（このとき，押し付けないこと）.

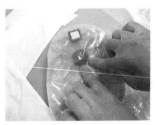

図4 ◆近接部から密着させる

⑧装具装着ができているかを確認する.

⑨片付けと手洗いをする.

⑩記録をする.

## 観察のポイント

● ストーマ袋の装着状況

● 剥がした面板裏面：皮膚保護材の膨潤や溶解の
方向と程度

● ストーマとストーマ周囲皮膚の観察（**表1**，**図5**）
　・ストーマサイズの計測：高さは排泄口で測定
　　する（**図6**）．

● ストーマ周囲腹壁の状態

● 患者の表情や言動など装具交換時の反応

**表1 ◆ストーマとストーマ周囲皮膚の観察**

| 部位 | 観察項目 |
|---|---|
| ストーマ（粘膜） | 色調，浮腫の有無と程度，出血の有無，粘膜損傷の有無，排泄口の位置と高さ，サイズ（縦×横×高さ：排泄口） |
| ストーマ粘膜皮膚接合部 | 縫合の状態，離開，出血，紅斑，硬結の有無など感染兆候など |
| ストーマ近接部 | 紅斑，びらん，表皮剥離，硬結，疼痛，瘙痒感，色素沈着・脱出，水疱や丘疹など |
| 皮膚保護剤部 | 紅斑，びらん，表皮剥離，硬結，疼痛，瘙痒感，色素沈着・脱出，水疱や丘疹など |
| 皮膚保護剤外部 | 紅斑，びらん，表皮剥離，硬結，瘙痒感，水疱や丘疹など |

文献1）を参考に作成

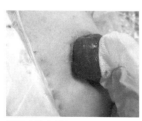
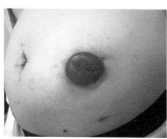

**図5 ◆接合部とストーマ周囲**

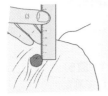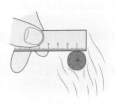

**図6 ◆ストーマの計測**

### 記録のポイント

● ストーマやストーマ周囲皮膚や腹部の状態
● 除去したストーマ装具や排泄物
● 使用装具やアクセサリー
● 指導内容や患者の表情や言動，セルフケアの状態
● 次回への継続内容など．
　※自施設で規定の様式を作成するとよい．

◆**引用・参考文献**
1) ストーマリハビリテーション講習会実行委員会編：ストーマリハビリテーション基礎と実際 第3版．p153，金原出版，2016
2) 日本創傷・オストミー・失禁管理学会学術教育委員会編：ABCD-Stoma® に基づくベーシック・スキンケア―ABCD-Stoma®ケア．照林社，2014

Memo

.............................................................................

.............................................................................

.............................................................................

.............................................................................

.............................................................................

.............................................................................

# 尿路ストーマ装具の装着と交換

## 目的

  * ストーマ成熟の促進
  * ストーマ早期合併症の予防と早期発見
  * 尿量確保：尿管ステント留置
  * ストーマ受容への心理的サポート
  * ストーマセルフケアへの動機づけ

## 尿路ストーマの特徴

● 尿管ステントが尿路確保のために留置されており，一定期間後に抜去される．
  ・**回腸導管**：尿管と回腸吻合部の保護
  ・**尿管皮膚瘻**：尿管と皮膚の吻合部の保護（狭窄があれば留置継続の場合もある）

● ストーマ装具交換中も間歇的に尿が排出されるため，周囲の汚染防止や装具貼付のタイミングをはかる必要がある．

## 必要物品

● ストーマ装具
  ・尿管ステント挿入中は，流出確認や腎盂洗浄などの処置ができるよう，ストーマ袋に逆流防止機能付きの窓付き装具，または二品系装具を使用する．
● 洗浄剤：洗浄剤の種類によっては微温湯を準備
● 粘着剥離材
● 皮膚保護材：粉状皮膚保護剤や用手形成皮膚保護材など
● 不織布ガーゼ
● ティッシュペーパー
● ビニール袋（2～3枚）：汚染防止と汚物入れ
● ノギス（ディスポーザブルメジャー）

● ハサミ
● 個人用防護具：マスク，ガウン，手袋，防護メガネ
（※以上は消化管ストーマの必要物品と同様）
● 滅菌ガーゼ（尿管ステント留置中）
● 滅菌鑷子（尿管ステント留置中）

## ケアの実際

● 尿路ストーマ装具の交換は，患者の表情や言動を観察し，声かけをしながら実施する．

### ①患者の体調や環境を整える．

### ②準備する．

❶必要物品を準備する．
❷患者の体位を整える．
❸装具交換途中に排泄物で寝衣等を汚染しないように，ビニール袋を貼付するなど予防する．

### ③装具を愛護的に除去する．

❶患者に声かけをしながら，腹壁を押さえながら愛護的に装具を剥がしていく．
❷必要に応じて粘着剥離剤を併用する．
❸尿管ステントを抜去しないよう，鑷子で把持し装具を除去する（**図1**）．
❹尿管ステントの端は滅菌ガーゼで保護する．

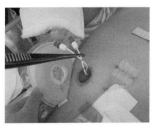

**図1◆尿管ステントの取り扱い**

#### ④ストーマやストーマ周囲の皮膚，腹壁の観察を行う．

- **❶** ストーマの計測
- **❷** 尿管ステントからの尿流出があるか，尿管ステントが抜けていないか（**図2**）．
- **❸** ストーマ周囲の観察
- **❹** 除去した装具の面板の溶解や膨潤の範囲や方向を観察し，臭気が漏れないようビニール袋に入れ，封をする．

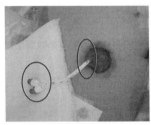

**図2 ◆尿管ステントの観察ポイント**

#### ⑤ストーマやストーマ周囲のスキンケア（洗浄）

- **❶** 尿管ステントに付着した腸粘液は，ステントを抜去しないようガーゼで除去する．
- **❷** 皮膚洗浄剤を用いて愛護的に洗浄していく．
  - ・尿は無菌であり，ストーマ周囲から外側に向かって皮膚保護材貼付部位外線まで行う（**図3**）．
- ※使用する洗浄剤に適した方法で洗浄する．

Memo

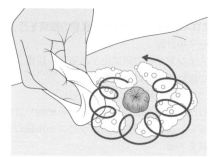

ストーマに近い皮膚から外側に向かって清拭を行う

**図3◆尿路ストーマ周囲の洗浄**

⑥**ストーマやストーマ周囲の皮膚,腹壁の観察を行う**(p259 **表1** 参照).

　・計測時は直接ノギスがストーマに触れないようにビニールなどでカバーする.ディスポーザブルメジャーを使用するとよい.

⑦**面板をカットする.**

❶ストーマサイズより1〜2mm大きめにカットする.

　・面板の切り口が斜めにならないようハサミの刃は立ててカットする.

❷面板開口サイズを確認する.

　・ストーマに直接当てるとカット修正時にハサミや指を汚染するため,ビニールなどを挟むとよい.

⑧**ストーマ装具を貼付する.**

❶排出口の閉鎖を確認する.

❷ストーマ周囲が乾いていることを確認する.

❸リリースフィルムを剥がして装具を貼付する.

　・排出口の方向は離床状況などを考慮する.

　・尿管ステントの先端は逆流防止弁よりも内側に置く(**図4**).

❹尿管ステント抜去後は，ストーマ口にロール
　ガーゼを軽く当て尿を吸収させ，周囲を乾燥
　させる（**図5**）.

❺導管部分を軽く圧迫したり，軽く咳をしたり
　腹圧をかけることで導管部分の尿を排出させ，
　装具貼付のタイミングをとるとよい.

❻ストーマ近接部からなじませるよう接着させ，
　しばらく手の平で軽く押さえて密着させる.
　・押し付けて貼付しない.

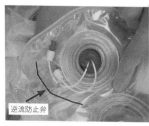

逆流防止弁

**図4 ◆尿管ステントの先端の位置**

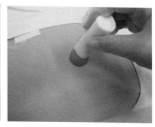

**図5 ◆尿管ステント抜去後**

⑨**装具装着ができているか確認する.**
　・床用蓄尿袋に接続する際には，付属の接続管
　　が必要なため注意する.

⑩**片付けと手洗いをする.**

⑪**記録をする.**

**表1 ◆尿管ステントの観察**

| 部位 | 観察項目 |
|---|---|
| 尿管ステント | ・尿管ステントからの尿流出状況<br>※左右はコネクターの色やステント先端のカット角度で区別している<br>※閉塞が疑われる場合は報告する<br>・尿管ステントの長さ<br>・ストーマからの尿流出の有無 |

● 消化管ストーマ以外の項目（**表1**）

● ストーマやストーマ周囲皮膚や腹部の状態
● 尿管ステントからの尿流出とステントの長さ
● 除去したストーマ装具裏面の状況
● 使用装具やアクセサリー
● 指導内容や患者の表情や言動，セルフケアの状態
● 次回への継続内容など．
　※自施設で規定の様式を作成するとよい．

## Memo

ストーマ

# セルフケアトレーニング

## 目的

* ストーマ保有者（またはケアパーソン）がストーマケアを習得し，日常生活（社会復帰）ができる．
* 排泄物が漏れることなく，定期的な交換が確立できる．

## ケアのポイント

※入院中には，ストーマ装具交換・排泄物（便，ガス，尿）破棄のセルフケア指導が主に行われる．

● 外来受診時から本人や家族の身体的な状況や関係性など，ストーマケアに必要なアセスメントを行い，入院フロアと情報共有する．

● セルフケアを進める前に，患者やキーパーソンやケアパーソンのセルフケア能力，環境などをアセスメントし，目標設定をする（**表1**）．

● 在院日数は短縮しており，入院中にできる・しなければならない到達可能な目標を明確にする．

● 在院日数が短いため，1回1回の指導が効果的にできるよう工夫する．

● ストーマやストーマケアに対して関心をもち，前向きな言動のタイミングで開始するとよい．

● セルフケアトレーニングは，患者の状況をみながら段階的に進めていく（**表2**）．

● 患者・家族の振り返りや看護師の指導内容が統一できるよう，手順書を活用するとよい．

● うまくいかなかったこと（ストーマ袋を破損したなど）はポジティブな方向（入院中に経験してよかった など）に転換して伝える．

Memo

セルフケアトレーニング

**表1 ◆セルフケアトレーニングに必要な情報**

| | |
|---|---|
| **身体的要因** | 視力・聴力・認知力・理解力・身体可動性（頸部や肩関節・股関節・膝関節など関節可動域も含む）・手指巧緻性・器用さ・体型（頸部可動性・円背・腹部膨満・腹壁の弛み） |
| **生活・環境要因** | 家族関係，協力体制，就労，経済力，家屋状況（トイレや風呂など）<br>利用可能な社会資源 |

**表2 ◆ストーマセルフケア指導とポイント**

| | セルフケア指導 | ポイント |
|---|---|---|
| ステップ1 | 看護師が装具交換の説明をしながらケアを行う | ・プライバシーの保持<br>・ストーマをほめる<br>・簡単でスムーズにできる手本を示す<br>・漏らさない，汚さない<br>・優しい言葉で説明する（専門用語を使わない） |
| ステップ2 | 患者が主として行い，看護師はできないところをサポートする | ・統一したケア手順で行う<br>・できそうなところ，もしくはできていた方がよいところから始める<br>・できているところをほめる（ポジティブフィードバック）<br>・退院後の生活がイメージできる指導 |
| ステップ3 | 準備から片づけまで，すべて患者が行い，看護師は確認し見守り，できなかった部分を補う | ・一連の行程を見守る（準備から片付け，手洗い）<br>・できたところをほめ，できなかったところはどうすればできるようになるか一緒に検討する<br>・退院後の継続ケアについて説明する |

---

### ケアの実際

## ストーマ装具交換の準備 ･･･････････････

- 疼痛コントロールを行い，必要に応じて円座やクッションなど使用する.
- 個室でない場合は，落ち着いて会話のできるプライバシーが保持できるケアルームなどを準備する.
- 指導する看護師は，途中離席することがないように業務調整する.

- ケア中に衣服が落ちてこないように腹帯や洗濯バサミでとめる，排泄物で汚染されないようにパッドやビニール袋などを挟む，テープ固定するなど身体の準備も整える．
- ストーマ装具は本人またはケアパーソンが操作可能な装具を選択する．
  - ・面板カット：既成孔や自在孔の装具の選択
  - ・排出口の操作
    - 消化管装具：開口部分につまみ部分がある，ないなどの違いがある（**図1**）．
    - 尿路装具：回転式，キャップ式など違いがある（**図2**）．
- 自宅で実施するときの姿勢や場所，活用できそうな作業台などの環境も想定しながら指導を進める．
- 使用物品は，患者が入手可能な物品とし，具体的な入手先を伝える．

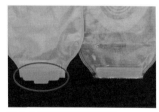

**図1 ◆消化管排出口閉鎖時**

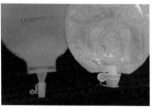

**図2 ◆尿路排出口例**

Memo

.......................................................................

.......................................................................

.......................................................................

.......................................................................

.......................................................................

## 指導のポイント ････････････････････････････
- ●ストーマ装具交換の手順に沿って，見学，実施，見守りと進めていく．
- ●在院日数が短いため，1回1回の指導が効果的にできるよう，また指導するスタッフが変わっても統一した指導ができるように，手順書やチェックリストを活用するとよい．
- ●看護師が実施していても，患者が実施しなくてもよいこと（標準予防策，ストーマの計測など）は，不要であることを伝える．

## ストーマ装具交換後のゴミ処理 ･･････････････
- ●ストーマ袋内の排泄物は，トイレに廃棄する．臭気もれのために単品系装具の場合は，面板を半分に折って貼り合わせる．二品系装具の場合は，面板にストーマ袋を貼る．
- ●外からわからないように新聞紙等で包み，ビニール袋に入れ空気を抜いてしっかりと封をする．
- ●ストーマ装具交換に使用した物品もビニール袋に入れ，しっかりと封をする．
- ●居住地のゴミ処理方法に従って破棄する．

Memo

## 排泄物の処理 ･････････････････････････

### 〈目標〉

● 一般的なトイレでトイレットペーパーがあれば
処理できることを目標とする.

### 〈準備〉

● 自宅での処理方法（座る，椅子を準備する，しゃ
がむ，立つなど）をイメージする（**図3**）[1].

● まずは排出口の操作ができるか，排泄物のない
状態で操作確認をする（装具の選択）.

● 排便状態によっては，模擬便など用いて便破棄
方法の指導を進めることもある.

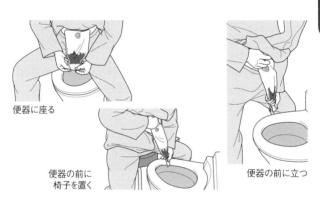

便器に座る

便器の前に
椅子を置く

便器の前に立つ

**図3 ◆自宅での処理方法**

### 〈便破棄指導の実際とポイント〉

● 排出口を拭くティッシュペーパーを準備する.

● 排泄物の飛び散りを予防するために，便槽内に
トイレットペーパーを敷いておく.

● 実施しやすい姿勢をとる.姿勢によっては便座
を上げておくと便座の汚染防止になる.

● 排出口を開けている途中で排泄物が出てこない

ように排出口を上に向けて開き，開口部が便槽上にあることを確認して絞り出して破棄する．
- 排出口をトイレットペーパーで拭き取る．装具によっては，内側の拭き取りが必要なもの・不要なものがあるため，使用しているストーマ装具の処理方法を確認する．
- 処理が終わったら排出口を上にし，巻き上げ部分に残っている便を袋側に戻す．
- 排泄物を流し，手洗いをする．

### 〈尿破棄指導の実際とポイント〉
※便破棄に準ずる．
- 尿排出後，排出口に尿が残ると下着を濡らし，においの原因になるため，しっかりと閉じる．回転式の場合，排出口を軽く振って出し切る，またはトイレットペーパーで拭く．
- 回腸導管の場合，腸粘液が排出されるためストーマ袋内に浮遊物が見られることを伝えておく．
- 排泄物を流し，手洗いをする．

◆**引用・参考文献**
1) 宮嶋正子監：はじめてでもやさしいストーマ・排泄ケア 基礎知識とケアの実践．p26-35，学研メディカル秀潤社，2018
2) ストーマリハビリテーション講習会実行委員会編：ストーマリハビリテーション基礎と実際 第3版．p153，金原出版，2016
3) 日本創傷・オストミー・失禁管理学会学術教育委員会編：ABCD-Stoma® に基づくベーシック・スキンケア―ABCD-Stoma®ケア．照林社，2014
4) 野島佐由美編：看護学基礎テキスト第1巻 看護学の概念と理論的基盤．p54，日本看護協会出版，2012
5) 日本 ET/WOC 協会 25 周年記念図書編集委員会編：ストーマケア エキスパートの実践と技術．p36-42，照林社，2007

# スキンケアのポイント

## 目的

* ストーマ周囲の皮膚は排泄物による刺激やストーマ装具による物理的・化学的刺激を受けやすい環境にあるため,皮膚を清潔に保ち,刺激から皮膚を守るためにスキンケアが必要である.
* スキンケアの必要性について患者自身が理解し,セルフケアが実践できるように支援する.

## スキンケアの概要

● スキンケアとは「皮膚障害を予防したり,障害皮膚を健康な状態に維持する局所管理」と定義されている[1].

● ストーマ周囲皮膚のスキンケアの基本
 ・皮膚の清潔を保つ.
 ・排泄物の付着を予防する.
 ・物理的刺激を最小限にする.

## 必要物品

● 剥離剤

● 洗浄剤

● 不織布ガーゼやガーゼ

● トイレットペーパーやティッシュペーパー

● 微温湯

● ごみ袋など

## ケアの概要

### ①皮膚の清潔を保つ.

● 装具を除去した後,ストーマ周囲皮膚に付着している排泄物や,皮膚保護材やテープの糊残りをトイレットペーパーやティッシュペーパーで取り除く.このとき,強く皮膚に擦りつけずに

摘み取るようにする.

- ●皮膚保護材の糊残りがある場合は, 剥離剤で取り除く.
- ●洗浄剤をよく泡立て, 泡を皮膚に滑らせながら汚れや皮膚保護材の粘着成分を浮き上がらせる.
- ●水分を含ませて絞った不織布ガーゼなどで拭き取るか, シャワーで洗浄剤を洗い流す.
- ●乾いた不織布ガーゼなどで, 水分が残らないように清拭する.
- ●ストーマ周囲およびストーマ周囲皮膚を観察する.

### ②排泄物の付着によって生じる皮膚障害を予防する.

- ●ストーマの状態やストーマ周囲皮膚に適した装具を装着する.
- ●タイムリーに排泄処理を行う.

### ③物理的刺激を最小限にする.

- ●面板を除去する際には, 剥離剤を使用して愛護的にゆっくり剥がし, 物理的刺激をできるだけ抑える.

#### 観察のポイント

- ●ストーマ粘膜皮膚接合部に排泄物が残っていないかを観察する.
- ●ストーマおよびストーマ粘膜皮膚接合部の状態を観察する.
- ●ストーマ近接部, 皮膚保護材貼付部, 皮膚保護材貼付部外に皮膚障害が発生していないかを観察する.
- ●ストーマ周囲皮膚に皮膚保護材の糊残りがないかを確認する.

## ケアのポイント

● 洗浄剤は皮膚の pH に近く，低刺激性で弱酸性の
  ものを使用することで，皮膚への負担を軽減でき
  る.

● 皮膚を強く擦りすぎると，皮膚の角質層を損傷し
  皮膚のバリア機能を低下させるため，擦り過ぎな
  いように注意し，泡をクッションにしながら清拭
  する.

● 清拭する方向
  ・**消化管ストーマの場合**：外側（ストーマから遠
    い皮膚）から内側（ストーマに近い皮膚）に向
    かって清拭する.
  ・**尿路ストーマの場合**：内側（ストーマに近い皮
    膚）から外側（ストーマから遠い皮膚）に向か
    って清拭する.

● シンプルなケアを実施したい場合には，洗い流し
  不要のフォーム状やクリーム状などの洗浄剤を
  使用すると便利である（**図1**：リモイス®クレン
  ズ，シルティ™など).

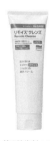
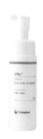

クリーム状の洗浄剤：リモイス®
クレンズ（アルケア株式会社）

クレンズフォーム状の洗浄剤：シルティ™
水のいらないもち泡洗浄
（コロプラスト株式会社）

**図1 ◆洗い流し不要のフォーム状やクリーム状などの洗浄剤**

ストーマ

# ストーマの局所状況のアセスメント

## 目的

* 排泄物が漏れることなく，皮膚障害を発生させないように装具やケア方法を選択し，ストーマを適切に管理する．
* 患者がどのような体位をとっても，ストーマ形状やサイズ，周囲皮膚などがどのように変化しても装具の密着性を維持できるように，適切な装具を選択する．ストーマの局所状況に応じた装具を選択するためにも，ストーマやストーマ周囲の状態を適切にアセスメントする．

## アセスメントの実際

● ストーマおよびストーマ周囲皮膚のアセスメントは，仰臥位，坐位，前屈位の３つの体位で行う．
● ストーマの形状，ストーマのサイズ，ストーマの高さ，ストーマ周囲 4cm 以内のストーマ周囲皮膚の状況，体位による変化，排泄物の状態を，**表 1** を参考にしてアセスメントする．

**表 1 ◆装具選択に必要なアセスメント**

| | アセスメント項目 |
|---|---|
| **ストーマ** | ストーマの形状：正円　非正円 |
| | ストーマのサイズ：縦径　横径 |
| | ストーマの高さ：突出型（10mm 以上）非突出型（9mm 以下） |
| **ストーマ周囲** | ストーマ周囲の状況（ストーマ周囲皮膚 4cm 以内）：手術創　瘢痕　骨突出　局所的膨隆の有無 |
| | 腹壁の硬さ：硬い　普通　軟らかい |
| | ストーマ周囲の平坦度：山型　平坦　陥凹 |
| | ストーマ周囲のしわ：浅い　深い |
| **体位** | 体位による変化：仰臥位　坐位　前屈位 |
| **排泄物** | 排泄物の性状：固形　水様 |

文献 3）より引用，一部改変

## ケアと観察のポイント

- 腹壁の硬さ：坐位で2本の指（示指と中指）を揃えて垂直にストーマ周囲4cm以内の腹壁を押し，指の沈む程度で硬い・普通・軟らかい，の3段階に分類する（**図1**）[2]．
  - **硬い**：1縦指が沈まない腹壁
  - **普通**：1縦指が沈む腹壁
  - **軟らかい腹壁**：2縦指以上沈む腹壁
- ストーマ周囲の平坦度：前屈位でストーマ周囲4cm以内の形状を横から観察し，山型・平坦型・陥凹型に分類する[2]．
  - **山型**：ストーマ粘膜皮膚接合部が周囲皮膚より突出
  - **平坦型**：ストーマ粘膜皮膚接合部が周囲皮膚と同じ高さ
  - **陥凹型**：ストーマ粘膜皮膚接合部が周囲皮膚より下がっている（**図2**）
- ストーマ外周4cm以内のしわ：坐位でストーマにつながらないしわ（**図3**）や陥凹，ストーマに連結するしわ（**図4**）や陥凹の有無を観察する[2]．

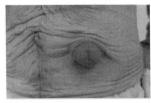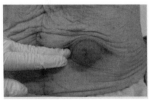

**図1 ◆腹壁の硬度のアセスメント方法**

Memo

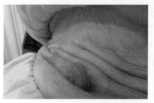
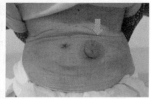

図2 ◆皮膚の平坦度：陥凹型の腹壁　図3 ◆ストーマに連結しないしわ

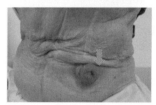

図4 ◆ストーマに連結する深いしわ

◆引用・参照文献
1) 日本ストーマ・排泄リハビリテーション学会編：日本ストーマ・排泄リハビリテーション学会用語集 第4版. p34, 金原出版, 2020
2) 穴澤貞夫編, 山田陽子：ストーマ管理条件のアセスメントツール. ストーマ装具選択ガイドブック適切な装具の使い方. p39-44, 金原出版, 2012
3) 宮嶋正子監, 藤本かおり編：ストーマのアセスメントと装具選択（藤原恵美子）. はじめてでもやさしい ストーマ・排泄ケア. p47, 学研メディカル秀潤社, 2018

Memo

....................................................................................

....................................................................................

....................................................................................

....................................................................................

....................................................................................

....................................................................................

# ストーマ装具選択

## 目的

* 排泄物が漏れることなく，皮膚障害が発生せず，排泄物の臭いも漏れないということがストーマを良好に管理していくための必須条件である．
* さらに，使いやすさ，QOL，安全性，社会性や経済性なども装具選択に求められる条件である．
* 適切な装具を選択するためには，局所条件だけではなく，患者の手指の運動機能や視力障害の有無，理解力なども考慮する必要がある．

## ケアの実際

● ストーマやストーマ周囲，腹壁の状態をアセスメントしたうえで，適切なストーマ装具や用品を選択する（**表1**）[1]．

Memo

**表1 ◆ストーマ局所状況と選択する装具**

| 局所の状況 | | 選択するストーマ装具・ストーマ用品 |
|---|---|---|
| ストーマの形状 | 正円 | 既成孔の面板を使用する |
| | 非正円 | はさみを使用する自由開孔または自在孔の面板を使用する |
| ストーマの高さ | 突出型 | 平面装具を使用する |
| | 非突出型 | 凸面装具を使用する |
| ストーマ周囲皮膚が山型 | | 平面装具を使用する |
| | | 軟らかい面板を使用する |
| ストーマ周囲皮膚が平坦 | | 平面装具を使用する |
| ストーマに腹壁が覆いかぶさる | | 硬い面板を使用する |
| | | ベルトを使用する |
| ストーマ周囲に陥凹がある | | 凸面装具を使用する |
| | | 陥凹部分に板状皮膚保護剤や用手成形皮膚保護材を貼付し，補整する |
| | | ベルトを使用する |
| ストーマ周囲にしわがある | | 硬い面板を使用する |
| | | 凸面装具を使用する |
| | | しわのある部位に板状皮膚保護材や用手成形皮膚保護材を貼付し，しわを補整する |
| | | ベルトを使用する |
| 排泄物：水様便・尿 | | 耐久性が中長期または長期の皮膚保護材を使用する |

文献 1）より引用，一部改変

## ケアのポイント（図1, 2）

- 近年，凸状の部分が軟らかい軟性凸面型面板の種類も増えており，たとえば，用手成形皮膚保護材を追加せずに，軟性凸面型面板を使用しシンプルなケアを選択することも可能である．
- ストーマの局所状況だけではなく，患者の手指の巧緻性や理解力，介護者の能力などを総合的に評価して，単品系装具か二品系装具か，平面装具か凸面装具かなど装具に求める機能を考慮して決定する．

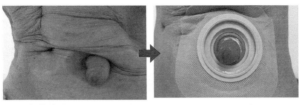

ストーマ周囲が陥凹しており，ストーマに連結するしわもあるため，凸面装具を選択

**図1 ◆凸面装具の選択**

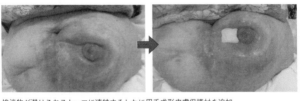

排泄物が潜りこむストーマに連結するしわに用手成形皮膚保護材を追加

**図2 ◆局所状況による保護材の追加**

◆**引用文献**
1) 宮嶋正子監，藤本かおり編：ストーマのアセスメントと装具選択（藤原恵美子），はじめてでもやさしい　ストーマ・排泄ケア．p48，学研メディカル秀潤社，2018

## Memo

....................................................................

....................................................................

....................................................................

....................................................................

....................................................................

....................................................................

....................................................................

....................................................................

....................................................................

# ストーマ
# 食事指導

## 目的

* 基本的には，ストーマを造設したことによる食事の制限はない．
* 摂取する食事の内容によっては，便の性状やガスの量などに影響するため，組み合わせや調理方法を考えたり，摂取するタイミングや排泄物の処理方法を工夫することで対応ができることを指導する．
* 体重増加はストーマ周囲の陥凹など腹壁の変化に影響し，ストーマを管理するうえで支障をきたすことがあるため，一定の体重を維持するように指導する．
* 糖尿病，高血圧，腎臓病などの基礎疾患による食事制限がある場合は術後も継続する．

### ケアの実際

**結腸ストーマの場合** ･･････････････････････

● 腸内細菌のバランスを整え，下痢や便秘にならないように食事を含めた生活習慣を整えることが重要である．
● 患者が排ガスの音や排便を控えたいときに，下痢をしやすい食品やガスを発生させやすい食品の摂取を控えるなど，排便コントロールに役立てる（**表1**）．

Memo

**表1 ◆便の性状やガスなどに影響する食品**

| | | |
|---|---|---|
| **便の性状** | 下痢を起こしやすい食品 | 酒類炭酸飲料, カフェイン, 豆類, きのこ類, ナッツ類, イカ・タコ, 脂肪の多い食品, 香辛料など |
| | 下痢の改善に効果がある食品 | ごはん, もち, うどん, パン, じゃがいも・りんご・バナナ・もも (水溶性食物繊維) など |
| | 便が硬くなる食品 | もち, 白身魚, ごはん, うどん, パンなど |
| | 便秘の改善に効果がある食品 | 牛乳, 生ジュース, 果物, 野菜, 乳製品, 豆類, きのこ類, 海藻類, こんにゃくなど |
| **ガス** | ガスを発生しやすい食品 | 炭酸飲料, ビール, イモ類, 甲殻類, ブロッコリー, アスパラガス, カリフラワー, 豆類, ごぼう, キャベツ, ねぎ, 貝類, ガム, たばこなど |
| | ガスを抑える食品 | ヨーグルト, 乳酸飲料, パセリ, レモンなど |
| **臭い** | 臭いを発生しやすい食品 | ねぎ, にら, 豆類, たまねぎ, アスパラガス, チーズ, 卵, 甲殻類, 貝類, にんにくなど |
| | 臭いを抑える食品 | ヨーグルト, 乳酸飲料, パセリ, レモンなど |

食事指導

## 回腸ストーマの場合 ……………………………

● 回腸ストーマからは水様性で多量の酵素を含む便が1日に1,000〜2,000mL排泄されるため, 脱水と電解質異常を起こしやすい.

● 脱水予防のために排泄量と同等, または尿量が1,000mL/日以上を保てることを目安に水分を摂取する.

● 水・茶, コーヒーなどの低浸透圧性飲料を多量に摂取すると, ナトリウム喪失による脱水が悪化するため, 塩分や糖分を含むスポーツ飲料, 味噌汁, スープ, ジュースなどを摂取するよう指導する.

● 食物繊維の多い食物が回腸の狭い腸管に詰まり, 便の流れを阻害するフードブロッケージについて指導を行う (**表2**).

● フードブロッケージにより, 腹部膨満, ストーマの膨張, けいれんや痛み, 水様便などの症状がみられることがあり, これらの症状が出現した場合は医療機関の受診をするように指導する.

**表 2 ◆フードブロッケージについて**

| | |
|---|---|
| フードブロッケージを起こしやすい食品 | 海藻類，ごぼう，こんにゃく，きのこ，たけのこ，豆類，パイナップルなど |
| フードブロッケージを起こさない工夫 | ・一度に多量に摂取しない<br>・摂取する時はよく噛む<br>・食品を細かく刻む<br>・裏ごしをする |

## 尿路ストーマの場合 ·············

- 尿路感染予防や尿路結石予防のために，1,500〜2,000mL/日程度の尿量を保てるように十分な水分摂取が必要であり，尿量を確認しながら飲水量を調節するように指導をする.
- 尿路ストーマでは尿がアルカリ性に傾きやすく，尿臭が強くなり，結石を作りやすくなる．ビタミンCやポリフェノールを含む食品は尿を酸性に保つ作用があるため，摂取を促す.
- 尿臭に影響する食品についても指導する（**表3**）.

**表 3 ◆尿臭に影響する食品**

| | |
|---|---|
| 尿臭を強くする食品 | アスパラガス，にんにく，ねぎ，たまねぎなど |
| 尿臭を抑える食品 | オレンジ，グレープフルーツ，レモン，アセロラジュース，クランベリージュース，緑茶など |

Memo

.......................................................................

.......................................................................

.......................................................................

.......................................................................

.......................................................................

.......................................................................

.......................................................................

# ストーマ
# 生活指導

## 目的

* ストーマ造設後，患者は日常生活のさまざまな場面において，戸惑いを感じることがあるため，患者が安心して日常生活を送ることができるように，生活指導を行う必要がある．

## ケアの実際

### 入浴に関する指導のポイント ……………
〈入浴指導〉

● ストーマ造設前の入浴状況について情報を収集する．

● ストーマ装具交換時だけではなく，装具交換時以外の入浴も推奨する．

● 粘膜損傷を防止するために，湯の温度は40℃前後とする．

● ストーマ袋の脱臭フィルターは濡れると目詰まりをするため，入浴やシャワー浴前には専用の防水シールを貼付する（**図1**）．

　・**結腸ストーマの場合**：排便がない時間帯であれば，装具をはずして湯舟に浸かることは可能である．

　・**尿路ストーマの場合**：原則として装具を装着して入浴する．カテーテル留置の場合は，尿路感染防止の観点から，必ず装具を装着して入浴する．

Memo

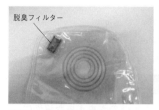
脱臭フィルター

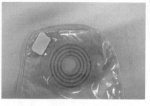

脱臭フィルターに防水シールを貼付
**図1◆セルケア1TD**

(アルケア株式会社)

### 〈銭湯や温泉での入浴の指導〉

● 利用する施設にストーマ保有者が利用可能か事前に確認する.
● ストーマ装具を目立たせないようにする工夫
　・普段使用している装具を折りたたんでクリップで止めてコンパクトにする (**図2**).
　・入浴用装具に変更する (**図3**).
　・防水用シートを使用する (**図4**).
● 脱衣所や体を洗う場所での工夫
　・左腹部にストーマがある場合は,一番左側,右腹部にストーマがある場合は,一番右側を使用すると他人から見えにくい.

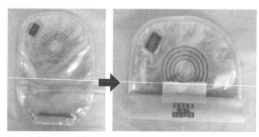

**図2◆入浴:日常生活指導のポイント**

文献3) より引用

Memo

. . . . . . . . . . . . . . . . . . . . . . . . . . . . . . . . . . . . . . . . . . . . . . . . . . . . . . . . . . . . . . . . .

. . . . . . . . . . . . . . . . . . . . . . . . . . . . . . . . . . . . . . . . . . . . . . . . . . . . . . . . . . . . . . . . .

ノバ1ミニキャップ（株式会社ホリスターダンサック）

**図3 ◆入浴用装具**

**図4 ◆入浴シート**

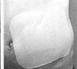

## 睡眠に関する指導のポイント ·················

● 排泄物貯留による漏れを予防するために，就寝前にストーマ袋内の排泄物を排除しておく．

● 尿路ストーマの場合

　・ストーマ袋に尿が溢れて漏れることを防止するために，蓄尿袋に接続する．

　・蓄尿袋は尿が流れやすいように，ベッドの下に置くか，ベッドの脇に吊るす．

　・接続チューブは大腿内側から膝下を通すと寝返

りなどで絡まりにくくなり，流れもスムーズに
なる．

## 衣服に関する指導のポイント ·····················
● 衣服については，ストーマを圧迫したり傷つけ
たりすることがなければ，一律に特別な工夫や変
更をする必要はない．患者の好みなど個々によっ
て対応する．
● ストーマの上にベルトが当たってしまう場合は，
サスペンダーを使用したり，ウエストラインを調
節する．
● ストーマ袋が皮膚に密着して気になる場合は，
下着に穴を開けたり，パウチカバーを使用する．

## 職場復帰についての指導のポイント ··········
● 体力の回復や治療内容，仕事内容や職場の状況
などに応じて，医師に相談のうえ，職場復帰に関
して調整をする．
● 入院中から職場復帰を想定し，排泄処理や，排
泄物の漏れなどのトラブルに対して，具体的な対
策を考えておく．
● 職場での装具交換に備え，装具一式を携帯し，
職場にも一式を常備しておく．

Memo

.....................................................................................................

.....................................................................................................

.....................................................................................................

.....................................................................................................

.....................................................................................................

.....................................................................................................

.....................................................................................................

## 外出・旅行に関する指導のポイント ‥‥‥‥

● 外出時には，不意な漏れに対応できるように，必要物品をポーチやジッパー型の袋などにまとめて持っておく（**図5**）.

● 男性トイレには汚染処理用のごみ箱がないため，オストメイト対応トイレを利用することが望ましい（**図6**）.

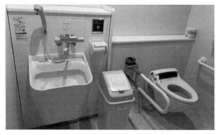

剥離剤　　洗い流し不要の洗浄剤　　ストーマ装具

ポリ袋（使用済み装具を入れる）

不織布ガーゼ

**図5 ◆携帯用の必要物品**

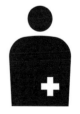

**図6 ◆オストメイト対応トイレ**
（画像提供：公益財団法人交通エコロジー・モビリティ財団）

オストメイトマーク

Memo

- 車で出かける場合の注意点としては，皮膚保護材は熱で変形することがあるため，トランクや直射日光が当たる場所を避け，涼しい場所に保管する.
- 尿路ストーマの場合は，レッグバック（脚用蓄尿袋）に接続することで，蓄尿量を増やすことができ，面板貼付部への負担を減らすことができ，尿の漏れを防止することができる.
- 飛行機を利用する場合は，機内にハサミを持ち込むことができないため，自由開孔の装具を使用している場合は，あらかじめストーマサイズにカットしておき手荷物にしておく.
- また，消化管ストーマの場合，機内では気圧の変化でストーマ袋が膨らむことがあるため，脱臭フィルター付きの装具を使用する.

## ストーマ装具の管理の指導のポイント ……

### 〈ストーマ装具の購入〉

- ストーマ造設後数か月は，ストーマサイズや体重に伴う腹壁の変化が生じやすく，退院時に使用していた装具が変更になることがある. 装具変更の可能性が低くなる時期までは1箱（10枚）ごとに注文する.
- ストーマの状態や体重が安定した場合は，数か月単位でまとめて購入することは可能であるが，箱に記載されている使用期限を確認し，期限内に使用する.

### 〈ストーマ装具の保管場所〉

- 皮膚保護材は温度や湿度の影響を受けやすく，皮膚保護材の溶解，ひび割れ，粘着力の低下などの変化を起こす.
- ストーマ装具は直射日光の当たらない場所に保管し，高温多湿の場所や冷蔵庫には保管しない.

### 〈ストーマ装具の廃棄方法〉

● 使用済みのストーマ装具は，排泄物をトイレに流した後に，紙類に包み小さなポリ袋などに入れてしっかりと空気を抜いて密閉する．

● 居住地のごみの分別方法に従い廃棄する．燃やすごみ（可燃ごみ）として収集する市町村が多いが，地域により異なることがあるため，廃棄方法がわからない場合は市町村役場や地域のごみ収集処理場などに問い合わせる．

## 災害時の備えについての指導のポイント ……

● ストーマ装具や交換に必要な物品が入手できなくなることに備えて，約1か月分を目安に備蓄しておく．

● 非常用持ち出し袋などには1週間から10日分の必要物品をまとめておく．ストーマ装具だけではなく，水が使えない状況でも対応できるようにウェットティッシュや洗い流し不要の洗浄剤，ごみ袋なども準備しておく．

● ストーマサイズや使用している装具や交換時の使用用品などの製品名や製品番号を控えておき避難用物品としてまとめておく．災害対策リーフレットなどを活用して説明する．日本ストーマ・排泄リハビリテーション学会：日本ストーマ・排泄リハビリテーション学会災害対策リーフレット（http://www.jsscr.jp/saigai/img/saigaitaisaku.pdf）を参照

● 自宅だけではなく，親戚宅などにもストーマ装具類を分散して備蓄しておく．

● 年に数回は，ストーマ装具の使用期限などを点検し，新しい装具に入れ替える．

**◆引用・参考文献**
1) 日本ストーマ・排泄リハビリテーション学会編：ストーマ・排泄リハビリテーション学用語集 第 4 版．p34，金原出版，2020
2) 穴澤貞夫編，山田陽子：ストーマ管理条件のアセスメントツール．ストーマ装具選択ガイドブック適切な装具の使い方．p39-44，金原出版，2012
3) アルメディア WEB（2021 年 7 月 30 日検索）
https://www.almediaweb.jp/

## Memo

# 社会資源の利用

## 目的

* 社会資源利用の目的は，病気やケガで障害が残ったり，介護が必要な状態になることによって生じるさまざまな不安や「生活のしづらさ」に対して制度やサービス，地域の関係機関の支援等を活用して「生活を再構築する」ことである.

## 社会資源の概要

● 社会資源とは人々の生活の諸欲求の充足や問題解決の目的に使われるもので，制度や施設，機関，人や物など生活上のニーズに対応するものの総称である.

## 社会資源の利用の実際

● ストーマ保有者が利用できる社会資源を**表1**にまとめる．各制度のポイントを各項に示す.

**表1 ◆ストーマ保有者が利用できる社会資源**

| 制度 | 内容 | 準備するもの | 相談先・書類提出先 |
|---|---|---|---|
| **身体障害者手帳** | 永久的なストーマ保有者は内部障害の身体障害者として認定される．申請により身体障害者手帳を取得することができる | 申請書（窓口にある，市区町村によってはダウンロードできる），診断書（指定医が作成したもの）<br>認印，写真（4cm×3cm），マイナンバーのわかるもの，外国籍の場合には外国人登録証 | 市区町村役場の窓口 |
| **日常生活用具の給付** | 身体障害者手帳を取得することで受けられる制度 | 日常生活用具給付申請書（申請窓口にある），ストーマ用品の見積書（販売業者で依頼する），所得の証明書類（源泉徴収票，確定申告書，年金証明書などのいずれか1つ），マイナンバーが記載された書類等（マイナンバーカード，住民票の写しなど），身体障害者手帳，印鑑 | 市区町村役場の窓口 |

| | | | |
|---|---|---|---|
| **障害年金**<br>（障害基礎年金,<br>障害厚生年金） | 病気やケガで生活や仕事などが制限されるようになった場合に，現役世代も含めて受け取ることができる公的年金 | 給付対象は加入期間や年金保険料納付期間で決められているため，事前に確認が必要<br><br>年金請求書（窓口にある），年金手帳，戸籍謄本，戸籍抄本，戸籍の記載事項証明，住民票，住民票の記載事項証明書のいずれか，医師の診断書（所定の様式あり），受診状況等証明書，病歴，就労状況等申立書，受取先の通帳，印鑑<br><br>※その他障害年金を申請する状況によって必要となるものもあるため，窓口に確認すると良い | 障害基礎年金は市区町村役場の窓口又は年金事務所又は街角の年金相談センター<br><br>障害厚生年金は年金事務所又は街角の年金相談センター |
| **高額医療費制度** | 一か月に一定金額（自己負担限度額）を超えた分の医療費（差額ベッド代や食事代などは対象外）が後で払い戻される制度 | 申請書（窓口にある，保険者によってはダウンロードできる），医療費の領収書，保険証，印鑑，受取先の通帳など<br><br>※保険者によって異なるため，各保険者の窓口に確認が必要 | 国民健康保険は市区町村役場の窓口<br>国民健康保険以外は各保険者の窓口 |
| **医療費控除** | 一年間の医療費の総額が10万円以上か年間所得が200万円未満で年間所得の5％を超えた場合に所得税が控除される制度，扶養家族の医療費も控除の対象，非課税世帯は対象外の制度 | 源泉徴収票，医療費控除の明細書，確定申告書，マイナンバーのわかるもの | 居住地域の税務署 |
| **介護保険** | 介護が必要となった高齢者を社会全体で支えるしくみ，保険料を納付していることで，介護の必要度に応じて，介護費用が給付される制度 | 要介護・要支援認定申請書（窓口にある，市区町村によってはダウンロードできる），介護保険証（第1号被保険者），健康保険証（第2号被保険者），マイナンバーがわかるもの，主治医がわかるもの（診察券など），印鑑，委任状（申請者が本人以外の場合），申請者の身元が確認できるもの（運転免許証や身体障害者手帳，介護支援専門員証など） | 市区町村役場の窓口又は居住地区の地域包括支援センター |

## 身体障害者手帳 ・・・・・・・・・・・・・・・・・・・・・・・・・・

● 消化管または尿路どちらかのストーマ1つで4級．消化管と尿路の2つのストーマを併せ持つ場合は3級となる（その他ストーマ造設術から6か月以降の状態によっては1級，3級への変更申請ができることがある）．

● **ストーマ造設直後から申請できる**．申請から交付までに1〜2か月かかるためあらかじめ準備できるものは入院前から準備しておくとよい．

● 術後数年を経過しても**閉鎖の目途が立たない場合は，申請できる場合がある**ため，医師と相談してみるとよい．

● 身体障害者手帳で**ストーマ装具の給付**（「日常生活用具給付」参照）や，各種税金の控除，有料道路や携帯電話，バス，電車，タクシー料金の割引などが受けられる（詳細は手帳配布時に説明される）．

## 日常生活用具給付 ・・・・・・・・・・・・・・・・・・・・・・・・

● 身体障害者手帳を取得することで受けられる．

● 原則利用者は1割を負担．種目ごとに基準額があり，基準額を超える部分は自己負担になる．基準額は市区町村によって異なるため確認が必要である．

  ・**消化管ストーマ用装具の平均基準額**：
   8,858円 [1]

  ・**尿路ストーマ用装具の平均基準額**：
   11,639円 [1]

  ※ 高所得者の場合，対象とならないことがあるため市区町村に確認するとよい．

● 給付の対象となるものはストーマ装具以外に，各種のストーマケア用品である（品目は市区町村によって異なるため，窓口や販売業者に確認するとよい）．

## 障害年金 ･･･････････････････････････

- 障害基礎年金はストーマを造設したのみでは支給の対象とならないが，**障害厚生年金は永久的ストーマや新膀胱造設で3級に認定される**ため，支給要件（加入期間や年金保険料納付期間など）を満たしていれば受給できる．
- 新膀胱を造設した場合には造設した日が障害認定の時期となるが，消化管ストーマ，尿路変向（更）術の場合は，造設から6か月を経過した日が障害認定の時期となる．

## 高額療養費制度 ･･････････････････････

- 手術で医療費が高額になることがわかっている場合は，あらかじめ保険者に申請して『**限度額適用認定証**』を取得し，病院窓口で提示しておくと高額な支払いを避けることができる．

## 医療費控除 ･･･････････････････････････

- **ストーマ装具も控除の対象となる**ため，経済的負担軽減の一助となることがある．

## 介護保険 ･･･････････････････････････

- サービスの利用には収入によって1〜2割の自己負担が必要である．また要介護度によって1か月あたりの利用限度額が決められている．
- 要介護度の利用限度額の範囲内で患者・家族のニーズをもとに，ケアマネジャーが利用するサービスや量の計画書（ケアプラン）を作成する．各サービス提供者と利用者の契約後にサービスが開始される．
- 申請日（認定結果が出る前）からサービスを利用することができる（認定される要介護度の利用限度額よりも多くのサービスを利用してしまうと，利用限度額以上の分は全額自己負担となってし

まう).

● 要介護度は日常生活全般における介護の必要性で判断されるので，排泄 (ストーマケア) 以外の日常生活が自立している場合には，要介護度が低く認定されることがある.

※ 要介護度によっては必要なサービス量を利用できないこともあるので，申請する前に院内の退院調整看護師や医療ソーシャルワーカー，または地域の包括支援センターで相談してみるとよい.

### 社会資源の利用のポイント

● 利用できる社会資源は疾患や術式，年齢，収入などによって異なるため，患者が対象に該当するかどうかは院内の医療ソーシャルワーカーやそれぞれの窓口に相談するとよい.

● 社会資源の活用は患者・家族の希望に基づくものであり，利用には経済的負担を伴うものもあることを支援する側が理解しておく必要がある.

◆引用・参考文献
1) 厚生労働省：身体障害者障害程度等級表の解説 (身体障害認定基準) について　https://www.mhlw.go.jp/file/06-Seisakujouhou-12200000-Shakaiengokyokushougaihokenfukushibu/kijun_all.pdf (2020 年 9 月 13 日検索)
2) アルケア：アルメディア WEB 社会的・経済的支援 (社会福祉制度)
https://www.almediaweb.jp/stomacare/life/contents/stoma/ (2020 年 9 月 13 日検索)
3) 日本オストミー協会 HP　https://www.joa-net.org/ (2020 年 9 月 13 日検索)
4) 日本年金機構 HP　https://www.nenkin.go.jp/index.html (2020 年 9 月 13 日検索)

社会資源の利用

## ストーマ
# 入退院支援

### 目的

＊ストーマ造設の必要な患者がボディイメージの変化に対するショックや不安を乗り越え，排泄経路の変更によって変化する日常生活を理解し，ストーマを保有しながら，自分らしく，どのように療養するかを自己決定できるよう支援する．

### 入退院支援の概要

● 入退院支援とは，患者が自分の病気や障害，退院後の生活に必要な情報を理解し，**どこで，どのように必要な医療や看護を受けながら生活するか**を自己決定するための支援である．

● 2018年の診療報酬改定で**入院前から患者の身体的，精神的，社会的情報を患者・家族，地域や病棟職員と共有し，入院中のケア，退院後の療養につなげる**ことが推奨されている．

### 支援の実際（当院の例）

● 当院では2018年10月頃からPFM（Patient Flow Management）の導入検討を始め，2020年3月から看護師，薬剤師，栄養士らによる入院前面談を開始している（**図1**）．

Memo

| 入院前 | ・入院前面談：看護師，薬剤師，栄養士，事務員による患者情報の把握と入院・治療に関する説明<br>・術前外来：皮膚・排泄ケア認定看護師によるストーマに関する説明<br>・地域，病棟職員と情報共有 |
| 入院〜<br>入院後<br>7日以内 | ・退院支援スクリーニング：退院支援の必要性のアセスメント<br>・退院支援要員（MSWや退院調整看護師）と患者・家族の面談：退院後の療養に関する選択肢の提示<br>・他職種カンファレンス：支援の方向性の検討，共有<br>・退院支援計画書作成 |
| 術後〜退院 | ・退院指導：患者・家族が選択した退院後の療養に即したストーマセルフケア指導やその他の指導を実施<br>・退院時共同指導：訪問看護の利用や介護保険サービスを利用する場合関係職種で実施 |
| 退院後 | ・退院後訪問指導：必要に応じて実施<br>・スキンケア外来：退院後1ヶ月以内から状況に応じて適宜 |

**図1 ◆退院支援の概要**

〈入院前〉

● ストーマ造設に関する疑問や不安の緩和，ストーマを保有した生活のイメージ付けのために皮膚・排泄ケア認定看護師による**術前外来**の実施（**表1**）.

**表1 ◆術前外来の内容**

| 術前外来の内容 |
| --- |
| 病気や治療に関する患者・家族の理解や受け止めの確認 |
| 以下の内容を説明<br>・ストーマとはどのようなものか<br>・術式<br>・ストーマサイトとマーキングについて<br>・管理方法<br>・希望に応じて装具を見せる<br>・入浴や食事，就業，旅行などストーマを保有した日常生活<br>・装具の購入方法<br>・身体障害者手帳や日常生活用具の給付制度，医療費控除等について<br>・スキンケア外来について<br>・その他必要に応じて利用可能なサービスなど<br>※説明する内容は患者・家族のニーズや受け止めの状況に応じて加減する |
| 装具代理店の選定と術後に必要なケア用品の注文 |

● 安心して入院し，安全に，適切な期間で退院できるための**患者情報の把握（入院前面談）の実施（表2）**.

**表2 ◆入院前面談の内容**

◎ 身体的・社会的・精神的背景を含めた患者情報の把握
・医師の病状や治療，入院期間などに関する説明の理解度
・アレルギーの有無や体内金属の有無
・既往歴
・緊急連絡先やキーパーソン，介護者等の社会的背景
・入院前の日常生活状況（介助の有無など）
・家屋状況の確認（階段や段差の有無など）
・入院や治療に対する不安や要望

◎ 入院前に利用していた介護サービスや福祉サービスの把握

◎ 褥瘡に関する危険因子の評価

◎ 栄養状態の評価

◎ 服薬中の薬剤の確認

◎ 退院困難な要因の有無の評価

◎ 入院中に行われる治療・検査の説明

◎ 入院生活の説明

■ 治療上中止する薬剤の確認と指導

■ 転倒転落のリスクアセスメント

■ せん妄のリスクアセスメント

■ 高額療養費制度の説明

■ 入院当日の流れの説明

◎は『入院時支援加算1』を算定するうえで実施しなければならない項目
■は当院で実施している項目

### 〈入院中〉

● 『入退院支援スクリーニング』で退院支援の必要性をアセスメントする．ストーマ造設患者は，ストーマケアが必要となるため退院支援・調整が必要と判断される．

● 多職種でカンファレンスを行い，『退院支援計画書』を作成する．患者が自己決定した退院後の療養に合わせたストーマセルフケア指導やその他の生活指導を計画・実施する（毎週の多職種カンファレンスで進捗状況や問題の有無を共有）.

- 情報やニーズ（**表3**）により，訪問看護や施設入所などを調整するため，退院調整部門の職員による面談・社会資源活用の支援を実施する．
- 必要に応じて，退院前に患者の退院後の療養を支援する関係者らと『**退院時共同指導**』を行い，病状やセルフケアの習得状況，緊急時の対応，利用予定のサービスなどを確認・共有する．
- セルフケアの習得状況や使用しているケア用品，継続すべき看護などを看護サマリーとして作成し，訪問看護やデイサービス，施設の看護師に申し送りをする．

**表3◆退院支援・調整に必要な情報**

| |
| --- |
| 患者の病状 |
| 患者の ADL |
| IADL（買い物，洗濯，掃除，料理，金銭管理，服薬管理，交通機関の利用，電話の対応など） |
| 患者の認知機能 |
| ストーマケアの習得状況 |
| 家族の有無 |
| 家族の認知機能 |
| 家族の協力状況（日中独居や週末のみなど） |
| 訪問看護や介護保険サービスなどの利用の有無 |
| 患者・家族の退院後の療養に関する意向 |
| 経済状況 |

※情報は術前外来や入院前面談，退院調整部門のスタッフの面談，セルフケア指導などで得たものを活用する

### 〈退院後〉

必要に応じて**退院後訪問指導**（2016年度診療報酬改定で新設）や，**ストーマ外来**でストーマを保有した生活への適応を支援する．

Memo

◆引用・参考文献
1) NPO法人 日本医療ソーシャルワーク研究会：医療福祉総合ガイドブック 2020年度版．
2) 宇都宮宏子ほか：これからの退院支援・退院調整 ジェネラリストナースがつなぐ外来・病棟・地域．日本看護協会出版会，2011
3) 宇都宮宏子：病院から地域への療養移行期の看護マネジメントを体系化する．看護管理，23 (12)：986-995，2013
4) 櫃本真聿：入院前からの退院支援を「患者ファースト」の発想で．地域連携 入退院と在宅支援，13 (1)：2-5，2020

Memo

..............................................................................

..............................................................................

..............................................................................

..............................................................................

..............................................................................

..............................................................................

..............................................................................

..............................................................................

..............................................................................

# ストーマ合併症 (ストーマ周囲皮膚障害を除く)

## 目的

* ストーマ合併症が発生すると，ボディイメージに影響する，セルフケアの習得が遅れ，ストーマ管理の難渋，経済的負担も大きくなるなど患者の QOL に影響を及ぼす.
* 看護師は合併症やその原因を学習し，合併症予防に努める. また合併症の早期発見に努め，適切なケアにより早期の改善，悪化防止に努める.

### ストーマ合併症の概要

● ストーマ合併症とは，「ストーマ保有者が排泄とストーマ管理を行うことが困難であり，日常生活に障害をきたしている状態」[1] である.

● ストーマ合併症の原因の多くは，外科的手技やストーマの管理によるものに大別されるが，疾患や治療が関連している場合もあり，複数の要因が重なることがある.

### ストーマ合併症の種類 (表 1) ‥‥‥‥‥‥‥‥‥
※皮膚障害は p324「ストーマ周囲皮膚障害のケア」参照

Memo

..........................................................................

..........................................................................

..........................................................................

..........................................................................

..........................................................................

..........................................................................

### 表 1 ◆ストーマ合併症の種類

|  | 早期合併症 | 晩期合併症 |
|---|---|---|
| 合併症の定義 | 手術の侵襲から完全に復帰しないうちに起こる合併症 | 手術後 30 日を超えて(または社会復帰後に)出現した合併症 [3] |
| 合併症の種類(赤字の合併症を解説) | ・ストーマ壊死<br>・ストーマ脱落<br>・ストーマ陥没<br>・ストーマ陥凹<br>・ストーマ粘膜皮膚接合部離開<br>・ストーマ出血<br>・ストーマ周囲膿瘍 | ・傍ストーマヘルニア<br>・ストーマ脱出<br>・ストーマ陥没<br>・ストーマ狭窄<br>・ストーマ周囲肉芽腫<br>・粘膜移植<br>・ストーマ静脈瘤<br>・ストーマ瘻孔<br>・壊疽性膿皮症<br>・ストーマ腫瘤 |

## 原因と観察のポイント

### 早期ストーマ合併症 ……………………
〈ストーマ壊死〉(図 1)

● ストーマが何らかの原因で血流障害によって壊死に陥ること [4] をいう.

● 原因
・腸管辺縁血管の血流の遮断
・腸管を引き出すときの過伸展や腹部脂肪層の厚みによる過緊張
・術後ストーマ浮腫による腸間膜の圧迫

● 観察のポイント
・ストーマ粘膜の色調変化 (ストーマ粘膜の壊死は暗赤, 黒茶色, 黄土色, 黄色などに変化し脱落する)と弾力性, その範囲
・ストーマ壊死からストーマ粘膜皮膚接合部離開, ストーマ脱落に移行することがある.
・壊死の程度により, ストーマが脱落する可能性がある. 医師とともに血流障害の範囲を確認する.

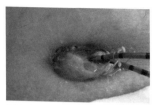

**図1◆ストーマ壊死**

## 〈ストーマ脱落〉

● ストーマがストーマ皮膚縁から離開し腹部筋層より下に落ち込んだ状態[5]をいう.

● 原因
  ・ストーマの血流障害や粘膜皮膚接合部の過緊張による虚血

● 観察のポイント
  ・脱落の程度, ストーマ粘膜の色 (壊死の有無と部位, 程度)
  ・ストーマ粘膜皮膚接合部の縫合状態 (離開の有無と部位, 程度)
  ・ストーマ周囲皮膚の感染徴候
  ・排泄状況
  ・腹痛, 発熱などの腹膜炎症状の有無
  ・ストーマ脱落による腹膜炎症状が認められれば, 緊急手術になる可能性があるため, 速やかに医師に報告する.

## 〈ストーマ粘膜皮膚接合部離開〉

● ストーマの粘膜と皮膚の接合部が離開した状態のこと.

● 原因
  ・ストーマ粘膜の血流障害
  ・ストーマ粘膜皮膚接合部の感染
  ・ストーマ粘膜皮膚接合部への過緊張
  ・緊急手術や低栄養, 糖尿病, ステロイドの使用

● 観察のポイント
※ p329「その他の合併症とケア」参照

## 晩期ストーマ合併症 ‥‥‥‥‥‥‥‥‥‥

### 〈傍ストーマヘルニア〉（図2，3）

● 腸管を腹壁に引き出すために開口したストーマ孔から腸管が脱出し，ストーマ近接周囲が隆起した状態のことをいう．
● 原因
    ・ストーマサイトマーキングの位置不良
    ・大きすぎる筋膜切開，腹直筋外縁ぎりぎりの位置での造設
    ・腹膜内経路での造設

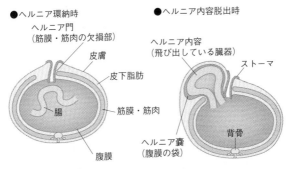

●ヘルニア環納時
ヘルニア門
（筋膜・筋肉の欠損部）
皮膚
皮下脂肪
腸
筋膜・筋肉
腹膜

●ヘルニア内容脱出時
ヘルニア内容
（飛び出している臓器）
ストーマ
背骨
ヘルニア嚢
（腹膜の袋）

**図2 ◆ヘルニアの構造**

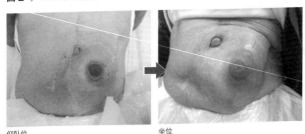

仰臥位　　　　　　　　坐位
**図3 ◆傍ストーマヘルニア体位による腹壁変化**

・加齢による腹直筋の脆弱化

　　・肥満，便秘，腹水の貯留などの腹腔内圧の上昇

● 観察のポイント

　　・医師とともにヘルニア門の確認

　　※ p329「その他の合併症とケア」参照

### 〈ストーマ脱出〉(図4)

● ストーマが造設時よりも異常に飛び出すこと[6] を
　いう．一度ストーマが脱出すると，わずかな腹圧
　だけで脱出しやすくなる．ループストーマの場合
　は肛門側の脱出が多い．

● 原因

　　・大きすぎる筋膜・皮膚切開

　　・ストーマ脚の固定が弱い，筋膜との固定が緩く
　　　なった．

　　・遊離した腸管が長い．

　　・患者側の要因として体重の増加や腹水の貯留，
　　　頻回な咳嗽など腹圧の上昇

● 観察のポイント

　※ p329「その他の合併症とケア」参照

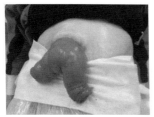

**図4 ◆ストーマ脱出**

### 〈ストーマ陥没〉(図5)

● ストーマが周囲皮膚レベルよりも相対的に低いま
　たは没した状態の総称．ストーマ陥凹，ストーマ
　周囲陥凹，ストーマ中隔陥没，没ストーマなど[7]．

● 原因
　・癒着や腹壁の脂肪層が厚く，腸管の長さが保てず造設した．
　・ストーマ壊死後，粘膜が脱落し高さがなくなる．
　・体重の増加により腹壁の脂肪層が厚くなりストーマが陥没する．

1. ストーマ陥没 retractions of stoma

ストーマ陥凹
stomal recession

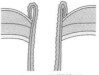

ストーマ周囲陥凹
peristomal recession

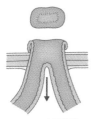

ストーマ中隔陥没
stomal subsidence

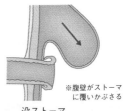
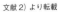

※腹壁がストーマに覆いかぶさる

没ストーマ
sinking stoma

**図5 ◆ストーマ陥没**

文献2）より転載

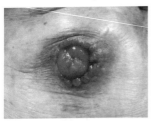

**図6 ◆粘膜移植**

● 観察のポイント
　・ストーマサイズが縮小することがあるためストーマサイズの計測

## 〈粘膜移植 / ストーマ周囲肉芽腫〉（図6, 7）

● 粘膜移植：ストーマ周囲皮膚に腸管の粘膜がストーマ粘膜皮膚接合部より連続性あるいは島状に播種した状態[8]をいう.

● ストーマ肉芽腫：ストーマ近接部に発生する不良肉芽のことをいう.

● 原因
　・粘膜移植
　・ストーマ造設時の運針を介して腸管粘膜が皮膚に移植し定着
　・ストーマ周囲肉芽腫
　・ストーマ粘膜皮膚接合部の縫合糸の残糸による異物反応
　・残糸への排泄物付着
　・ストーマ近接部への排泄物の持続的な付着

● 観察のポイント

※ p329「その他の合併症とケア」参照

※ p329「その他の合併症とケア」参照

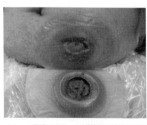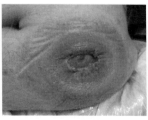

ストーマ陥没でストーマ近接部に排泄物が付着するためストーマ周囲肉芽腫が発症した
**図7 ◆ストーマ陥没によるストーマ周囲肉芽腫**

## 〈ストーマ静脈瘤〉（図8）

● ストーマ周囲にできた静脈の拡張蛇行のことをいう.

- 原因
  - 肝疾患により門脈圧亢進を呈していることにより，腸管静脈と腹壁静脈の間にシャントが形成
- 観察のポイント
  - ストーマ周囲皮膚に静脈血管の拡張の有無
  - ストーマ周囲粘膜皮膚接合部の出血の有無
  - ストーマ粘膜に静脈の怒張及び蛇行の有無
  - 易出血の有無

### 〈壊疽性膿皮症〉(図9)

- 痛みを伴う紅斑，膿疱，結節，蚕食性潰瘍を形成する疾患のことをいう.
- 原因
  - 原因は特定されていないが，炎症性腸疾患，大動脈炎症症候群，関節リウマチなどの基礎疾患を持つ場合が多い.
  - 外傷や物理的，機械的刺激なども影響しているといわれている.
- 観察のポイント
  - 短期間のうちに潰瘍形成に発展することが多く，早期発見，診断が難しい.
  - 疼痛，発熱の有無
  - 原疾患のコントロール状況
  - 創の部位や大きさ，深さの観察
  - 出血や膿汁の有無，量

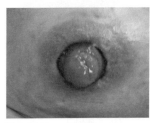

図8 ◆ストーマ静脈瘤

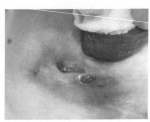

図9 ◆壊疽性膿皮症

◆引用・参考文献
1) 日本ストーマ・排泄リハビリテーション学会編：消化管ストーマ造設の手引き．p178，文光堂，2014
2) 日本ストーマ・排泄リハビリテーション学会編：ストーマ・排泄リハビリテーション学用語集 第 4 版．p140，金原出版，2020
3)〜8) 日本ストーマ・排泄リハビリテーション学会編：ストーマ排泄リハビリテーション学用語集 第 3 版．p30-54，金原出版，2015
9) ストーマリハビリテーション講習会実行委員会編：ストーマリハビリテーション基礎と実際 第 3 版．p208-224，金原出版，2016
10) ストーマリハビリテーション講習会実行委員会編：ストーマリハビリテーション実践と理論．p288，金原出版，2006
11) 日本ストーマ・排泄リハビリテーション学会編：消化管ストーマ関連合併症の予防と治療・ケアの手引き．p108-204，金原出版，2018
12) 松原康美編：ストーマケア実践ガイド．p198-223，学研メディカル秀潤社，2013

ストーマ合併症（ストーマ周囲皮膚障害を除く）

# Memo

........................................................................

........................................................................

........................................................................

........................................................................

........................................................................

........................................................................

........................................................................

........................................................................

........................................................................

........................................................................

# ストーマ装具装着部位のアセスメント

＊局所ケアにおいて，ストーマ装着部位のアセスメントを正しく行い，ストーマ合併症発生時の局所ケアの問題点を見極め，適切なケアを提供，提示していくことで合併症の悪化防止に努める．

## 装具装着部分のアセスメント

### 〈ストーマ壊死〉

● 壊死の範囲や部位によってストーマの高さがなくなるため排泄物がストーマ近接部に付着しやすくなり，ストーマ近接部分の装具の密着が悪くなる．

### 〈ストーマ脱落〉

● ストーマ壊死やストーマ粘膜皮膚接合部離開を合併していることが多く，ストーマの高さが皮膚面より低くなり，排泄物の付着による皮膚障害が発生しやすい．

### 〈ストーマ粘膜皮膚接合部離開〉

● 離開部創からの滲出液，膿汁の流出でストーマ装具の密着が悪くなり，排泄物の漏れにつながりやすい．

● 離開部に排泄物が侵入すると，離開部創の悪化，創治癒遅延が起こる．

● とくにストーマの高さが低い場合，排泄物が離開部に付着しやすくなるため，創治癒遅延が起こりやすい．

### 〈傍ストーマヘルニア〉

● 腹壁は臥位では還納して平坦だが，坐位や立位

で腹圧がかかると脱出して隆起する．そのため体位による腹壁変化で装具が追従しにくく，排泄物の付着による皮膚障害が発生しやすい．

- ●ヘルニア嚢の形によって装具の密着が悪くなる可能性がある．
- ●腹圧がかかったとき，ストーマ側の腹壁だけが隆起するため腹壁が左右非対称になり，装具装着部位全体の追従が悪くなる．
- ●体位変化で腹壁の形状が変わり，面板接着部分（とくに装具の外縁）に張力がかかり皮膚障害につながる．
- ●ヘルニアが還納しているときはストーマサイズが小さくなるが，ヘルニアが隆起するとストーマサイズは大きくなるため，排泄物の付着による皮膚障害が発生しやすい．

### 〈ストーマ脱出〉

- ●脱出したストーマ粘膜が面板ストーマ孔や筬合部に接触してストーマ外傷を起こしやすい．
- ●脱出の長さによって，ストーマ袋の中の摩擦によりストーマ粘膜損傷を生じる．
- ●脱出時と還納時にはストーマサイズが変化するため，ストーマ近接部に皮膚障害が発生しやすい．
- ●脱出したままケアを行う場合，ストーマ粘膜が下垂し皮膚に接触しやすくなり，粘液が皮膚に付着するため装具の密着が悪くなる．
- ●脱出の大きさや長さによっては，ストーマ袋内にストーマが充満し面板が引っ張られ，剥がれやすくなる．
- ●脱出時は，ストーマ近接部がストーマに引っ張られ腹壁に凹凸が生じることがあり，装具が追従しにくくなる．

〈ストーマ陥没〉
- ●ストーマの高さがなくなり，ストーマ排泄孔が皮膚面に近いもしくは皮膚面より低いため排泄物の付着による皮膚障害が発生しやすく，排泄物が漏れやすくなる.

〈粘膜移植／ストーマ周囲肉芽腫〉
- ●ストーマ近接部が凹凸のある肉芽が形成されるため，排泄物が潜り込みやすくなる.
- ●肉芽からの粘液や易出血のため，ストーマ近接部の面板の密着が悪くなり皮膚障害が発生しやすくなる.

〈ストーマ静脈瘤〉
- ●凸型嵌め込み具内蔵型装具による物理的刺激により出血する可能性がある.
- ●静脈の拡張蛇行を認める部分は，物理的刺激を避けるために面板ストーマ孔は大きめにカットするため，排泄物の付着による皮膚障害につながりやすい.

〈壊疽性膿皮症〉
- ●潰瘍形成，膿汁の流出により装具の密着が悪くなり，排泄物の漏れが生じやすい.
- ●圧迫を避けるケアを選択した場合，排泄物の性状によっては装具が剥がれやすくなる.

Memo

**◆引用・参考文献**

1) 日本ストーマ・排泄リハビリテーション学会編：ストーマ排泄リハビリテーション学会用語集 第3版. 金原出版, 2015

2) 熊谷英子監：ストーマケアのコツと技 201. p178-236, メディカ出版, 2014

3) ストーマリハビリテーション講習会実行委員会編：ストーマリハビリテーション基礎と実際. p159-163, 金原出版, 2016

4) 日本ストーマ・排泄リハビリテーション学会編：消化管ストーマ関連合併症の予防と治療・ケアの手引き. p108-204, 金原出版, 2018

5) 松原康美編：ストーマケア実践ガイド. p198-223, 学研メディカル秀潤社, 2013

ストーマ装具装着部位のアセスメント

Memo

....................................................................................................

....................................................................................................

....................................................................................................

....................................................................................................

....................................................................................................

....................................................................................................

....................................................................................................

....................................................................................................

....................................................................................................

....................................................................................................

....................................................................................................

....................................................................................................

# ストーマ装着部位の重症度評価

## 目的

* 皮膚障害の重症度評価は，皮膚障害の改善や悪化を示すとともにスキンケアの方法を導き出す．
* 皮膚障害の重症度評価を行うには，画像などによる記録や共通の評価指標を使用する必要がある．また，電子カルテ上で皮膚障害の変化を確認できるような設定を行うことで，ケア担当者がケア方法の判断を行いやすくなる．

### 評価の実際

#### ABCD-Stoma® ･･････････････････････････････

- ストーマ周囲皮膚障害の状態を得点で評価するツールである．
- ストーマ粘膜の評価は行わない．
- ストーマ周囲皮膚障害の部位と程度，ならびに色調の変化の有無によって評価を行う．
- 評価合計得点は 0 ～ 45 点となり，得点が小さいほど皮膚障害の重症度は軽症である．
- ABCD-Stoma®の臨床適応について，信頼性・妥当性の検証が行われている．

Memo

# ABCD-Stoma® の使用方法（図1，2）••••••••••••

## 図1 ◆ ABCD-Stoma® の使用方法

文献1) より転載

## Memo

## ストーマ周囲皮膚障害の重症度評価スケール
# ABCD-Stoma®

患者ID：　　　　　　　　　　　患者名：

**ストーマの種類：　コロストミー　・　イレオストミー　・　ウロストミー**

観察部位（ストーマ粘膜を除く）

- A：近接部（皮膚保護剤が溶解していた部位はA）
- B：皮膚保護剤部
- C：皮膚保護剤外部（医療用テープ、ストーマ袋、ベルト等のアクセサリーが接触していた範囲）

A、B、Cの3部位ごとに皮膚障害の程度を評価

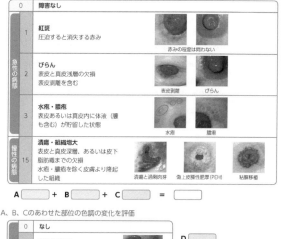

| | 0 | 障害なし | |
|---|---|---|---|
| 急性の病態 | 1 | **紅斑**<br>圧迫すると消失する赤み | 赤みの程度は問わない |
| | 2 | **びらん**<br>表皮と真皮浅層の欠損<br>表皮剥離を含む | 表皮剥離　びらん |
| | 3 | **水疱・膿疱**<br>表皮あるいは真皮内に体液（膿も含む）が貯留した状態 | 水疱　膿疱 |
| 慢性の病態 | 15 | **潰瘍・組織増大**<br>表皮と真皮深層、あるいは皮下脂肪織までの欠損<br>水疱・膿疱を除く皮膚より隆起した組織 | 潰瘍と過剰肉芽　偽上皮腫性肥厚（PEH）　粘膜移植 |

A □ ＋ B □ ＋ C □ ＝ □

A、B、Cのあわせた部位の色調の変化を評価

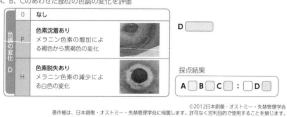

| | 0 | なし | |
|---|---|---|---|
| 色調の変化 | P | **色素沈着あり**<br>メラニン色素の増加による褐色から黒褐色の変化 | |
| | H | **色素脱失あり**<br>メラニン色素の減少による白色の変化 | |

D □

採点結果

A □ B □ C □ ： □ D □

**図2 ◆ ABCD-Stoma®**

文献 1）より転載

◆引用・参考文献
1) 日本創傷・オストミー・失禁管理学会学術教育委員会編：
ABCD-Stoma® に基づくベーシック・スキンケア─
ABCD-Stoma®ケア．p14-15，照林社，2016

# Memo

# ストーマ周囲皮膚障害

## ストーマ周囲皮膚障害の概要

- ストーマ周囲皮膚障害とは，ストーマ周囲皮膚の病的状態（紅斑，炎症，表皮剥離，びらん，潰瘍，肥厚など）[1] のことをいう．
- 瘙痒感や疼痛を伴い，さらには装具装着が困難となり日常生活に支障をきたす場合がある．
- 日頃からストーマ周囲の適切なスキンケアを行い，異常の早期発見，原因の追究，適切な対処が重要である．

## ストーマ周囲皮膚障害の原因 ·················

- ストーマ周囲皮膚炎の原因は，複数が関連していることが多いが，外的要因と内的要因に大別され，さらに化学的原因，物理的原因，生理的原因，医学的原因に分類される[2]（**表1**）[3]．

**表1 ◆ストーマ周囲皮膚炎の原因**

| | | |
|---|---|---|
| **外的要因** | 化学的原因 | 排泄物に含まれる消化酵素，アルカリ尿成分，粘着剤の成分 |
| | 物理的原因 | 剥離刺激，不適切なスキンケア，面板や袋による損傷，固定具や凸面型面板による過度の圧迫など |
| | 生理的原因 | 発汗阻害，細菌の繁殖，皮膚温の上昇など |
| **内的要因** | 医学的原因 | アレルギー体質，デルマドローム，自己免疫疾患，治療に伴うもの（放射線療法，化学療法，免疫力低下）など |

文献3）より引用

Memo

........................................................

........................................................

........................................................

........................................................

## 観察のポイント

- 皮膚障害の発生部位により，原因や要因の推測が可能である．
- ストーマ周囲皮膚を ABC の 3 部位に区分（**図1**）[4] し観察する．

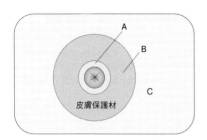

A近接部：ストーマ接合部からストーマ装具の皮膚保護材が接していた範囲で，皮膚保護材溶解部を含む
B皮膚保護材部：装具の皮膚保護材が接していた範囲
C皮膚保護材外部：医療用テープ，ストーマ袋，ベルトなどが接していた範囲

**図1 ◆ストーマ周囲皮膚の区分**

文献4）より転載

Memo

........................................................................................

........................................................................................

........................................................................................

........................................................................................

........................................................................................

........................................................................................

........................................................................................

........................................................................................

........................................................................................

## ストーマ周囲皮膚障害の発生部位から考えられる原因と要因 .........

● 皮膚障害の発生部位により，おおよその原因や要因を推察することができ，ストーマケアに活かすことが可能である（**表2**）[5].

**表2 ◆ストーマ周囲皮膚障害の発生部位から考えられる原因と要因**

| 部位 | 原因 | 主な要因 |
|---|---|---|
| **A**<br>近接部 | 排泄部の付着 | 皮膚保護材の浮き，皮膚保護材の溶解，刺激性の強い排泄物，不適切なホールカット |
| **B**<br>皮膚保護材部 | 機械的刺激 | 面板剥離時の刺激，面板による摩擦，凸型嵌め込み具による圧迫 |
| | 感染 | 不適切なスキンケア |
| | 化学的刺激 | 皮膚保護材の組織による刺激 |
| **C**<br>皮膚保護材外部 | 機械的刺激 | 医療用テープ剥離時の刺激 |
| | 感染 | ベルト等の固定具による摩擦，不適切なスキンケア |
| | 化学的刺激 | 医療用テープの組織による刺激，被膜材の組織による刺激，ストーマ袋の素材による刺激 |

文献5）より転載，一部改変

## ストーマ周囲皮膚障害のアセスメント

## アセスメントに必要な情報 .........

● ストーマの種類（イレオストミー，コロストミー，回腸導管，尿管皮膚瘻）
● ストーマの数（単孔式，双孔式）
● ストーマサイズ（縦径，横径，基部と最大径，高さ）
● 発生時期
● 発生部位，範囲，皮膚障害の程度，色調
● 自覚症状（瘙痒感，疼痛など）
● 使用装具，面板ストーマ孔サイズ，交換時の溶解や膨潤状況，交換間隔，排泄物の潜り込みの有無
● 排泄物性状，量，破棄のタイミング
● 腹壁の状態（しわ，たるみ，などを日常生活でと

る姿勢で観察する）
● 体重変化
● ストーマ合併症の有無
● 日常生活状況
● ストーマケア方法と巧緻性
● 全身状態や治療内容

## アセスメントのポイント ……………………
● スキンケアや局所ケアだけにとらわれてはいけない.
● 疾患の状態，治療内容，投与・内服している薬剤，セルフケア能力などを総合的に観察することが重要である.

◆引用・参考文献
1) 日本ストーマ・排泄リハビリテーション学会編：ストーマ・排泄リハビリテーション学用語集 第3版. 金原出版, 2015
2) ストーマリハビリテーション講習会実行委員会編：ストーマリハビリテーション基礎と実際 第3版. p235-236, 金原出版, 2016
3) 工藤礼子：ストーマ周囲皮膚障害, ストーマリハビリテーション 基礎と実際 第3版. p236, 2016
4) 日本創傷・オストミー・失禁管理学会学術教育委員会編：ABCD-Stoma® に基づくベーシック・スキンケア―ABCD-Stoma®ケア. 照林社, 2014
5) 日本創傷・オストミー・失禁管理学会学術教育委員会編：ABCD-Stoma® に基づくベーシック・スキンケア―ABCD-Stoma®ケア. 照林社, 2014

## Memo

......................................................................................

......................................................................................

......................................................................................

......................................................................................

# ストーマ周囲皮膚障害のケア

## 目的

＊皮膚障害の発生要因を改善するストーマケアを実践し，皮膚障害の原因を取り除くことで皮膚障害を改善する.

### ケアの実際

#### 1）近接部のケア

● 排泄物の付着による皮膚障害

**対策**

● 排泄物が付着している要因を特定し，ストーマ近接部に排泄物を付着させないケアを実践する.

**ポイント**

● ストーマサイズに合った面板ストーマ孔の選択（**図1**）.

● ストーマの高さがない，腹壁のしわ，たるみ，近接部の陥凹などにより便の潜り込みがある場合は，凸型嵌め込み具内臓装具や用手成形皮膚保護材などを使用し，ストーマ近接部と装具の密着を高める（**図2**）.

● 皮膚保護材の種類や装具交換間隔の見直しを行う.

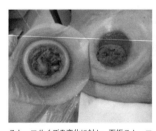

ストーマサイズの変化に対し，面板ストーマ孔の異なるプレカット装具を継続使用していたために，露出する皮膚に排泄物が付着し皮膚障害が発生している

**図1 ◆排泄物の付着による皮膚障害**

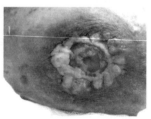

高さのないストーマに対し，長期間平面装具を使用していたために，尿の潜り込みにより偽上皮腫性肥厚（pseugoepitheliomatous hyperplasia：PEH）が発生している

**図2 ◆排泄物の付着による皮膚障害**

- 必要に応じて，固定具を使用することで，装具の安定性や密着を高める．
- 滲出液を伴う場合は，皮膚保護材の密着に影響を及ぼすため，滲出液のコントロールを行う．
  - 粉状皮膚保護剤を散布し，余分な粉を払い落とし，面板の密着を妨げないようにしてから貼付する．
  - 滲出液が多い場合は，粉状皮膚保護剤散布に加え，用手成形皮膚保護材などを併用し滲出液のコントロールを図る．
  - 滲出液の状況に応じて，装具や装具交換間隔の見直しを行う．

## 2）皮膚保護材部のケア

### 〈機械的刺激による皮膚障害（図3）〉

**対策**

- 装具交換時や装具装着中の過剰な剥離刺激，摩擦，圧迫を避ける．

**ポイント**

- 粘着剥離剤を使用した愛護的な装具剥離と皮膚を擦らない洗浄を行う．
- 装具交換間隔の設定に見合った皮膚保護材の耐久性の装具を選択する．
- ストーマやストーマ周囲の腹壁の状態と，使用している凸型嵌め込み具の凸度や硬さなどが合っているか見直しを行う（**図3**）．
- 固定具の調整は，固定具と腹壁の間に指が2本入る程度にする．

### 〈化学的刺激による皮膚障害（図4）〉

**化学的刺激による皮膚障害の特徴**

- 化学的刺激による接触皮膚炎は，一時刺激性接触皮膚炎とアレルギー性接触皮膚炎がある．
  - 一時刺激性接触膚炎は原因物質の刺激で誰にで

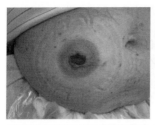

凸型嵌め込み具内蔵装具の圧迫により発生した皮膚障害

**図3◆機械的刺激で発生した皮膚障害**

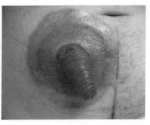

不適切なスキンケアと装具装着期間の延長により生じた一時刺激性接触皮膚炎

**図4◆化学的刺激による皮膚障害**

　　　も生じる.

・アレルギー性接触皮膚炎はIV型アレルギー反応で，感作が成立した場合に生じる．一度感作されると生涯にわたり感作物質に接触すると発症する.

**対策**

●適切なスキンケアを実施し，皮膚保護材の閉鎖環境による皮膚浸軟を予防し，皮膚のバリア機能を維持させる.

**ポイント**

●適切な洗浄や交換間隔への変更を行っても症状の改善がない場合は，皮膚保護材の変更を検討する.

●皮膚保護材貼付部の皮膚浸軟や滲出液がある場合は，装具交換間隔を早める.

●アルコール含有の練状皮膚保護材は，アルコールを揮発させてから貼付する.

●アレルギー性皮膚障害の場合は，原因となっている皮膚保護材やアクセサリー類の使用を中止する.

●瘙痒感や炎症症状が持続する場合は，皮膚科診察を行い外用剤の使用を検討する.

**外用薬使用時の注意点**

●外用薬は，装具貼付に影響の少ないローション

タイプのものが推奨されている.
- 外用薬塗布後は数分待ち，皮膚を乾燥させた後に装具を貼付する.
- 軟膏やクリームの場合は，吸収されるまで少し時間をおいた後，しっかり押さえ拭きし，油分の残りがないか確認した後に装具を貼付する.

### 〈感染による皮膚障害〉

#### 感染による皮膚障害の特徴

- ストーマ周囲の皮膚は，湿潤や浸軟によりバリア機能が低下し，細菌が繁殖しやすい.
- 皮膚障害の原因菌は，一般細菌および真菌が多い.
- 細菌による皮膚障害の場合は，紅斑，びらん，滲出液を伴うことが多く，滲出液は混濁と臭気を伴うことが多い．毛包炎も細菌による感染である.
- 真菌による皮膚障害は，KOH 法による直接検鏡で診断することが多い.
  - ・体部白癬は，紅斑，小水疱，乾性鱗屑，痂皮などがみられ，周囲との境界が明瞭なことが多い.
  - ・カンジダは，紅斑，びらん，湿潤，浸軟した角質を伴うことが多い.

#### 対策

- 皮膚を清潔に保ち，皮膚浸軟によるバリア機能の低下を予防する.

#### ポイント

- スキンケア方法の見直しを行う.
- 発汗が多い場合や皮膚の浸軟がある場合は，装具交換間隔を早める.
- 皮膚科受診を行い，起炎菌に応じた外用薬や内服を検討する.
  - ・外用薬は，装具貼付に影響の少ないローション

タイプのものが推奨されている.

- 面板貼付部の体毛は, 電気カミソリやハサミで処理する.

## 3) 皮膚保護材外部のケア ……………………

**対策**

- 適切なスキンケアを実践し, 原因となっている事象を取り除くケアを実践する.

**ポイント**

- 医療用テープ部分は, 剥離剤を用いて愛護的な剥離を行う.
- 皮膚障害の原因となった粘着テープの使用を中止する(**図5**).
- 医療用テープ使用時は, 貼付部位の皮膚に緊張がかからないように貼付する.
- 皮膚が脆弱な場合テープ貼付部に皮膚被膜材を使用し, 化学的・機械的刺激から皮膚を保護する.
- ストーマ袋や固定具周囲に皮膚湿潤や摩擦がある場合は, 腹帯やパウチカバーを使用し, 汗を吸収させ浸軟と物理的刺激を回避する.

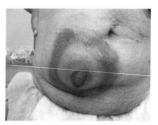

**図5 ◆テープ貼付部の皮膚障害**

**◆引用・参考文献**
1) 日本創傷・オストミー失禁管理学会編:スキンケアガイドブック. p244-268, 照林社, 2017
2) 清水宏:あたらしい皮膚科学. p96-97, 中山書店, 2010

# その他の合併症とケア

## 目的

* ストーマ合併症が発生すると身体的・心理的な影響だけでなく，局所管理やセルフケアが困難となる．
* 問題を最小限にできるケア方法や装具選択が，早期治癒および合併症を抱える患者の QOL の低下を防ぐ．

## ケアの実際

### ストーマ粘膜皮膚離開

〈観察のポイント〉

● ストーマ粘膜皮膚接合部の発赤の有無と程度
● ストーマ周囲皮膚の発赤・硬結の有無と程度
● 離開創のサイズ，深さ
● 離開創の感染の有無
● 離開創からの滲出液や排膿の有無と量
● 壊死組織の有無
● 腹腔内との交通の有無

〈明らかな感染徴候がない場合のケア〉

● 離開部を微温湯もしくは生理食塩水で十分に洗浄する．
● 離開が浅い場合は，粉状皮膚保護剤を充填する（図1）．
● 離開が深い場合は，医師の指示のもとに，ハイドロファイバー®などを充填する（図2）．
● 必要に応じて，用手成形皮膚保護材を併用し，排泄物の付着や潜り込みを予防する（図3）．
● 離開部からの滲出液の量や潜り込み状況に応じた装具交換間隔の設定と，装具選択を行う．

〈感染徴候や壊死組織の付着がある場合のケア〉

● 離開部を微温湯もしくは生理食塩水で十分に洗

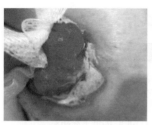

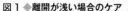
ストーマ粘膜皮膚離開部に粉状皮膚保護材を充填

**図1◆離開が浅い場合のケア**

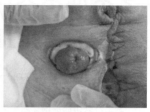

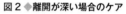
ストーマ粘膜皮膚離開部にハイドロファイバー®を充填

**図2◆離開が深い場合のケア**

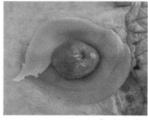
離開部にハイドロファイバー®を充填した後,排泄物の潜り込みを予防するために,用手成形皮膚保護材を使用

**図3◆排泄物の付着,潜り込みの予防**

　浄する.
- 排膿がある場合はドレナージ目的で面板ストーマ孔を創部よりやや大きめに開口し,密閉しない.
- 排膿量や排泄物の潜り込み状況に応じて,医師の指示のもとにハイドロファイバー®(アクアセルAg®)などを充填しながら1回～数回/1日離開部を洗浄する.
- 装具は,短期交換できる単品系装具や二品系もしくは単品系窓付き装具を選択し,離開部の観察や洗浄を行いながら短期間で装具交換する.
- 離開部内に壊死組織が付着している場合は,可能な限りデブリードマンを行う.

〈ケアのポイント〉
- 離開が発生した場合は,排泄物の潜り込みによる

感染予防に努め，創傷治癒理論に則ってケアを
行う．

## ストーマ脱出 ………………………………

〈観察のポイント〉
● 脱出の腸管の長さ，サイズ
● 血流障害の有無と程度
● ストーマの浮腫と程度
● ストーマ粘膜の損傷の有無と程度
● 装具の密着や裏面の状況，面板ストーマ孔
● 精神面やケア力

〈装具装着時のケア〉
● 面板は脱出時の最大径に合わせてカットする．
  近接部分は，用手成形皮膚保護材や練状皮膚保護
  材を貼付し，皮膚の露出を予防する．
● ストーマ粘膜の損傷がある場合は，粉状皮膚保護
  材で保護する（図4）．
● 装具は観察のしやすい透明なストーマ袋を選択
  する．
● 腸管粘膜の損傷を予防するために，装具は，単品
  系装具もしくは粘着式二品系装具を選択する．
● 蓄便袋は容量の大きなものを選び，中に潤滑剤や
  空気を入れ粘膜損傷を予防する．

〈日常生活指導〉
● 腹圧が上昇する行動や急激な体重増加を避ける
  ように指導する．
● 脱出を繰り返す場合は，腸管の血流障害の観察
  や緊急時の対処法を説明しておく．

〈ケアのポイント〉
● 脱出による腸管浮腫や血流障害を回避するため
  に，できるだけ早期に還納を試みる．

・用手的還納を試みる場合は，腹圧がかかりにくい臥位になると還納しやすくなる．

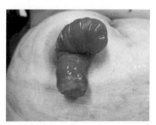

脱出腸管がストーマ袋との接触で粘膜を損傷している

**図4◆ストーマの損傷**

# ストーマ傍ヘルニア

## 〈観察のポイント〉
● 腹壁の突出度や変化の状態
● 臥位と坐位や立位でのストーマサイズの変化
● 排泄物の潜り込みやストーマ周囲皮膚障害の有無
● 便秘や腹痛の有無
● 精神面やケア力

## 〈装具装着時のケア〉
● 面板ストーマ孔は，ストーマ最大径に合わせてカットする．近接部は用手成形皮膚保護材を貼付し，皮膚の露出を予防する．
● ストーマ周囲の腹壁が体位により変化するため，単品系装具や二品系浮動型装具などの腹壁に追従しやすい装具を選択する．
● 突出の程度により，面板はテーパーエッジ型や外周テープ付のもの，または，面板外縁に切り込みを入れると，腹壁の形状変化に追従しやすくなる（**図5**）．
● ヘルニアベルトは，臥位時の腹囲と面板と袋の圧着部のサイズで選択し，ヘルニアを還納した臥位の状態で装着する．

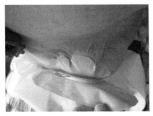

傍ストーマヘルニアで突出した腹壁に追従するように，二品系浮動型フランジの外周テープ付き面板を使用

**図5 ◆腹壁の形状に合わせた装着**

〈日常生活指導〉

● 腹圧が上昇する行動や急激な体重増加を避けるように指導する．

● 便秘にならないように食生活や排便コントロールについて説明する．

● ヘルニアベルトやヘルニア用補正下着の活用で腹部の膨隆を補正できることや，服装の工夫で目立たなくできることなど，外見上の問題に対する対策を説明する．

● ヘルニア嵌頓出現時に緊急時対応ができるように症状を説明しておく．

〈ケアのポイント〉

● 腹壁の形状変化に追従する装具選択や外見の変化などによる精神的サポートを行う．

## ストーマ周囲肉芽腫 ‥‥‥‥‥‥‥‥‥‥‥‥‥‥‥

〈観察のポイント〉

● 縫合残糸の有無

● ストーマ粘膜への物理的刺激の有無：面板ストーマ孔のサイズや貼付位置合っているか．

● ストーマ近接部への慢性的な排泄物の付着の有無

● 肉芽の範囲と大きさ

● 痛みや出血の有無

〈装具装着時のケア〉
● 縫合糸が残っている場合は，抜糸する．
● 保存的に経過をみる場合は，用手形成皮膚保護材
や練状皮膚保護材で肉芽を保護した上から，肉芽
腫に接触しない大きさに開孔した面板を貼付し，
排泄物の付着予防や面板による物理的刺激を回
避する．
● 適切なケアをしても肉芽腫の増大や出血が続く
場合は，医師とともに液体窒素凝固，硝酸銀液
焼灼，外科的切除，レーザー焼灼などの処置を
行う．

〈ケアのポイント〉
● 類似病変（ストーマ粘膜皮膚移植，ストーマ部が
ん）との鑑別を行う．

# 偽上皮腫性肥厚（pseudoepitheliomatous hyperplasia：PEH）

〈観察のポイント〉
● ストーマ周囲皮膚への慢性的な科学的刺激の有
無：面板ストーマ孔のサイズや貼付位置が合っ
ているか．
● 装具交換間隔と溶解の程度
● 尿の流出状態（量・色・臭い・pH）
● ケア力

〈装具装着時のケア〉
● ストーマ周囲皮膚障害のケア：p324「近接部 排
泄部の付着による皮膚障害」を参照

〈日常生活指導〉
● 尿のアルカリ化を予防するために飲水指導を行

う．クランベリージュースなども効果がある場合
がある．

## 〈ケアのポイント〉

● 装具交換時のクエン酸や食酢による湿布．
　・酢とクエン酸は酸性であるため，科学的にアル
　　カリ尿によって刺激を受けている皮膚に湿布す
　　ると中和されることが期待できる[1]．

◆**引用・参考文献**
1) 日本 ET/WOC 協会編：ストーマケア エキスパートの実
　　践と技術．p103，照林社，2007
2) ストーマリハビリテーション講習会実行委員会編：ス
　　トーマリハビリテーションの基礎と実際 第 3 版．p209-
　　215，金原出版，2016
3) 松原康美編：ストーマケア実践ガイド 術前から始める継
　　続看護．p214-227，学研メディカル秀潤社，2013

その他の合併症とケア

## Memo

..............................................................................................

..............................................................................................

..............................................................................................

..............................................................................................

..............................................................................................

..............................................................................................

..............................................................................................

..............................................................................................

..............................................................................................

..............................................................................................

# がん薬物療法中の患者のストーマケア

＊ がん薬物療法の目的，有害事象，がん薬剤の取り扱いを理解し，がん薬物療法を受けるストーマ保有者のケアを行うことができる.

## おさえておくべきポイント

### ストーマ保有者に行われるがん薬物療法の目的 ………………………

● 消化器がんの場合は，がん薬物療法単独での治癒は困難なため，手術療法，放射線療法を組み合わせた集学的治療が行われる（**表 1**）.

**表 1 ◆ 手術とがん薬物療法**

| | |
|---|---|
| **術前療法** | 進行したがんを縮小し，切除できるようにして，再発を減らす |
| **術後補助療法** | がんを切除後，再発する可能性が高い場合に，再発と転移を抑える |
| **進行がんに対する療法** | 切除できなかったがん，再発，転移をしたがんの進行を遅らせる |

### がん薬物療法の有害事象 ……………………

● 薬剤には，①細胞傷害性抗がん剤，②分子標的薬，③免疫チェックポイント阻害薬などがある.
● 効果が表れる量と有害事象が出る量がほぼ同じなため，有害事象は避けられない.

### 〈大腸・直腸がんに主に使用するがん薬物療法薬剤の有害事象発生機序〉

#### ①細胞傷害性抗がん剤

● 白金製剤：シスプラチン，カルボプラチン，オキサリプラチンなど
● 代謝拮抗薬：フルオロウラシル
● 微小血管阻害薬：パクリタキセル，ドセタキセル
● 細胞傷害性抗がん剤は細胞分裂の過程に作用し，

細胞周期の早い細胞に選択的に作用する．細胞周期の早い骨髄や粘膜上皮，毛根細胞が影響を受け，骨髄抑制などの有害事象が出現する．

## ②分子標的薬

- EGFR阻害薬：セツキシマブ，パニツムマブは表皮の基底細胞などに作用するため，皮膚や爪の障害が起きる．
- VEGF阻害薬：ベバシズマブ，ラムシルマブは血管新生に作用するため，高血圧，出血，血栓塞栓症などの血管に関連した副作用が起きる．

## ③免疫チェックポイント阻害薬

- PD-1抗体薬：ニボルマブ，ペムブロリズマブ
- PD-L1抗体薬：アテゾリズマブ
- T細胞ががん細胞を攻撃するのを再活性化させて，がん細胞を排除し，がん細胞によって抑えられていた免疫力を復活させるため，免疫が働きすぎ，免疫関連の副作用（間質性肺炎，消化管穿孔，心筋炎等）が現れる．

## がん薬物療法による有害事象の原因と対策（表2）···

- 有害事象はCTCAEのGradeで評価され，症状のコントロールが難しい場合は治療の中止や休薬，治療薬の変更が検討される．

### ケアの実際

## がん薬物療法使用の曝露を防ぐ··············

- 抗がん薬には発がん性があり，医療関係者の健康にも影響を及ぼす薬剤をHazardous Drugs（HD）と定義している．HD曝露による健康への悪影響を最小限にし適切な取り扱いを行う．

**表2 ◆がん薬物療法による有害事象の原因と対策**

| 有害事象 | 原因 | 対策 |
|---|---|---|
| 骨髄抑制<br>(好中球減少,<br>血小板減少,<br>貧血) | 白血球減少:易感染状態<br>血小板減少:易出血, 止血困難<br>赤血球減少:貧血 | 感染予防:セルフケア指導(含嗽, 手洗い, 外出時のマスク着用, 入浴, 陰部の洗浄など)<br>出血予防:予防行動の習慣化を指導(鼻を強くかまない, 軟らかい歯ブラシの使用, ひげそり時の剃刀使用の禁止, 爪を短くする, 皮膚や眼鼻をこすらない, 家具などにぶつからないような工夫, 採血時の確実な圧迫止血など)<br>貧血:赤血球輸血, 起き上がり時の行動や休息, 睡眠の確保, 保温<br>指導内容:悪心・嘔吐の出現時には我慢せずに伝える<br>口腔内の清潔<br>食べやすい食事の工夫 |
| 悪心・嘔吐 | ①CTZがNK-1受容体を介して直接, または間接的に末梢神経より刺激を受けて嘔吐中枢を刺激<br>②抗がん剤により消化管粘膜の細胞が刺激を受けセロトニンを分泌し5-HT₃受容体を介して嘔吐中枢を刺激<br>③精神的な要因(過去の悪心, 嘔吐の体験, 不安や恐怖感) | 制吐薬の使用<br>NK-1受容体(イメンド, プロイメンド), 5-TH₃受容体拮抗薬(カイトリル, グラニセトロン)<br>悪心, 嘔吐が出現した場合には, 我慢せずにつたえることの指導<br>口腔内の清潔<br>食べやすい食事の工夫 |
| 下痢 | コリン作動性のイリノテカンは, 抗がん作用を持つSN-38が腸粘膜を傷害して起こす | SN-38が停滞すると, 粘膜障害が増強し重篤な副作用につながるため, 下痢を完全にとめずある程度の排便が維持できるようコントロールする<br><br>ストーマ装具交換について<br>皮膚保護剤の膨張, 溶解が早くなり, 皮膚に便汁が付着してスキントラブルを起こす, 普段より早めに交換する<br>中・長期型装具の粘着性の強い装具を使用している場合は, 短期間で交換することでの剝離刺激に注意する<br>次回投与時も同時期に下痢が起こることを予測し, 投与前からストーマ周囲の皮膚を保護する |

| | | |
|---|---|---|
| **便秘** | 抗がん薬の種類や制吐剤の支持療法によるもの　副作用による食欲不振や嘔吐、発熱や倦怠感による活動低下などの影響 | 硬便の場合：軟化作用のある酸化マグネシウムなどの緩下剤を使用　腸蠕動が減弱している場合：センノシドなどの刺激性下剤を使用　単剤で効果がみられない場合：作用の異なる下剤を組み合わせて調整 |
| **末梢神経障害** | 軸索、神経細胞、腱鞘が影響を受け、手足などの知覚および減退や消失のため温覚、触覚、痛覚などに変化が起こる。抗がん剤の総投与量が多くなるほど、治療回数が増えることで重症化しやすい | 予防するための指導　きつい靴や長時間の歩行を避ける　指輪やペン、包丁など特定の道具による圧迫などの物理的刺激を避ける　手足の清潔を図り保湿剤をこまめに塗る　ストーマ装具排泄口の取り扱い、面板おりなどの手技は、簡便にできる装具に変更する |
| **手足症候群** | 初期症状としてチクチク、ヒリヒリといった感覚の異常が起こる。発赤や水疱に伴い、重症になると歩くことができないなど、生活にも支障をきたす | 治療開始前に鶏眼・胼胝、爪白癬などの治療しておく　清潔・保湿・保護など基本のスキンケアが予防のためには重要　足はきつい靴や長時間の歩行、手は指輪やペン、包丁などによる圧迫などの物理的刺激を避ける |
| **ざ瘡様皮疹** | EGFR（上皮成長因子受容体）は、皮膚や毛包、爪の増殖や分化に関与している。EGFR 阻害薬が投与されると、EGFR の活性が低下し、皮膚の角化異常が起こり、角栓の形成や毛包の炎症によりざ瘡様皮疹が起こる | 予防にはスキンケアを行う　治療には副腎皮質ステロイド外用薬を用いる。早期に強い副腎皮質ステロイド外用薬での治療を開始し、コントロールした後に、弱い外用薬にランクダウンする　ストーマ装具貼付部に副腎皮質ステロイド外用薬を使用する場合は水溶性の副腎皮質ステロイド薬とする |

## 曝露機会と対策

### ①調剤

● HD 調製には安全キャビネット / アイソレーター、
  および PPE（personal protective equipment：
  個人用防護具）を使用する.

### ②抗がん薬運搬

● 1 薬剤 1 袋のジッパー付きプラスチックバッグ
  に密閉保管し、発砲プラスチック製などの容器
  を用いる.

### ③投与

- プライミングや点滴バッグの交換時は，適切なPPEを装着（手袋⇒長袖ガウン⇒ N95 マスク⇒保護メガネまたはフェイスシールド⇒ 2 枚目の手袋）する．
- 点滴ルートを着脱するときや，側管として接続する際は，閉鎖式薬物移送システム）を用いる．用いることができない場合はバックプライミングを行う．
- 終了時は，点滴バッグと点滴チューブの接続は外さず一体のまま，ジッパー付きプラスチックバッグに入れて破棄する．
- 経口投与は患者自身で内服できるよう工夫する．接触しないように開封し，薬に触れないように飲む．薬に触れないことが困難な場合は手袋を着用する．
- 軟膏塗布・坐剤挿入は，二重手袋，ガウンを装着し，塗布，挿入する．

### ④投与中・投与後の排泄物・体液 / リネン類の取り扱い時

- HD 投与後の排泄物・体液には，投与後一定期間HD の残留物と，薬物の代謝物が含まれる．
- 一般に HD 投与後最低限 48 時間は患者の便・尿・吐物，胸水や腹水，血液，乳汁，大量の発汗等，それに汚染したリネン類への接触は暴露の危険があるものとして取り扱う．取り扱うときは PPE を着用する．
- HD 投与後 48 時間以内のリネン類は，汚染がない場合は通常の方法で行い，汚染がある場合の洗濯は，1 回目は患者のリネン類だけで分けて予洗いし，2 回目に通常の洗浄を行う．

### 〈排泄物の取り扱い〉

● 排泄物の周囲への飛散を最小限にするため，排尿・排便時には洋式便器で坐位で行い，便器の蓋を閉めてから水洗する.

● ストーマ装具交換は治療開始の前日または，がん薬物投与前に行い，投与後48時間以内の交換は避ける.

● 使用後のストーマ装具，おむつは袋を2重にして破棄する.

● 失禁がある場合は，排泄物との接触から皮膚を保護するため，石鹸を用いて洗浄し，会陰部や肛門部に保護クリームを塗布する.

## 観察のポイント

● 患者に使用するレジメンを把握し，出現する恐れがある有害事象の出現時期には症状を注意深く観察する.

● 患者が有害事象を正しく把握し，観察とともに申告される症状，日常生活に支障をきたしていないか，ストーマ装具交換などの管理ができているか，を聞き取る.

## ケアのポイント

● 薬物療法が予定されれば，患者に必要な情報提供を行い，予防のための行動がとれるように生活指導，手足症候群，口腔ケアなどの予防的ケアを開始する.

● 進行がんの場合は期限のない治療となるため無理をさせない，個々にわかりやすい方法，内容を検討し，他職種で関わる.

● HDの取り扱いは正しく行い，曝露を少なくする.

**◆引用・参考文献**
1) 宮島正子監，藤本かおり編：はじめてでもやさしい　ストーマ・排泄ケア　基礎知識とケアの実践．p58-60，学研メディカル秀潤社，2018
2) 厚生労働省：重篤副作用疾患別対応マニュアル：手足症候群
https://www.mhlw.go.jp/topics/2006/11/tp1122-1q.html（2021年7月閲覧）
3) 日本がん看護学会ほか編：がん薬物療法における職業性暴露対策ガイドライン 第2版．金原出版，2019
4) 日本がん看護学会ほか編：がん薬物療法における曝露対策合同ガイドライン．金原出版，2015

Memo

........................................................................

........................................................................

........................................................................

........................................................................

........................................................................

........................................................................

........................................................................

........................................................................

........................................................................

........................................................................

........................................................................

........................................................................

........................................................................

........................................................................

# Memo

# ストーマ
# 外来で行うことと費用など

**目的**

\* ストーマの造設が必要な患者，ストーマ造設者，患者をサポートする家族などを対象に，ストーマ造設の意思決定から術後のストーマ管理まで，ストーマを保有しながら生活を送る人々の問題点やニーズに対し，医師・看護師・地域などと連携しながら支援を行い，患者の QOL を高めていくこと．

## ストーマ外来の実際

● 患者を取り巻く状況に応じ，問題の解決と生活の質の維持・向上のために，個別性を重視した支援を行う．

## 支援のポイント ……………………………

● 術前外来：手術の意思決定支援，術後の生活やセルフケアがイメージできる情報提供
● 社会福祉制度や介護に関する相談と調整
● 退院後の定期的なフォロー
● セルフケア指導：スキンケア，装具交換，ドレーン管理，灌注排便法など
● ストーマ合併症の予防と早期対策
● 装具やストーマケア用品の情報提供や選択
● 日常生活指導
● 利用できる社会資源の申請・手続きの相談や社会福祉士との連携
● 訪問看護，他施設や開業医との連携
● 患者会の紹介

## ストーマ外来でのフォロー間隔（表1）……

● ストーマ造設後は，時間の経過とともに問題点や状態が変化していく．

**表 1 ◆ストーマ外来でのフォロー間隔の目安**

| | 受診間隔の目安 | 目的 |
|---|---|---|
| 初回 | 退院後 2 週間〜術後 1 か月頃 | 退院後の生活環境の変化による不安，セルフケアの獲得や支援者の能力，術後のストーマサイズの変化などを観察し，状況に応じた支援を行う |
| 1〜3 か月 | 1 回 / 1 か月 | 日常生活に対する不安や，治療や経過（抗がん剤・放射線治療）に対する不安など，日常生活や身体的変化に見合ったストーマケアの変更や情報提供を行う．異常の早期発見，抗がん剤の副作用や皮膚障害に留意したストーマケアの支援を行う |
| 4 か月〜1 年 | 1 回 / 2〜3 か月 | 患者の状態や希望に合わせフォローアップし，社会復帰支援や合併症の予防・早期発見に努め，QOL の向上や治療の継続が行えるように支援する |
| 1 年以降〜 | 状態や希望に合わせて調整 | 術後年数や年齢などに関係なくフォローアップすることで，QOL の維持・向上のための支援を行う |

● 定期的なフォローを行い，問題の解決にあたる．
● ストーマ外来は，予約制の施設が多いが，予約日以外や地域からの相談があった場合の連携連絡先を明確にしておく．

## 診療報酬の算定

● ストーマ外来では，在宅療養指導料とストーマ処置料の算定ができる（**表 2**）．
● 診療報酬は 2 年ごとに改定されるので，医事課と連携し関連項目を確認し，適切な算定を行う必要がある．

## 地域との連携

● 退院後に地域の支援が必要な患者には，退院前カンファレンスを行い，ケア方法の伝達や情報の共有を行う．
● 相談窓口を明確にし，地域から相談があった場合は確実にストーマ外来へつながるようにしておく．

**表2 ◆ストーマ外来での診療報酬算定要件**

| 名称 | 点数 | 算定要件 |
|------|------|----------|
| 在宅療養指導料 | 170点 | ①患者1人に対し、初回指導を行った月のみ2回／月で、その他の月は1回／月で算定できる<br>②プライバシーが確保できる専用の場所で、30分以上の療養指導を行った場合に算定できる<br>③医師の指示のもとに実施し、医師は診療録に指示事項を記載する<br>④看護師は、患者ごとに療養指導した要点と指導実施時間を明記した療養診療記録を記載する |
| ストーマ処置料 | 70点 | ①ストーマ1個に対し、ケアを行った場合 |
| | 120点 | ②ストーマ2個に対し、ケアを行った場合 |

注意) 6歳未満の乳幼児の場合は、乳幼児加算として55点を加算できる
　　　在宅寝たきり患者処置指導管理料を算定している患者や、入院中の患者については、ストーマ処置料の算定はできない

### ◆引用・参考文献

1) 松原康美編：ストーマケア実践ガイド術前から始める継続看護．p152-157，学研メディカル秀潤社，2013
2) 医学通信社編：診療点数早見表「医学」2020年4月版．p241，p675，医学通信社，2020

Memo

# ストーマ

## ストーマ外来で必要な物品や備品

### ストーマ外来の設備

- ストーマ外来は，装具交換を実践しながらケア指導を行うため，水回り設備や臭い対策が整っており，患者のプライバシーが保てる衛生的な環境であることが大切である．

### ストーマ外来の望ましい環境条件

- 会話が漏れ聞こえないプライバシー保護ができる個室であること（**図1**）．
- 空調設備や換気扇を設置し，消臭スプレーなども利用しながら，入室時に排泄物の臭いがしないようにされていること．
- 汚物処理できる汚物槽（トイレ）や，感染管理の視点から，清潔な物品と汚染した物品が混在しないようにゾーニングされていること（**図2**）．

### 必要な備品・物品

- 肘掛け椅子，処置台，ベッド
- 処置カート：ノギス，ハサミ，攝子，手袋，エプロン，ガーゼ，ビニール袋など
- スキンケア用品，製品見本

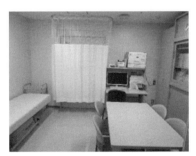

**図1◆ストーマ外来**

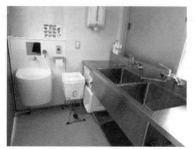

オストメイトトイレとゾーニングされている流し台
**図2 ◆ストーマ外来の水回り**

● ストーマ用品メーカーのパンフレット
● 装具・アクセサリー類
　・外来スペースも考慮しながら常備しておくと便利である.
　・不良在庫をなくすため，種類や個数は検討し，定期的な見直しを行う（**図3**）.
● デジタルカメラ
● 指導用教材，ストーマ版など

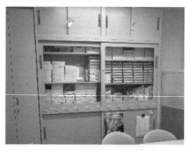

**図3 ◆ストーマ外来の装具保管棚**

## 感染管理対策 ………………………………

● ストーマ外来で使用した物品の消毒や室内清掃
は，施設の感染対策マニュアルを遵守し，感染対
策を行う．

**◆引用・参考文献**

1) ストーマリハビリテーション講習会実行委員会編：ストー
マリハビリテーション基礎と実際 第3版. p314-316,
金原出版，2016

## Memo

ストーマ外来で必要な物品や備品

# 外出時の装具交換

## 目的

＊外出先で不意に排泄物が漏れてしまい慌てることがあるので，不意の漏れにも対応できるように普段から準備をしておく．

## ケアの実際

### 外出時の必要物品（図1）

● 使用中の装具一式（面板・ストーマ袋・アクセサリー類・リムーバー等）

　・ 二品系装具の場合は，面板とストーマ袋をあらかじめセットしておくと交換時に慌てなくてよい．

　　・フリーカットの場合は，あらかじめカットしておく．

● 不透明のビニール袋（中身が見えないものがよい）

● アルコール成分の入っていないウェットティッシュ（水が使えないときにストーマ周囲の皮膚や手指を清拭することができる）

● 乾いたティッシュまたはペーパータオル（拭き取り用に使用）

● ペットボトルに入った水（可能であれば持参するとよい．ティッシュペーパーやトイレットペー

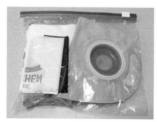
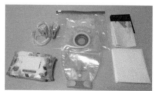

図1 ◆外出時の装具交換物品

パーを濡らして清拭することができる）
- 洗濯バサミ（交換時に衣類を汚染しないように止めておくもの）
- 下着一式（漏れたとき汚染する可能性があるため）
- チャック式保存用袋（使用済み装具を廃棄するところがない場合や，汚染した下着を持ち帰る際に臭いが漏れるのを防ぐことができる．使用前の必要物品を入れておくとよい）

## 外出先での交換方法 ·······························

①洗濯バサミで衣類を止め，ストーマ袋に貯まっている排泄物をすべて廃棄する．
②ウェットティッシュまたは濡らしたティッシュペーパーを使いながら装具をゆっくり剥がしていく．
③ストーマ周囲を清拭する．
④乾いたティッシュペーパーで水分を拭き取り，面板を装着し，衣類を整える．
⑤使用済みの装具，ウェットティッシュなどは，ビニール袋に入れ，できるだけ空気を抜いた状態で閉じ，チャック式保存用袋に入れて汚物入れに捨てる．
※男性の場合は，トイレ内に汚物入れがあるところはほとんどないため，そのまま自宅へ持ち帰り廃棄する．

### ケアのポイント

### 普段の外出の場合（買い物や長時間の外出）

- 普段の外出の場合，常に装具交換用の物品を1〜2セット持参しておく．
- 近くの買い物から始める．
- トイレの場所を確認しておくとよい（各階にトイレが無い場合もあるため）．

- オストメイト対応トイレ（**図2**）があるかは，事前に確認しておくとよい．
- 各施設のトイレにオストメイト対応のマークがある．
- トイレの入口にはオストメイトマーク（**図3**）が掲示してある．オストメイト対応トイレの設置場所を外出や旅行の前に確認しておくことで，排泄物の処理やストーマ装具の漏れに対応することができる．
- オストメイト用トイレの設置場所はインターネットで検索することができる（**図4**）[2]．

---

自施設近隣のオストメイト対応トイレの設置施設

---

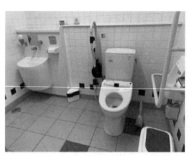

**図2◆オストメイト対応トイレ**

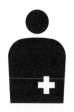

**図3◆オストメイト対応のトイレマーク**
（画像提供：公益財団法人交通エコロジー・モビリティ財団）

Memo

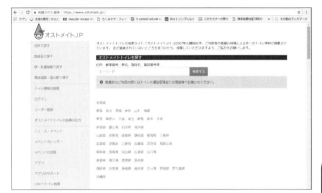

**図4 ◆オストメイト対応トイレ検索**　　　　　　　文献2)より

## 国内旅行の場合 ……………………………

- 旅行の際は，食事の変化などで装具の交換が早まる場合がある．普段の外出時の必要物品（**図1**）を，旅行中に交換する予定回数よりも2〜3セット多めに持参する（交換間隔が3日ごとで旅行期間が4泊5日の場合，3〜4セット準備）．

- 自家用車での旅行の際は，直射日光が当たる場所やトランク内に置かないように注意し，クーラーボックス等を活用することもある．その際は水滴で濡れないよう注意する．

- 飛行機や電車・バスでの旅行の際は座席を通路側にし，トイレに行きやすい席を選ぶ．

- 乗る前には必ず排泄物の処理を行うこと．飛行機では，気圧の影響でストーマ袋が膨張し破裂することも考えられるため，ガスもすべて抜いておくようにする．ガス抜きフィルター付きの装具や，一時的にガス抜きフィルターを使用することもある．

- 飛行機に乗る際は，スーツケースと機内持ち込みのバッグに交換用具一式を入れておくとよい．ハサミは機内に持ち込むことができないため，事前

353

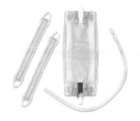

**図5◆尿路ストーマの蓄尿袋（レッグバッグ）**

（株式会社ホリスター）

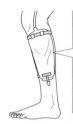

・ストーマ袋とつなげること
　で蓄尿量を増やすことがで
　きる
・装着が足なので，ストーマ
　装具貼付部への負担を減ら
　すことができる
・皮膚装着面に，不織布を使
　用しているタイプもある

**図6◆レッグバッグの使用**

にカットしておく．

● 旅行の行程を把握して，排泄処理を行う場所や
時間を決めておく．

● 尿路ストーマの場合，バスや自動車の移動で，
長時間トイレで廃棄ができないこともあるが，
蓄尿袋（レッグバッグ）（**図5，6**）を使用すると
尿が溢れて漏れることを予防できる．

● ホテルでは，交換後の装具はビニール袋扱いで
廃棄することができるが，汚物入れボックスに入
れるとよい．そのときは，不透明なビニール袋，
チャック式保存用袋，新聞紙などにくるんで捨て
ると臭いが漏れなくてよい．

## 海外旅行の場合 ･･････････････

● 荷物の紛失や体調の変化により漏れることも考
慮し，国内旅行の2〜3倍の装具を用意しておく．

- スーツケースだけでなく，機内持ち込み用の手荷物にも入れ，同行者等にも分担して準備してもらえるようお願いする．
- スーツケースに入れる際は，破損しないように頑丈な箱にいれておく．
- 機内持ち込み用には，緊急の際に交換できるようにウェットティッシュやビニール袋を，チャック式保存用袋に入れておく．機内持ち込み用バッグは必ず身につけ，使用した分は必ず補充するようにする．
- 身体障害者手帳を掲示したり，ストーマ保有者であることを説明すると，トイレに近い席を選ぶこともできる．
- 海外旅行先でトラブルが生じたときに相談できるよう，国際オストミー協会（http://www.ostomyinternational.org/）で各国の連絡先を事前に確認しておくと安心である．

---

**I am an Ostomate**
私は「オストメイト」です

**What is an Ostomate?**
A person who has a stoma created by a colostomy, ileostomy or urostomy surgery.

「ストーマ」とは
消化管や尿路を人為的に対外に誘導して造設した開口孔です

**Type of my stomas**
☐ Colostomy　☐ Ileostomy　☐ Urostomy
私のストーマの種類
☐大腸ストーマ　☐小腸ストーマ　☐尿路ストーマ

**I have ostomy appliances with me to take care of my stoma.**
私はストーマケア装具を携帯していますが，これは私のストーマケアのために使用する物です．

---

**図7 ◆ストーマ保有者であることを伝えるメモ**

文献5）を参考に作成

- 潅注排便法を行っている場合，地域によっては衛生面が悪い場合があるため，ミネラルウォーターを使用する方がよい．また，洗腸用液袋を引っかける S 字フックを準備しておくとよい．
- 渡航先の言語で，ストーマ保有者であることがわかるようにメモを準備しておくと，いざというときに焦らずに説明できる（**図7**）．

### ◆引用・参考文献

1) オストメイト対応トイレの現況．公益社団法人日本オストミー協会
   https://www.joa-net.org/- オストメイト対応トイレの現況 .html（2020 年 10 月 29 日検索）
2) オストメイト JP
   https://www.ostomate.jp/（2020 年 11 月 15 日検索）
3) ホリスター HP
   https://www.hollister.co.jp/ja-jp/products/continence-care-products/urine-collectors/leg-bag-systems/latex/urinary-leg-bag-system-4_pack-_-latex（2020 年 11 月 10 日検索）
4) 落合慈之監：腎・泌尿器疾患ビジュアルブック．p262，学研メディカル秀潤社，2011
5) 松浦信子ほか：快適！ストーマ生活日常のお手入れから旅行まで 第 2 版．p131，医学書院，2019

## Memo

........................................................................

........................................................................

........................................................................

........................................................................

........................................................................

........................................................................

# ストーマ装具の購入・保管・廃棄

## 目的

* ストーマ装具交換の方法については，入院中に細かく指導されるが，ストーマ装具の管理方法や廃棄方法などの指導は忘れがちになっている.
* ストーマ装具の購入から廃棄法までを適切に行うことで，安心して日常生活が送れるように指導していくことが必要である.

### ストーマ装具管理の実際

#### 購入方法

● ストーマ装具は，ストーマ用品専門の販売店等，ストーマ装具メーカーと取引している販売店から購入する. 永久ストーマでは，身体障害者手帳が交付されてからストーマ装具の給付を受けるため，市区町村の指定業者になっているかの確認が必要である.

● 購入の際，お盆休み，年末年始，ゴールデンウィークなどの長期休暇の場合，連休が明けてからの発注または発送になることもあるため，余裕をもって依頼をするように心がける.

● 日常生活用具給付券の手続き時に提示した指定業者から購入する.

● 購入時給付券を指定業者に渡し，指定された負担金を支払う.

● 指定業者によって受け取り方法が異なるため，1か月ごとまたは3か月ごとなど発注の間隔を決める. 自宅へ配送可能な業者もあるため，手続きの際に相談するとよい.

● 購入した装具は1年以内に使い切るようにする.

● 手持ちの装具が10〜14日分になったときに注文する.

● 体重が変化する時期（手術や化学療法などの治療中など）は，購入の量に注意する．また，加齢に伴い体型も変化するため，定期的に装具を見直す必要がある．

近隣のストーマ装具取り扱い店舗を記入

## 保管方法

● 購入したストーマ装具は，保管状態が悪かったり，たくさん買いだめをして古くなったりすると製品の品質が低下する．ストーマの管理状況に悪影響を及ぼすこともあるため，適切な量を保管しておくようにする．購入したものから順番に使用すれば，期限が切れてしまうことはないが，購入後1年以内の使用が望ましいと説明する．

● 皮膚保護材は，温度や湿度など保管状態の影響を受けやすいため，形状の変形などを起こしやすい．高温多湿を避け，常温で直射日光が当たらない部屋やクローゼットなどに箱のまま保管する．

● 冷蔵庫では温度が低すぎるため，皮膚保護材のひび割れなどを起こすので避ける．

## 廃棄方法

● 使用済みストーマ装具は，在宅では一般ゴミとして廃棄するところが多いが，市区町村によって廃棄方法が違うため，それぞれ確認しておく．排泄物の処理をせずに廃棄すると，ゴミ収集の方が排泄物を浴びるといった問題が発生するため，必ず廃棄方法を説明しておく．

- 使用済みのストーマ装具は種類にかかわらず，必ずトイレで排泄物の処理をし，袋内に排泄物が残っていない状態にする．
- 皮膚保護材が内側になるように折りたたみ，臭気が漏れにくいように密着させる．
- ストーマ装具をまとめて新聞紙に包み，ビニール袋に入れて空気を抜いて密閉する．
- ゴミ収集日までは，トイレに蓋付きのゴミ箱を置いて保管する．臭いが気になる場合は，ゴミ箱の中に脱臭剤などを入れておく．

---

近隣の市区町村の廃棄方法を記入

---

◆引用・参考文献

1) ストーマリハビリテーション講習会実行委員会編：ストーマリハビリテーション基礎と実際 第3版．p296-297，金原出版，2016
2) 宮嶋正子監，藤本かおり編：はじめてでもやさしいストーマ・排泄ケア基礎知識とケアの実践．p52，学研メディカル秀潤社，2018

## Memo

# 災害時の対策

## 目的

\* 災害は予測できないため，日頃から災害時に備えておく必要がある．

\* ストーマ装具や交換に必要な物品が入手困難となるため，常に対策をとっておくことが必要である．

### 災害時対策のポイント

#### 災害時の備え

● ストーマ装具購入先やストーマサイズや使用している装具，アクセサリー類など製品名や製品番号を控えておき，避難用物品にまとめておくと，避難先での製品の提供に役立つ．

● 入口に近い場所に装具を保管しておくと避難する際に持ち出しやすい．

● 自宅だけでなく，会社や親戚の家など分散して置いておくようにする．

● 使用している装具が，確実に届けられる保証はないため，閉鎖式のストーマ袋を使用している場合は，開放型のストーマ袋も準備しておく．

● 潅注排便法を行っている場合は，場所や水の確保が困難なため，災害時は適さないといわれている．そのため，日常から自然排便法を習得し，避難用にも装具の準備をしておく．

● 使用期限のあるストーマ装具やアクセサリーなどは日付を確認しておき，中身は半年～1年毎に交換する．

● 使用装具の製品番号や製品名，サイズなどの情報やかかりつけの病院，販売店の電話番号を書いたメモや携帯セルフカード（**図1**）[1]などを一緒に準備しておく．

● ストーマ用品を持ち出せなかったときは，販売店

## 携帯セルフカード

記載内容の変更に備えて、鉛筆書きが便利。

| ス<br>ト<br>ー<br>マ | 種　別<br>（○で囲む） | コロストミー（結腸人工肛門）<br>イレオストミー（回腸人工肛門）<br>ウロストミー（人工膀胱）<br>ダブル（人工肛門・人工膀胱）<br>その他（　　　） |
| | サイズ（mm） | 横　　縦　　高さ |
| 身体障害<br>者手帳の | 番号 | 第　　号 |
| | 等級 | 級 |
| 健康保険の種類（○で囲む）　　健保　国保　共済 | | |
| 健康保険証記号番号 | | |
| 高齢受給者証記号番号 | | |
| 受診しているス<br>トーマ外来等の<br>病院名 | Tel | |
| 手術を受けた<br>病院名 | 手術年　大昭平　　年 | |

(社)日本オストミー協会　　TEL 03-5670-7681
【災害用伝言ダイヤル『171』（局番なし）】

| ふりがな | 男　女 | |
| 氏　名 | 血液型　　型 | |
| 明大昭平　年　　月　日生 | | |
| 住　所〒 | | |
| 電話番号 | | |
| 緊<br>急<br>連<br>絡<br>先 | 氏　名 | |
| | 住　所〒 | |
| | 電話番号 | |
| | 氏　名 | 電話番号 |
| | | |
| | | |

✂ キリトリ

| 装具販売店（購入先） | | |
| 社名 | | |
| 電話 | | |
| 住所 | 〒 | |

| 日常使用している装具メーカー相談窓口 | |
| 社名 | |
| 電話 | |

| 日本オストミー協会支部連絡窓口 | |
| 支部名 | |
| 電話 | |
| 住所 | 〒 |

| 市町村役所 | |
| 役所名 | |
| 電話 | |

**日常使用しているストーマ装具**

| 製品名 | サイズ | 注文番号 |
| --- | --- | --- |
| | | |
| | | |
| | | |
| | | |

**使用したことがあるストーマ装具**
メーカー名

| 製品名 | サイズ | 注文番号 |
| --- | --- | --- |
| | | |
| | | |
| | | |

メモ

(社)日本オストミー協会全本部

**図1 ◆携帯セルフカード**　　　　　　　　　文献1）より引用

や病院，市区町村などで支援を受けることができ
る．

## ストーマ装具の準備 ‥‥‥‥‥‥‥‥‥‥‥‥

● 約1か月分程度を目処に備えておく．非常用持
ち出し袋には1週間〜10日分の必要物品をまと
めておく．
● 尿路ストーマの方は，ドレナージバックも準備
しておく．

- 水に濡れないように，製品の箱ごとチャック式保存用袋にまとめて保管する．
- 水や石鹸が使えないことも多いため，ウェットティッシュや洗い流し不要の洗浄剤を準備しておくとよい．
- 尿路ストーマの方は，水分摂取量が少なくなりがちになるため，水やお茶の備えもしておく．

◆引用・参考文献
1) 日本オストミー協会 HP：オストメイトの災害対策，オストメイトの備えについて
https://www.joa-net.org/__uploads/documents/15996151540281599615155.pdf (2020 年 10 月 16 日検索)
2) ストーマリハビリテーション講習会実行委員会編：ストーマリハビリテーション基礎と実際 第 3 版．p298-299，金原出版，2016

## Memo

..................................................

..................................................

..................................................

..................................................

..................................................

..................................................

..................................................

..................................................

..................................................

..................................................

..................................................

# WOC ナースや業者との連携

## 目的

＊病院や施設・在宅では，ストーマにトラブルがあっても
どのような対応が必要か困ることがある．WOC ナース
や業者と連携をとることで，在宅での生活を安心して暮
らせるようにする．

## 連携のポイント

● 自施設に，WOC ナースが在籍していない場合で
も，日本看護協会 HP にて WOC ナースが近隣
にいるか確認ができる（https://nintei.nurse.or
jp/nursing/qualification/cn）．

● 近隣の WOC ナースと連携をとっておくと，ス
キントラブルや装具選択などで困ったときに相談
ができる場合がある．ストーマ外来がある病院で
は，他院での造設患者の受け入れも可能な場合も
あるため，継続したケアを受けることができる．

● 訪問看護ステーションに在籍している場合は，
在宅でのケアを引き継ぐことができる．

● ストーマ装具メーカーとの連携は，装具に関する
相談など直接することが可能である．お客様相談
窓口で対応が可能なため，自施設で取り扱ってい
るメーカーの連絡先を控えておくとよい．WOC
ナースが在籍しているところもある．

近隣の WOC 在籍施設・メーカーの連絡先を記載

- 購入業者とも連携をとっておくと，症状に応じたストーマ装具を提案してもらうことができる．

◆**引用文献**
1) 日本看護協会 HP：認定看護師登録者一覧.
   https://nintei.nurse.or.jp/nursing/qualification/cn
   (2020 年 9 月 18 日検索)

Memo

........................................................................................

........................................................................................

........................................................................................

........................................................................................

........................................................................................

........................................................................................

........................................................................................

........................................................................................

........................................................................................

........................................................................................

........................................................................................

........................................................................................

........................................................................................

........................................................................................

........................................................................................

........................................................................................

........................................................................................

........................................................................................

# 緊急時の対応

## 目的

* ストーマに異変が生じた場合，すぐに受診すべきか判断に悩むことがある．すぐに受診が必要な症状を理解し，在宅でもあわてず落ち着いて対応ができるようにする．

## 緊急時対応の実際

### 出血 ⋯⋯⋯⋯⋯⋯⋯⋯⋯⋯⋯⋯⋯⋯⋯⋯⋯⋯⋯

原因

● 在宅でのストーマからの出血は，機械的損傷による腸粘膜やストーマ皮膚縁からの出血が多い．ストーマ近接部に発生した炎症性肉芽腫やストーマに発生した腫瘤，潰瘍性病変，ストーマ静脈瘤なども出血の原因である．

● どの部位からの出血かを見極め，緊急を要するか判断する必要がある．

### 〈ストーマ粘膜からの出血〉

● ストーマを形成している腸管粘膜にできた腫瘤や，ポリープなどの病変から出血することがあり，出血の状態によっては早急に受診を要する場合がある（**図1**）．

● ストーマ粘膜の損傷による出血では，ストーマ装具による損傷や，ストーマ袋によるストーマ粘膜の圧迫や摩擦による出血が多い．

### 〈ストーマ周囲皮膚からの出血〉

● ストーマ静脈瘤や装具による皮膚潰瘍，粘膜移植からの出血などがある．

● ストーマ静脈瘤では，ストーマ周囲皮膚，粘膜皮膚接合部，ストーマ粘膜に発生し，時に大出血を起こすことがあるため，早急に受診が必要となる．

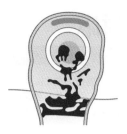

**図1◆ストーマ粘膜からの出血**

**ケアのポイント**

● 出血の部位と出血の原因を確認する.

● 圧迫止血しても止血できない場合は, 縫合止血
や焼灼止血などの外科的止血が必要となる場合
があるため, すぐに受診する必要がある.

● 少量の出血：粉状皮膚保護材を散布し保護する.

● ストーマ装具による損傷による出血：面板ス
トーマ孔をやや大きめにカットし, 露出皮膚部は
粉状皮膚保護材や練状皮膚保護材で保護をする.
または用手形成タイプの面板を選択する.

● ストーマ静脈瘤による出血は, 出血予防として,
粘着力が弱めの皮膚保護材が使用されているス
トーマ装具を選択する.

● 装具交換時は粘着剥離材を使用して剥離刺激を
最小限にする.

● 出血が起きた場合は一時的には圧迫止血が有効
であるが, 再出血の恐れもあるため, 早急に受診
し, 出血点の確認と同部位の縫合止血や硬化療
法が必要である.

## ストーマ傍ヘルニア（図2）...............

● ストーマ孔に腸管が入り込み起こったヘルニア
で, ストーマ周囲の皮下が膨隆する.

## 原因

- 腹直筋外や外縁ぎりぎりでストーマが造設されている.
- 腹直筋腱膜に開けた孔が大きすぎる.
- 手術後の体重増加
- 高齢による腹直筋の脆弱化
- 慢性的な咳嗽や腹水貯留
  - ヘルニアが増大するときなど痛みを伴うことがある.
  - ヘルニア嚢内に腸管が嵌頓すると腸管の圧迫により排泄量の減少が起こり,長時間経過すると腸管の壊死が起こることもあるため,環納できなければ早急に受診が必要となる.

## ケアのポイント

- なるべく腹圧がかからない生活を送る.
- 咳嗽時や腹圧をかけるような作業などを行うときは,ストーマ周囲をしっかり手のひらで押さえておくほうがよい.
- 体重増加や便秘を防ぐために食生活や運動にも気をつける.
- ストーマサイズ,腹壁の状況,腹痛,排便の有無,ストーマ周囲皮膚の伸展に伴う面板外縁の皮膚障害などの観察を行う.

緊急時の対応

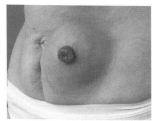

**図2◆ストーマ傍ヘルニア**
（株式会社ホリスターダンサック）

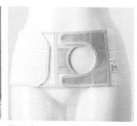

**図3◆　ヘルニアベルト**
（メッシュスマートベルト）
（株式会社ミムロ）

- ストーマ周囲の皮膚は球場に膨隆するため，装具は浮動型フランジの二品系装具やテーパーエッジなど追従性の高い装具を選択する.
- 面板の外縁部はしわになるため，あらかじめ切り込みを入れて追従しやすいようにする.
- ヘルニアベルトを使用する際は，サイズに注意し，ヘルニアが還納された状態で装着するように指導する（**図3**）.
- ヘルニアが膨隆しているときは，イレウス症状，脱出症状，痛み，嘔気なども確認し，ストーマ粘膜の色を観察して，暗紫色に変化していたら臥床して腹圧をゆるめ，膨隆部を軽く押して環納させても環納できなければ，病院へ連絡し早急に受診する.

## ストーマ脱出 ··············································

- 通常の状態よりも異常に突出した状態. 通常は脱出しなくても，腹圧をかけたりすることで脱出することもある.

### 原因
- ストーマ造設時の筋膜切開が大きい.
- 筋膜との固定が弱くなった.
- 慢性的な咳嗽
- 腹水の貯留

### ケアのポイント
- 脱出したストーマがストーマ袋と擦れることで出血する場合がある.
- ストーマの脱出が長時間になるときは，ストーマ粘膜の色を観察し，ストーマ傍ヘルニアと同様に環納できなければ早急に受診する.
- 少し脱出している程度であれば，臥床し腹圧を緩めてストーマが環納できるか確認する.

- 脱出した腸管の浮腫が強い場合は，血流障害の有無を確認し，臥床し環納させる．

- ストーマ装具は，脱出時の大きさに合わせて面板をカットする．脱出時に装着が難しい場合は，環納後に貼付する．

- ストーマ粘膜が傷つかないように，できるだけやわらかい単品系装具や粘着式二品系装具を選択する．

- 環納時に皮膚の露出が見られるときは，練状皮膚保護材や粉状皮膚保護材で露出部をカバーする．

- ストーマ袋に潤滑剤などを使用したり，脱臭フィルターのない装具または脱臭フィルターにシールを貼付したりすることで，ストーマ粘膜とストーマ袋の摩擦による粘膜損傷の予防ができる．

- ストーマケアに難渋したり，出血を繰り返す場合などは再手術も検討されることがある．

緊急時の対応

◆引用・参考文献
1) 松浦信子ほか：快適！ストーマ生活日常のお手入れから旅行まで 第2版．p116，医学書院，2019
2) ストーマリハビリテーション講習会実行委員会編：ストーマリハビリテーション基礎と実際 第3版．p214，金原出版，2016
3) ダンサックHP：ストーマ傍ヘルニアの予防．
https://www.dansac.jp/ja-JP/LivingWithAStoma/
RecoveryAfterStomaSurgery/PreventingAPeristomal
Hernia（2020年9月28日検索）
4) メッシュストーマベルト，ミムロHP
https://www.stoma-belt.jp/products/list?tag_id=2
（2020年11月11日検索）
5) 宮嶋正子監，藤本かおり編：はじめてでもやさしいストーマ・排泄ケア基礎知識とケアの実践．p74-76，学研メディカル秀潤社，2018
6) ストーマリハビリテーション講習会実行委員会編：ストーマリハビリテーション基礎と実際 第3版．p213-214，p300-302，金原出版，2016

# Memo

第3章

# 排泄

## 排泄

# 排尿機能障害の病態生理

### 排尿機能障害の概要

## 下部尿路の機能について（図1）‥‥‥‥

- 腎でつくられた尿は膀胱に溜められる（蓄尿機能）．このとき膀胱は弛緩し，尿道は収縮して尿が漏れることを防ぐ．
- 膀胱に十分な量の尿が溜まると尿意を感じ，排尿の準備が整うと膀胱が収縮し，尿道が弛緩して膀胱内の尿を排出する（排尿機能）．
- 膀胱に尿が溜まり尿意を感じるのは，膀胱容量が150〜250mL，内圧が15〜20cm $H_2O$ 程度
- 膀胱容量は400〜500mL程度
- 尿意があっても排尿できない状況下では，大脳の制御により排尿を我慢することができる．

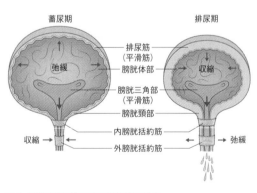

**図1◆蓄尿時と排尿時の括約筋の働き**

Memo

## 排泄行動

● 排尿行為の過程には，尿意を感じてからトイレの場所を認識し，トイレまで移動，トイレの中で向きを変え，下着を下ろして便座に座り，ようやく排泄が可能になる．排泄後は，排泄物の拭き取りや水を流すなどの後始末をし，下着をつけ，着衣を整え，手を洗い，トイレのドアを閉め，戻る場所を認識して移動する．

● 排泄行為は下部尿路の機能だけの問題ではなく，運動機能や認知機能，生活様式なども密接に関連する．

## 男女の排泄の違い（図2）

〈男性〉

● 尿道が15～20cmと長く蓄尿機能に優れている．

● 加齢による前立腺疾患などにより，尿路閉塞を起こす場合がある．

〈女性〉

● 尿道が3～4cmと短く，尿排出に優れている．

● 加齢により膀胱・尿道を支える子宮・膣などの萎縮によって尿道が開大傾向となり，尿漏れを起こしやすくなる．

● 外尿道口が小陰唇間に開口し，膣や肛門とも近い位置にあることから，膀胱炎を起こしやすい構造である．

Memo

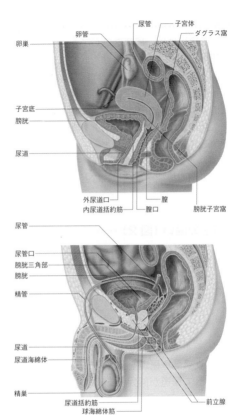

図2 ◆排泄の性差

## 蓄尿症状を呈する主な疾患 ……………………
### 〈尿路感染症（膀胱炎）〉

- 尿道からの上行感染により生じる．原因菌は大腸菌が最多である．
- 排尿痛，頻尿，尿意切迫感などの膀胱炎症状が主体で全身症状は少ない．
- 解剖学的な構造から女性に多い．

〈膀胱結石〉

● 尿成分の一部が析出・結晶化し形成される.

● 男性に多く，腎や尿管の上部尿路に比べ発生率は低いが結石が大きくなる.

● 内尿道口に嵌頓すると尿閉を起こす.

● 血尿，排尿時痛，頻尿や尿意切迫感を起こすことがある.

〈膀胱腫瘍〉

● 上皮内がんでは，初期症状に頻尿や排尿時痛を呈することが多い.

● 腫瘍が増大すると失禁や尿意切迫感などが起こり，膀胱頸部に近い腫瘍や出血がある場合には尿閉を起こす可能性がある.

〈間質性膀胱炎〉

● 病因は不明であるが，尿路上皮機能不全，リンパ球・肥満細胞の活性化，免疫性炎症，神経原性炎症，侵害刺激受容機構の異常亢進，尿中毒性物質，微生物感染などが考えられており，尿意亢進，頻尿，尿意切迫感，蓄尿期に膀胱痛の増悪がみられる.

〈過活性膀胱〉

● 膀胱には明らかな異常がないのにもかかわらず，尿意切迫感を主症状とし，頻尿，ときに切迫性尿失禁を伴う症状を呈する.

● 過活性膀胱は「神経因性」と「非神経因性」に分けられる.

● 神経因性過活性膀胱は，脳や脊髄の中枢神経もしくは膀胱を支配している末梢神経に明らかな背景疾患がある.

● 非神経因性過活性膀胱は，神経系の明らかな異常はない.

## 〈骨盤臓器脱〉

- 骨盤内の支持組織の破綻によって脱出が起こる.
- 脱出臓器は支持組織の部位によって異なるが, 子宮脱, 直腸脱などがある.
- 排尿, 排便機能や性機能を障害することが多く, 尿失禁を併発する.

## 〈子宮筋腫〉

- 筋腫により膀胱が圧迫され頻尿や失禁, 尿意切迫感が発生する.

## 〈膀胱子宮内膜症〉

- 子宮内膜症が膀胱内に発生した場合に低コンプライアンス膀胱, 最大膀胱容量の減少が起こる. これにより頻尿, 尿意切迫感, 排尿時痛, 恥骨上部痛が発生する.

## 〈女性ホルモン (エストロゲン) 欠乏〉

- 更年期以降のエストロゲン低下に伴う膣, 外陰部, 下部尿路の萎縮が原因で起こる.
- 症状としては, 尿意切迫感, 頻尿, 切迫性尿失禁などが多い.

◆引用・参考文献
1) 落合慈之監:腎・泌尿器疾患ビジュアルブック 第2版. p8, 学研メディカル秀潤社, 2017

Memo

........................................................................

........................................................................

........................................................................

........................................................................

........................................................................

# 排尿機能障害の症状

## 下部尿路機能障害の概要

- 下部尿路の機能障害は，蓄尿機能障害（storage dysfunction）と排尿機能障害（voiding dysfunction）の2つに分類される．
- 国際禁制学会（ICS）が定める下部尿路症状（LUTS：lower urinary tract symptoms）は，①蓄尿症状（**表1，2**），②排尿症状（**表3**），③排尿後症状（**表4**），④性交に伴う症状，⑤骨盤臓器脱に伴う症状，⑥生殖器痛・下部尿路痛，⑦生殖器・尿路痛症候群および下部尿路機能障害（LUTD：lower urinary tract dysfunction）を示唆する症状症候群の7つに分類される[1]．
- LUTS は必ずしも LUTD が原因で発生しているとは限らない[2]．

**表1 ◆蓄尿異常の症状**

| | 症状 | 原因 |
|---|---|---|
| 昼間頻尿 | 排尿回数が8回/日以上 | 膀胱容量の減少，過活動膀胱，膀胱炎などの膀胱粘膜への刺激，多尿 |
| 夜間頻尿 | 就寝中の排尿覚醒が1回以上 | 多尿，夜間多尿，膀胱蓄尿障害や睡眠障害などによる機能的膀胱容量の減少 |
| 尿意切迫感 | 徐々に強くなってきた結果の強い尿意ではなく，予測のできない，急に起こる，抑えられない強い尿意<br>我慢することが困難 | 過活動膀胱 |
| 尿失禁 | 不随意に尿漏れを起こすこと | 尿失禁の分類に記載（**表2**） |

**表2 ◆尿失禁の分類**

| 尿失禁 | 病態 | 原因 |
|---|---|---|
| 腹圧性尿失禁 | 労作時または運動時，もしくはくしゃみまたは咳の際に，不随意に尿が漏れる | 骨盤底筋群の弛緩や尿道閉鎖機能の低下<br>・妊娠や出産，肥満，加齢など<br>・根治的前立腺摘除術後 |
| 切迫性尿失禁 | 尿意切迫感と同時または尿意切迫感の直後に，不随意に尿が漏れる | 膀胱容量の増加に過剰反応<br>・脳卒中などの脳血管疾患<br>・パーキンソン病，多発性硬化症<br>下部尿路疾患<br>加齢 |
| 溢流性尿失禁 | 慢性尿閉に伴い膀胱内圧が上昇し，ついには尿道閉鎖圧を超えて尿が溢れ出てくる状態をいう | 下部尿路閉塞性疾患<br>・前立腺肥大症，前立腺がん，尿道狭窄<br>神経疾患による排尿筋収縮不全<br>・糖尿病，椎間板ヘルニア，脊椎管狭窄症，脊椎腫瘍，直腸がんや子宮がん術後 |
| 混合性尿失禁 | 腹圧性尿失禁と切迫性尿失禁が混在したもの<br>尿意切迫感だけではなく，運動・労作・くしゃみ・咳にも関連して，不随意に尿が漏れる | 高齢女性に多い |
| 機能性尿失禁 | 認知機能，上下肢機能，視力などの障害が失禁の主原因となり，トイレ以外で排尿したり，トイレに間に合わず失禁したりする | 認知機能の低下<br>身体の機能障害により移動機能や排尿準備に時間がかかる |

Memo

............................................................................

............................................................................

............................................................................

............................................................................

............................................................................

............................................................................

............................................................................

### 表 3 ◆ 排尿異常の症状

| 分類 | 症状 |
|---|---|
| 尿閉 | 膀胱内に貯留している尿を排泄できない，もしくは多量の残尿（300mL以上が目安）が常時ある状態<br>急性尿閉では，膀胱痛が強く，触診や打診で膀胱がわかる状態<br>慢性尿閉では膀胱痛はなく，排尿後に触診や打診で膀胱がわかる状態 |
| 尿勢低下 | 尿の勢いが弱い．通常は，以前の状態あるいは他人との比較による |
| 尿線分割・尿線散乱 | 尿線が排尿中に分割・散乱すること |
| 尿線途絶 | 尿線が排尿中に意図せず1回以上途切れる |
| 排尿遅延 | 排尿開始が困難で，排尿準備ができてから排尿開始までに時間がかかる |
| 腹圧排尿 | 排尿の開始，尿線の維持または改善のために，腹圧が必要な状態 |
| 終末滴下 | 排尿の終了が延長し，尿が滴下する程度まで尿流が低下する |

### 表 4 ◆ 排尿後症状

| 分類 | 症状 |
|---|---|
| 残尿感 | 排尿後に完全に膀胱が空になっていない感じがするという愁訴である |
| 排尿後尿滴下 | 排尿直後に不随意的に尿が出てくるという愁訴である．この場合の直後とは，女性では立ち上がった後のこと |

排尿機能障害の症状

### ◆引用・参考文献

1) 落合慈之監：腎・泌尿器疾患ビジュアルブック 第2版．p8，学研メディカル秀潤社，2017
2) 日本排尿機能学会／日本泌尿器科学会編：女性下部尿路症状診療ガイドライン 第2版．p55-62，リッチヒルメディカル，2019

## Memo

# 排尿機能障害のアセスメント

## 目的

＊排尿機能障害の症状は尿意切迫や失禁など対象者の QOL に大きく影響する．しかし，治療効果については すぐに改善が望めないものもある．対象者が望む ゴールを設定し，ケア計画を立てていくために，症状 の確認や原因に対するアセスメントが重要となる．

### アセスメントの実際

● アセスメントの方法として以下の項目について 述べる．
1) 問診
2) 排尿日誌
3) 質問票
4) 視診
5) 内診
6) 検査

**問診** ･･････････････････････････････････････
● 排尿行為の過程には，排尿機能の障害だけでな く，認知機能，運動機能，生活様式などさまざ まな機能が影響している．そのため，対象者か ら症状をはじめ，生活習慣などについても正確 に把握する必要がある．

〈問診のポイント〉
● 問診環境の配慮を行う．個室などプライバシー が守られる環境を整えて行う．
● 失禁のタイプと特徴についての知識をもった者 が行う．

● 看護師の価値観や信念を押し付けず相手を尊重
する.

## 〈アセスメント項目〉（表1，2）[1]

### 表1 ◆局所アセスメント

| | アセスメント項目 |
|---|---|
| 排尿状態 | 尿の性状（量，比重，pH，臭い，色），1日の排尿回数，尿意の有無，尿勢，残尿感，排尿時痛，排尿困難，尿閉，排尿方法など |
| 失禁に対する認識 | 尿意の有無，トイレ・便器の認識，尿失禁に対する状況の捉え方，希望など |
| 排泄動作 | トイレへの移動，衣服着脱，便器の使用，排尿・排便，後始末の動作 |
| 失禁状態 | ・いつどんな時に漏れるのか，どのくらい漏れるのか<br>・1度に漏れる量と回数<br>・本当に漏れているのか，尿以外の漏れはないか<br>・漏れていると認識した時，途中で止められるか |
| 自己管理状態 | ・失禁に対する自己対処方法：水分摂取制限，尿意が無くてもトイレに行く<br>・失禁用具の活用：オムツ，パッド，ナプキンなどの使用状況，交換頻度 |
| 皮膚の清潔状態 | スキンケア，失禁殿ケア，皮膚障害の有無 |
| 排泄習慣 | 排泄習慣：便器の様式，種類，排尿時の体位など |

文献1) p31 より転載

### 表2 ◆全身状態のアセスメント

| 領域 | アセスメント項目 |
|---|---|
| 属性 | 年齢，性別，家族構成，職業 |
| 健康習慣 | 食事，運動，睡眠・休息，清潔，着衣についての習慣 |
| 成長・発達状態 | 成長・発達段階の特徴 |
| 栄養 | 食欲，食事内容・時間・回数・方法（経口，経管栄養，輸液），1日食事摂取量，必要栄養量，水分出納バランス，身長，体重（体重の変化） |
| 活動・休息 | 1日の活動・休息・睡眠パターン，日常生活動作の自立度・安静度，姿勢，体位と体位保持状況，病気・運動障害の状態 |
| 清潔 | 皮膚・粘膜・毛髪，口腔，陰部の状態，清潔行為の内容と頻度 |
| セクシャリティー | 生理の状態（規則的・不規則），閉経年齢，妊娠・出産回数 |
| 感覚・知覚 | 感覚障害（視覚，嗅覚，聴覚，味覚，触覚），意識レベル，コミュニケーション，認知障害，見当識障害，疼痛 |

排尿機能障害のアセスメント

| 自己知覚・自己実現 | 自己概念，ボディイメージ，家族関係，職業，経済状態，社会活動 |
|---|---|
| 健康認識・健康管理 | 現病歴（入院・受診までの経過）<br>・発症時期：生来のものか，成長期の発症，出産・手術などの契機<br>・現在までの対処法：薬物療法，行動療法，手術療法など<br>現病歴<br>・脳・脊髄神経疾患（脳血管障害，パーキンソン病，二分脊椎症など）<br>・内科疾患（アレルギー症，糖尿病など）<br>・整形外科疾患（脊椎・脊髄疾患，手指・上肢の障害など）<br>・泌尿器科疾患（腎機能障害，膀胱脱，膀胱がん，尿路感染症など）<br>・産婦人科疾患（子宮脱，子宮筋腫，子宮がん，膀胱膣瘻など）<br>・精神科疾患（うつ病など）<br>薬歴<br>・α遮断薬，利尿薬，抗うつ薬，抗アレルギー薬などの利用状況<br>病気についての説明の理解，服薬の有無，健康信念 |
| 社会的役割・対人関係 | コミュニケーション能力，家庭における役割，職場における役割，社会活動における役割，家族や他者との関係，入院中の行動 |
| 生活環境 | トイレ環境（採光，換気，照明，色彩，手すり），通勤距離，通話方法，経済状態，社会資源など |
| 身体的環境 | トイレへの移動方法，移動距離，手指の巧緻性，衣服調整，トイレの座面の高さなど |
| 社会的環境 | 介助者の有無，尿失禁に対する考え方，活用している社会資源 |
| 疾患の治療とそれに関連する尿禁制障害 | 合併症の病状と予後，薬剤に伴う尿禁制状態，疾患の状態に伴う尿禁制状態 |
| 服薬行動 | 服薬の有無，薬剤名と量，服薬管理の状態，服薬による副作用 |

文献 1) p32 より転載

## 排尿日誌 ••••••••••••••••••••••••

● 問診の主観的内容と客観的内容の排尿日誌を合わせてみることで，事実の相違を確認することができ，排泄の状況を整理しやすくなる．

### 〈排尿日誌の記入方法〉

● 排尿日誌にはいろんな種類があり，形式にこだわる必要はない（**図 1** は日本排尿機能学会のホー

ムページでダウンロードしたもの).

● 使用期間は最低でも 24 時間, できれば 3 日間の記録を行う.

①記入する月日, 起床時間を記載

②排尿時に計量道具を使用し尿測を行う.

③排尿時間と尿量を記載する.

④失禁があれば〇印とともに (計測可能であれば量を, 見た目であれば多い, 少ないなど) 記載する.

⑤右側の空白の列には尿意切迫感の有無や失禁が生じた状況 (腹圧がかかったなど), 水分摂取量などを記載する.

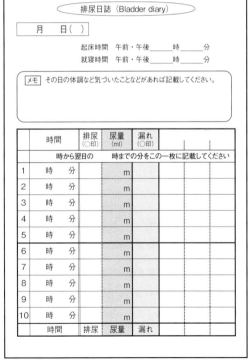

**図1 ◆排尿日誌**

排尿機能障害のアセスメント

## 〈排尿日誌からわかること〉

- 日中の排尿回数，夜間排尿回数，1日の排尿回数
- 1日の尿量，夜間尿量…夜間多尿指数＝夜間尿量／24時間尿量の算出が可能

  ※夜間多尿は，若年成人：24時間尿量の20％以上，65歳以上：33％以上で診断

- 最大排尿量…少なければ膀胱容量減少が考えられる．
- 尿意の知覚，尿意切迫感の有無や程度
- 失禁の状況
- 生活パターンと排尿・失禁の関係

## 質問票（表3）

- 下部尿路症状や症状の生活への影響を把握するために用いる．

**表3◆質問票の種類**

| | 質問票の種類 | 使用するタイミング | 特徴 |
|---|---|---|---|
| 下部尿路症状を把握するもの | CLSS（腫瘍下部尿路症状質問票） | 初診時やどこに問題があるか診断が確定していない場合 | 複数の疾患を有する可能性がある場合に，必要な症状を聞き漏らさないように項目が設定されている |
| | IPSS（国際前立腺スコア） | 尿の出にくさがある場合 | 本来は前立腺肥大症による尿排出障害の症状を評価するための質問票であるが，女性の失禁意外の排尿症状にも使用できる |
| | OABSS（過活動膀胱症状スコア） | 頻尿や尿意切迫感がある場合 | 昼間頻尿，夜間頻尿，尿意切迫感，切迫性尿失禁の4項目をスコア化しているもので，過活動膀胱の診断，重症度，治療効果判定に用いることができる |
| | ICIQ-SF（尿失禁症状・QOL評価質問票） | 尿失禁がある場合 | 尿失禁に特化した質問票で，尿失禁の症状を問う項目とQOLに関する項目がある |
| 下部尿路症状がQOLにどのように影響しているかを評価するもの | KHQ（キング健康質問票） | 下部尿路症状がQOLにどのように影響しているか評価する場合 | 尿失禁に得意的なQOL質問票であるが，過活動膀胱にも使用できる |

## 視診 ••••••••••••••••••••••••••••

### 〈視診の実際〉

● 内診台かベッドに仰臥位でひざを立てた状態で臥床する.

● 患者の羞恥心に配慮し, リラックスした状態で受けられるよう環境調整や対応を行う.

● 外陰部の観察では, 失禁によるスキントラブルの有無を観察する.

● 外陰部の臭いから失禁の状態, 腟からの分泌物, 付着物の有無, 衛生状態などを観察する.

● 臓器脱の確認：腹圧をかけ, 膀胱・尿道・直腸・子宮などの臓器脱がないか確認する.

● 尿道過可動の観察：Q チップテスト…腹圧をかけ尿道内に挿入した綿棒が 30° 以上傾いた場合は尿道過可動と判断する.

● ストレステスト（腹圧性尿失禁）：検査前に膀胱内に 150 〜 300mL の尿を溜めておき, 患者の腹圧や咳などによって尿の漏れがあるか観察する.

● Bonney テスト：ストレステストで尿流出を認めた場合に, 膀胱尿道移行部の尿道の片側を持ち上げ尿の流失が止まれば, 外科的手術に反応する.

## Memo

..................................................

..................................................

..................................................

..................................................

..................................................

..................................................

## 内診

● 骨盤底筋の評価や骨盤内臓器脱の評価を行う.

### 〈内診の実際〉

● 内診台に臥床し, 全身をリラックスさせる. 腹部に力が入らないように患者自身の手を腹部に当て力が入らないように意識してもらう.
● 女性は膣から, 男性は肛門から指を挿入し筋収縮を行えるか, また収縮の強さを確認する (表4).
● 膣内で指を広げて, 膣の萎縮や皮膚の状態, 薄さ, 伸縮性を確認する.

**表4 ◆膣内診による骨盤底筋の収縮力評価指標 (Oxford scale)**

| 0 | 全く収縮しない |
|---|---|
| 1 | わずかに収縮する |
| 2 | 弱いが収縮は可能 |
| 3 | 収縮は可能で, 骨盤底は挙上する |
| 4 | 良好に収縮し, 抵抗を加えても収縮できる |
| 5 | 強い収縮 |

## 検査

● 客観的指標として診断やケア計画に使用する.

### 〈検査の実際〉

● 尿試験紙検査:随時尿を採取し, 尿試験紙を使用して, 尿糖, ビリルビン, ケトン体, 比重, 潜血, pH, 尿蛋白, ウロビリノーゲン, 亜硝酸塩, 白血球を調べる.
● 尿沈査:病的結晶の有無や血球成分の量, 細菌数などを観察する.
● 残尿測定:残尿は 100 ～ 150mL を超えると難治性尿路感染症を起こしやすく, 膀胱内圧が高い状態が続けば腎機能の悪化につながる. この

ため，残尿量の確認は有用性が高い．残尿測定
には，エコー機器による計測が侵襲が少なく，
望ましい（**図2**）．

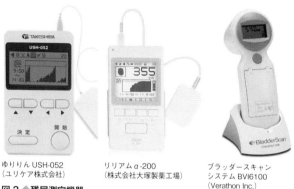

ゆりりん USH-052　　　　リリアムα-200　　　　ブラッダースキャン
（ユリケア株式会社）　　（株式会社大塚製薬工場）　システム BVI6100
　　　　　　　　　　　　　　　　　　　　　　　　（Verathon Inc.）

**図2 ◆残尿測定機器**

排尿機能障害のアセスメント

● パッドテスト：客観的に尿失禁の量を測定する．
　60分パッドテストと24時間パッドテストがあ
　る．
　・未使用のパッドを装着し，テスト後の重量と比
　　較することで失禁量を計算する．
　・60分パッドテストの行程は，15分以内に500mL
　　の水を摂取した後，30分間歩行を行う（この間
　　に階段の昇降を1回分行う）．
　・次に，15分間で①椅子に座る，立ち上がる×10
　　回，②強くせき込む×10回，③1か所を走り回
　　る，④床上のものを，腰をかがめて拾う動作×
　　5回，⑤冷たい流水で手を洗う×1分間の動作を
　　行う．
　・2.0g以下は正常，2.1〜5.0gが軽度，5.1〜10.0g
　　が中等度，10.1〜50.0gが高度，50.1g以上は
　　極めて高度の尿失禁と判定する．
● 流量測定：尿流量測定装置に排尿する非侵襲の

検査であるが，測定されるパラメーターは，最大尿流量，平均尿流量，排尿量，排尿時間を得ることができる．

◆引用・参考文献
1) 日本創傷・オストミー・失禁管理学会編：コンチネンスケアの充実をめざして 排泄ケアガイドブック．p30-35，照林社，2017
2) 日本排尿機能学会 排尿日誌作成委員会：http://japanese-continence-society.kenkyuukai.jp/special/?id=15894 (2021年1月5日閲覧)
3) 宮嶋正子監，藤本かおり編：排尿機能障害のアセスメント（宇野育江）．はじめてでもやさしいストーマ排泄ケア．p89-96，学研メディカル秀潤社，2018

## Memo

...................................................................

...................................................................

...................................................................

...................................................................

...................................................................

...................................................................

...................................................................

...................................................................

...................................................................

...................................................................

...................................................................

...................................................................

...................................................................

## 排泄
# 排便機能障害の病態生理

* 正常な排便機能や解剖について知ることで，排便機能障害の機序を理解する.

### 排便機能障害の概要

**下部消化管の構造と機能** ……………………

● 食物は通常，摂取後 24 ～ 92 時間で肛門から排泄される.

● 小腸は約 5 ～ 7 m で，十二指腸，空腸，回腸に分かれ，食物の栄養素と水分を吸収する.

● 上部小腸には 1 日 5 ～ 8L の消化液を含む水分が流入するが，大半が小腸で吸収され，1 ～ 2L が大腸に流入する.

● 大腸は約 1.5 m で，結腸 (虫垂，盲腸，上行結腸，横行結腸，下行結腸，S 状結腸)，直腸に分かれ，小腸から送り込まれた内容物を直腸側へ移動させる. この際，腸内細菌により内容物の分解を行う. さらに水分・電解質の吸収を行うことで内容物は流動状から粥状，固形に変化していく.

● S 状結腸から直腸において便は貯留し，便意があると腹圧をかけて肛門部より排出する.

**排便のしくみ (図 1)** ……………………………

● 直腸内に便が送られてくると，直腸肛門反射により内肛門括約筋が緩み，肛門上部で便かガスかの判別が行われる. この際，便の保持を行うため外肛門括約筋は収縮する.

● 直腸壁の伸展刺激が，骨盤神経を介して仙髄の下位排便中枢→延髄→視床下部→大脳皮質に伝

わり，便意として知覚する．

● 排便が可能な状態であれば，骨盤神経を介して内肛門括約筋，陰部神経を介して外肛門括約筋が弛緩する．

● 直腸肛門角が鈍化して直腸が直線化することで便が排出されやすくなる．

● 排便終了時は外肛門括約筋と恥骨直腸筋が収縮して肛門を閉じる．

● 排便を我慢しなければいけない状況では，外肛門括約筋と恥骨直腸筋の収縮により禁制を保つ．

● 糞便は不消化物，食物残渣，腸管分泌物，細菌などからなる．1 日の排泄量は 100 ～ 200g で，その 60 ～ 80%は水分である．

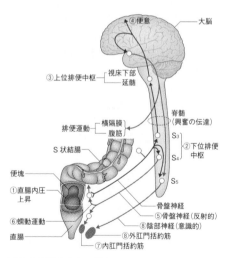

図 1 ◆ 排便のメカニズム

Memo

## 排便機能障害 ⋯⋯⋯⋯⋯⋯⋯⋯⋯⋯⋯

● 排便機能障害には，便秘，便失禁，排便困難，残便感，頻便，下痢などがある．ここでは主症状である便秘，下痢，便失禁について述べる．

### 〈慢性便秘症〉

● 『慢性便秘症診療ガイドライン 2017』による便秘の定義は，「本来体外に排出すべき糞便を十分量かつ快適に排出できない状態」である[2]．これは排便が大腸内に溜まった状態であるが，十分な量が排出できないことと，直腸まで移送された便を排出することが困難であることの 2 つを示している．

● 便秘の分類は，大腸に形態的な病態変化を認める器質性便秘と形態的な変化はないものの，排便機能に障害をもつ機能性便秘に分類され，さらに患者の訴える症状から，排便回数減少型と排便困難型に分類される（**図 2**）．

・器質性便秘は，大腸がんなどによる狭窄性の有無を鑑別し，狭窄がない場合は症状により，排便回数減少型と排便困難型に分類する．

・排便回数減少型において，排便回数を厳密に定義する必要がある場合は週に 3 回未満であるが，日常臨床ではその数値はあくまでも目安である．排便回数や排便量が少ないために，結腸に便が過剰に貯留して腹部膨満感や腹痛などの便秘症状が生じていると思われる場合は，週に 3 回以上の排便回数でも排便回数減少型に分類してよい．

・機能性便秘の排便困難型は，排便回数や排便量が十分あるにもかかわらず，排便時に直腸内の糞便を十分量かつ快適に排出できず，排便困難や不完全排便による残便感を生じるもので，硬便による排便困難と機能性便排出障害に分類す

る.

・機能性便秘の排便回数減少型は大腸通過遅延型と大腸通過正常型に分離する.

・複数の病態を併せ持つ症例も存在することに留意する必要がある.

### 図2 ◆便秘の分類と原因

【機能性便秘】

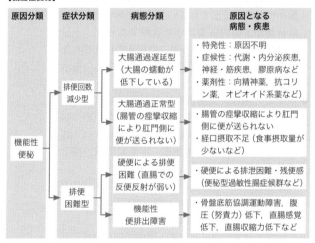

【器質性便秘】

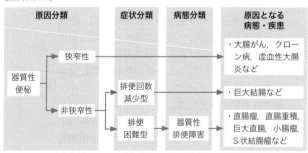

文献2) を参考に作成

〈下痢〉

● 下痢は，1日の排便中の水分量が 200mL 以上の状態で，液状またはそれに近い形状の便を排泄する．排便回数あるいは排便量の増加を伴う場合が多い．

● 下痢の原因として，炎症による吸収・分泌能の異常，腸蠕動の亢進により水分吸収が追いつかない場合などがあり，病態別には，浸透性下痢，分泌性下痢，滲出性下痢，腸間運動異常性下痢に分類される（**表1**）[3)]．

〈便失禁〉

● 便失禁は，社会的または衛生的な問題となる液状便または固形便の不随意な漏れである．

● 便失禁の分類としては，漏出性便失禁，切迫性便失禁，混合性便失禁に分けられる（**表2**）．

**表1 ◆ 下痢の病態別分類**

| 分類 | 原因 | 病態 |
|---|---|---|
| 浸透性下痢 | 下剤乱用，アルコール多飲 | 腸管内の多量の高浸透圧性物質が，水分を腸管内に引き込む |
| 分泌性下痢 | 食中毒（黄色ブドウ球菌，病原性大腸菌） | 消化管粘膜の分泌の異常亢進 |
| 滲出性下痢 | 炎症性腸疾患（クローン病，潰瘍性大腸炎） | 腸の炎症により腸管壁の透過性が亢進し，多量の滲出液が腸管内に出る．しばしば血性下痢となる |
| 腸間運動異常性下痢 | 運動亢進（過敏性腸症候群，甲状腺機能亢進症） | 急速に腸管内を通過することによる吸収障害 |
| | 運動低下（糖尿病，アミロイドーシス，強皮症） | 細菌の異常増殖が胆汁酸の脱抱合を招き，脂肪や水の吸収障害を起こす |

**表2 ◆ 便失禁の分類**

| 分類 | 症状 | 主な障害部位 |
|---|---|---|
| 漏出性便失禁 | 便意がなく，気づかないうちに失禁 | 内肛門括約筋 |
| 切迫性便失禁 | 便意はあるが，トイレに間に合わず失禁 | 外肛門括約筋 |
| 混合性便失禁 | 漏出性，切迫性の両方の症状 | 内・外肛門括約筋 |

**◆引用・参考文献**
1) 落合慈之監, 針原 康他：消化器疾患ビジュアルブック第2版. p134, 学研メディカル秀潤社, 2014
2) 日本消化器病学会関連研究会　慢性便秘の診断・治療研究会編：慢性便秘症診療ガイドライン2017. p3-5, 南江堂, 2017
3) 宮嶋正子監, 藤本かおり編：排便機能障害の病態・整理（野口まどか）. はじめてでもやさしいストーマ排泄ケア. p97～102, 学研メディカル秀潤社, 2018

Memo

................................................................

................................................................

................................................................

................................................................

................................................................

................................................................

................................................................

................................................................

................................................................

................................................................

................................................................

................................................................

................................................................

................................................................

................................................................

................................................................

# 排便機能障害の症状

## 排便機能障害の概要

● 排便の性状については，正確に評価するために共通ツールを使用して確認するとよい（**図1**）.

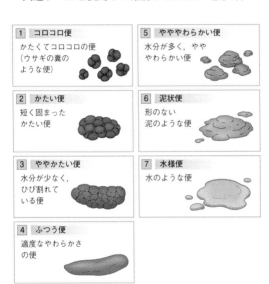

| 1 コロコロ便 | 5 やややわらかい便 |
| かたくてコロコロの便（ウサギの糞のような便） | 水分が多く，ややわらかい便 |

| 2 かたい便 | 6 泥状便 |
| 短く固まったかたい便 | 形のない泥のような便 |

| 3 ややかたい便 | 7 水様便 |
| 水分が少なく，ひび割れている便 | 水のような便 |

| 4 ふつう便 |
| 適度なやわらかさの便 |

図1 ◆便の形状（ブリストルスケール）

**便秘** ………………………………………………

● 便秘の回数は個人差が大きいが，通常3日以上便が出ない場合や，排便が週に2回以下の場合には便秘と考える. また，残便感や便の出にくさの症状などが頻回にある場合も便秘とみなされる.

### 〈大腸通過時間遅延型便秘〉

● 主訴：「何日も便が出ない」「下剤を服用しないと排便がない」など.

● 便が大腸を通過する時間が遷延しているために起きる便秘

● 排便回数が少ない.

● 便秘の中で最も多く, 若い女性や高齢者にも多く見られる.

● 大腸の蠕動運動が低下していることが原因

### 〈便排出障害型便秘〉

● 主訴：「いきんでも出ない」「排便後も残った感じがする」など.

● 便が排出しにくいために起きる便秘

● 肛門裂創や痔核などによる疼痛から怒責がかけられない肛門部の問題, 直腸が怒責時に膣へ膨隆する直腸瘤, 骨盤底筋が怒責時に弛緩しない骨盤底筋協調障害などが原因とされる.

● 加齢による便の認知機能の低下も含まれる.

### 〈大腸通過時間正常型便秘〉

● 主訴：「コロコロ便」「お腹が張る」など.

● 自律神経の過緊張により下行結腸やS状結腸が痙攣性に収縮し, 便が停滞して硬くなる.

● 便秘と下痢が交互に起こる.

● 腹痛や腹部膨満感などの症状がみられる.

### 〈嵌入便〉

● 弛緩性の便秘で大腸内に便が停滞して硬くなった便が蓄積し排便できない状態

● 嵌入便の状態では排便はまったくないか, 便塊の間から水様性便が排出される.

● 便意を十分に訴えられない寝たきりの高齢者に多い.

● 糞便により腸炎を起こす場合がある.

## 下痢 ················································
● 下痢は 1 日の排便の水分含有が 200mL 以上の
  場合をいうが, 視覚的にはブリストルスケール
  の 6 〜 7 で相当量あれば下痢と判断する.
● 急性下痢症は感染性腸炎や薬剤の影響などで突
  然に発症する.
● 慢性下痢症は 1 か月以上持続する下痢で, 炎症
  性疾患や生活習慣なども原因となる (**表 1**).

**表 1 ◆ 下痢の分類**

| 分類 | | 原因 |
|------|------|------|
| **急性下痢症** | 感染症腸炎 | 細菌性感染：サルモネラ菌, 赤痢菌, カンピロバクター, クロストリジウム, 病原性大腸菌, 黄色ブドウ球菌など<br>ウイルス感染：ノロウイルス, ロタウイルス, アストロウイルス, アデノウイルスなど<br>原生動物感染：赤痢アメーバー |
| | 薬剤による下痢 | 下剤, 抗生物質, 抗がん剤など |
| **慢性下痢症** | 過敏性腸症候群 | 食事やストレスなどの刺激に対する腸管運動異常と腸管知覚過敏 |
| | 炎症性腸疾患 | 潰瘍性大腸炎, クローン病 |
| | 吸収不良による下痢 | 乳糖不耐症, 慢性膵炎, 短腸症候群, 輸入脚症候群 |
| | 生活習慣による下痢 | 下剤の乱用, アルコール, 肉類・脂肪分の過食 |
| | 腸管外器質的疾患による下痢 | 甲状腺機能亢進症, 糖尿病, アミロイドーシス, 強皮症, カルチノイド |

排便機能障害の症状

## Memo

.................................................................

.................................................................

.................................................................

.................................................................

.................................................................

## 便失禁 ●●●●●●●●●●●●●●●●●●●●●●●●●●●●●●

### 〈漏出性便失禁〉

● 便意を感じないまま漏れてしまう.
● 加齢による内肛門括約筋の機能低下や直腸肛門感覚の低下が関与する.
● 直腸脱の患者に多くみられる.
● 軟便の人に多いが, 兔糞便でも起こる.

### 〈切迫性便失禁〉

● 我慢できずに漏れてしまう.
● 出産や肛門手術による外肛門括約筋の損傷, 外肛門括約筋の支配神経である陰部神経やその上位の神経に障害がある場合にみられる.
● 直腸切除や直腸の炎症性変化による貯留能や伸展性の低下も関与している.
● 水様便で起こりやすい.

◆引用・参考文献
1) 日本消化器病学会関連研究会 慢性便秘の診断・治療研究会編:慢性便秘症診療ガイドライン2017. p6, 南江堂, 2017.
2) 味村俊樹:慢性便秘症の診断と治療. 健栄製薬株式会社. https://www.kenei-pharm.com/cms/wp-content/uploads/2018/04/shoudokukannrenn_05.pdf (2021年1月5日検索)

## Memo

.....................................................................................
.....................................................................................
.....................................................................................
.....................................................................................
.....................................................................................
.....................................................................................

# Memo

# 排泄
# 排便機能障害のアセスメント

## 目的

\* 排泄はデリケートな問題であるがゆえに，排便機能障害が生じていても他者に相談できなかったり，隠したりする場合があり，抑うつや外出が制限されるなどQOLの低下につながる.

\* 排便機能障害のアセスメントにより，排泄による社会的・精神的負担を軽減し快活な生活を維持する.

### アセスメントの実際

**問診**
- 実際の排便状況を詳細に聴取し，問題点を整理する.
- 質問票などを用いて確認する.
- 問診内容として①便通の状態，②便の性状，③便失禁の有無，④便とガスの識別，⑤内服薬，⑥食事習慣，⑦生活環境，⑧スキンケア・清潔行動，⑨既往歴などについて確認する.
- 排便障害状況の重症度スコアで評価を行う（**表1，2**)[1].

**表1◆便失禁重症度評価：Wexner score**

| 失禁タイプ | 頻度 | | | | |
|---|---|---|---|---|---|
| | ない | めったにない 1回／月以内 | ときどき 1回／週以内 1回／月以上 | いつも 1回／日以内 1回／週以上 | 常に 1回／日以上 |
| 固形 | 0 | 1 | 2 | 3 | 4 |
| 液状 | 0 | 1 | 2 | 3 | 4 |
| ガス | 0 | 1 | 2 | 3 | 4 |
| パッドの使用 | 0 | 1 | 2 | 3 | 4 |
| 日常生活変化 | 0 | 1 | 2 | 3 | 4 |

0＝完璧，20＝完全に失禁

文献1)より転載

**表2 ◆ 便秘重症度スコア：Constipation Scoring System (CSS：0 ～ 30点)**

| | 0 | 1 | 2 | 3 | 4 | 年 月 日 |
|---|---|---|---|---|---|---|
| 排便回数 | 1～2回／<br>1～2日 | 2回／週 | 1回／週 | 1回未満<br>／週 | 1回未満<br>／月 | |
| 排便困難：<br>痛みを伴う<br>排便努力 | 全くない | 1回未満<br>／月 | 1回／月<br>以上だが<br>1回／週<br>未満 | 1回／週<br>以上だが<br>1回／日<br>未満 | 1回／日<br>以上 | |
| 残便感 | 全くない | 1回未満<br>／月 | 1回／月<br>以上だが<br>1回／週<br>未満 | 1回／週<br>以上だが<br>1回／日<br>未満 | 1回／日<br>以上 | |
| 腹痛 | 全くない | 1回未満<br>／月 | 1回／月<br>以上だが<br>1回／週<br>未満 | 1回／週<br>以上だが<br>1回／日<br>未満 | 1回／日<br>以上 | |
| 排便に<br>要する時間 | 5分未満 | 5～9分 | 10～19分 | 20～29分 | 30分以上 | |
| 排便補助の<br>有無 | なし | 下剤 | 用指介助<br>または浣腸 | － | － | |
| 排便しよう<br>としても出<br>なかった回<br>数／24時間 | 0 | 1～3回 | 4～6回 | 7～9回 | 10回以上 | |
| 便秘の病悩<br>期間 (年) | 0 | 1～5年 | 6～10年 | 11～20年 | 21年以上 | |
| 合計 | | | | | | |

## 排便日誌

- 患者の排便状況の把握と排便習慣を確認する．
- 日誌の内容を患者とともに分析することで，排便障害の原因の認識や対処行動の設定，自己効力感の向上につなげる．

### 〈排便日誌の項目〉

- 排便時刻・便漏れの時刻
- 便の性状（ブリストルスケール），量
- 便失禁の有無，漏れの性状，量

- 便意の有無，切迫感
- 止痢剤・下剤・整腸剤の内服

**〈排便日誌の使用方法〉**
- 2～4週間程度の期間を記録する．
- 便秘・下痢・便失禁の起こるパターンを読み取る．
- 患者とともに生活習慣と排便パターンの関係を分析する．
- 排泄に対する歪んだ知覚がないかなど，改善すべき排便習慣の見直しとゴールの設定を行う．

## 視診・触診・直腸診
**〈診察の準備〉**
- 事前に排尿を済ませ，便意がある場合は排便も済ませておくように説明する．
- プライバシーの保てる環境で，過度の羞恥心や不安を抱かせないように対応する．
- 身体の露出を最小限にできるよう掛物などを使用する．

**〈視診〉**
- 診察台に左側臥位で臥床し，股関節を屈曲させて，臀部を観察者側に引き寄せた体位とする（**図1**）．
- 肛門および周囲皮膚の付着物，皮膚障害の有無を確認する．
- 肛門部の手術痕，瘢痕，変形，肛門の緩みを観察する．
- 痔核の有無，直腸脱，粘膜脱の有無を観察する．
- 腹圧をかけていきんでもらい，異常な会陰下降がないか観察する．

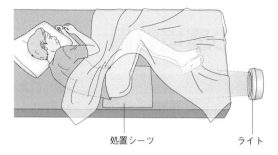

処置シーツ　　　　　　　ライト

**図1 ◆視診の際の体位**

〈触診〉

● 肛門周囲の知覚の確認をする.

● 肛門周囲の腫脹, 熱感, 硬結, 疼痛などの観察を
する.

● 肛門周囲皮膚を軽くつまみ, 外肛門括約筋が収
縮するか観察する.

〈直腸診〉

● 便塊の有無を観察する.

● 肛門痛の有無を観察する.

● 肛門括約筋の緊張, 咳嗽反射, 随意反射, 挙筋
緊張度, 括約筋欠損部の有無, 腫瘍の有無を観
察する.

● 診察後, 指に出血や血便の付着がないか観察す
る.

◆引用・参考文献

1) 日本創傷・オストミー・失禁管理学会編：排泄ケアガイ
ドブック—コンチネンスケアの充実をめざして. p165,
照林社, 2017

Memo

.........................................................................................................

.........................................................................................................

排便機能障害のアセスメント

# トイレの環境整備

## 目的

* 安全に安定してトイレでの排泄を続けることができる.
* 排泄に伴う障害(排尿動作の自立度)を把握し,「その人に合った排泄方法」での自然排泄が安全にできるトイレ環境を整える.
* 自立度を高める排泄行動(排泄自立)をすることで,人としての自尊心を守る.

## ケアの実際

● トイレでの排泄行動・動作の流れ(**図1**)において,排泄動作の各段階の不都合は何かを確認し,解決するための排泄補助用具を用いて安全なトイレ環境を整える.

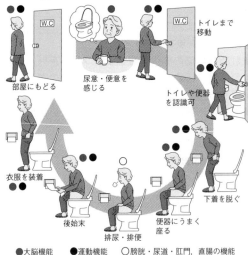

部屋にもどる

尿意・便意を感じる

トイレまで移動

トイレや便器を認識可

衣服を装着

後始末

排尿・排便

便器にうまく座る

下着を脱ぐ

● 大脳機能　● 運動機能　○ 膀胱・尿道・肛門,直腸の機能

**図1 ◆ トイレでの排泄行動・動作の流れ**

文献1)を参考に作成

● 排尿しやすい（足底を床につけ腹圧がかかる）姿勢と周囲の環境を整える.

## トイレにおける環境整備 ……………………

● 立位・坐位保持が可能で安静度に制限がなく，車椅子などでトイレまでの移動が可能な場合，トイレの環境を整備する.

● 場合別の環境整備の例

① トイレまで移動できない：廊下に手すりをつける. 歩行器や車椅子を使用する.

② 排泄に時間がかかる：ひじかけ，背もたれ，前方ボード付き手すりをつける（**図2**）.

③ 立ち上がりができない：トイレ用の手すりをつける. 便座を高くする（自動昇降便座や補高便座の設置）（**図2**）.

④ お尻がうまく拭けない：洗浄乾燥機能付き便座にする. 片麻痺用ペーパーホルダーに変更する.

⑤ 排泄後，汚物を流せない：自動便器洗浄（リモコン操作）に変更する.

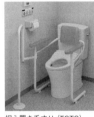
据え置き手すり（TOTO）

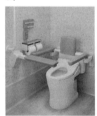
前方ボード付手すり（TOTO）

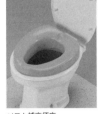
ソフト補高便座
（アロン化成株式会社）

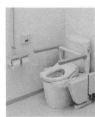
自動昇降便座
（TOTO）

**図2 ◆ トイレの環境整備例**

●トイレ全体の見直し（改修）ができるようであれ
ば，福祉制度を利用し改装する（**図3**）．

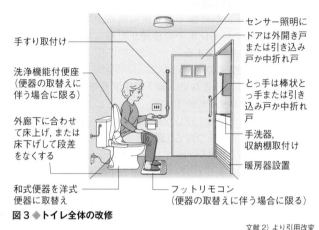

手すり取付け

洗浄機能付便座
（便器の取替えに
伴う場合に限る）

外廊下に合わせ
て床上げ，または
床下げして段差
をなくする

和式便器を洋式
便器に取替え

センサー照明に

ドアは外開き戸
または引き込み
戸か中折れ戸

とっ手は棒状と
っ手または引き
込み戸か中折れ
戸

手洗器，
収納棚取付け

暖房器設置

フットリモコン
（便器の取替えに伴う場合に限る）

**図3◆トイレ全体の改修**

文献2）より引用改変

## ポータブルトイレにおける環境整備 ………

● 立ち座りがしやすく坐位が安定するもの（身体症
状にあったもの）を選ぶ．
● ベッドからポータブルトイレへ安全に乗り移り
やすい場所に設置する（**図4**）．
● プライバシーを守れる環境を整える（間仕切り・
カーテン・消臭）．

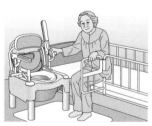

**図4◆ポータブルトイレの設置位置**

### 〈ポータブルトイレの適応〉

● トイレまでの移動が困難（トイレまでの距離が遠い）．
● 立位保持での下衣上げ下げが困難である．
● 夜間のトイレ排尿が危険である．
● 夜間のトイレ排泄に介護者がいない．
● 夜間に数回の排尿があり，転倒のリスクが高い．
● 尿意切迫感があり，トイレまで間に合わない．
● 自宅のトイレ改修が構造上困難である．

### 〈ポータブルトイレ選択のポイント〉

● さまざまなタイプのポータブルトイレがある．使用者ならびに介護者の視点に立って，排泄動作や配置スペースを考慮して選択する（**図5**）．

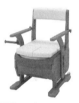
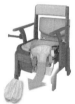

樹脂タイプ
（パナソニック
エイジフリー株式会社）

家具調タイプ
（アロン化成株式会社）

ラップ自動タイプ
（アロン化成株式会社）

**図5 ◆ポータブルトイレの種類**

Memo

.......................................................................................................

.......................................................................................................

.......................................................................................................

.......................................................................................................

.......................................................................................................

.......................................................................................................

- ● 排泄姿勢を観察する.
  - ・坐位保持：座面の高さはひざ下の長さ，または同等以上か（低いと立ち上がれない）.
  - ・姿勢保持：腹圧がかけられる姿勢（前かがみ姿勢）が取れているか.
- ● ポータブルトイレ選択の際の確認ポイント（**図 6**）
  - ・移乗面はどうか：アームレストの着脱の有無と形状・長さ，便座の高さ，けこみ（蹴込み），安定性など.
  - ・姿勢の保持はどうか：便座の高さ，座幅・座の奥行き，便座の柔らかさ，便座の穴の大きさ，アームレストの長さや高さ，バックレストの有無と高さなど.
  - ・操作性はどうか：ふた座面の上げ方，キャスターの有無，キャスターの位置，ペーパーホルダーの位置，バケツの取り出し方と洗いやすさなど.

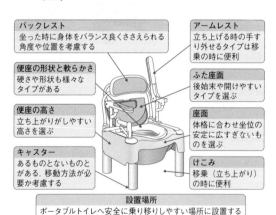

**バックレスト**
坐った時に身体をバランス良くささえられる角度や位置を考慮する

**アームレスト**
立ち上げる時の手すり外せるタイプは移乗の時に便利

**便座の形状と軟らかさ**
硬さや形状も様々なタイプがある

**ふた座面**
後始末や開けやすいタイプを選ぶ

**便座の高さ**
立ち上がりがしやすい高さを選ぶ

**座面**
体格に合わせ坐位の安定に広すぎないものを選ぶ

**キャスター**
あるものとないものとがある. 移動方法が必要か考慮する

**けこみ**
移乗（立ち上がり）の時に便利

**設置場所**
ポータブルトイレへ安全に乗り移りしやすい場所に設置する

**図6 ◆ポータブルトイレ選択のポイント**

文献3）を参考に作成

**◆引用・参考文献**

1) 宮原富士子：女性の包括的健康支援へのチャレンジ．第5回薬剤師によるコンチネンスケアサポート．m3, 2016 https://pcareer.m3.com/plus/article/the-challenge-of-providing-comprehensive-support-for-womens-health-5/ （2020年11月3日検索）

2) 西村かおる編：コンチネンスに強くなる排泄ケアブック．p107-124, 学研メディカル秀潤社, 2009

3) （株）はいせつ総合研究所「むつき庵」：「オムツフィッター3級研修」テキスト

4) 日本創傷・オストミー・失禁管理学会：排泄ケアガイドブック―コンチネンスケアの充実を目指して．p82-89, 照林社, 2017

5) 浜田きよ子編：在宅＆病棟でできる！ おむつと排泄の看護ケア．p2-164, メディカ出版, 2020

## Memo

......................................................................................

......................................................................................

......................................................................................

......................................................................................

......................................................................................

......................................................................................

......................................................................................

......................................................................................

......................................................................................

......................................................................................

......................................................................................

......................................................................................

......................................................................................

トイレの環境整備

# 尿器・便器の使い方・選択

## 目的

* 性別や体型，排泄障害（排泄状態・排泄への制限）の程度に応じて排泄用具を選択し，床上での自然排泄を援助する．

### 必要物品

- 尿器，便器
- 防水シーツ（ディスポーザブルシーツ）
- トイレットペーパー
- ビニール袋（汚物入れ）
- 感染予防個人防護用具（エプロン，手袋）
- 手指消毒剤

※必要時：陰部洗浄陰部用洗浄ボトルと微温湯，石けん，手拭き用蒸しタオル

### ケアの実際

**排泄用具の選択** ·····················

- 患者がどのくらい腰を持ち上げることができるか，患者の体格や排泄量，排泄用具の好みなどを考慮しながら選択する（図1，2）．

Memo

..................................................

..................................................

..................................................

..................................................

..................................................

..................................................

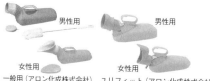

男性用 　男性用
女性用 　女性用
一般用（アロン化成株式会社） 　ユリフィット（アロン化成株式会社）

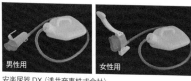

男性用 　女性用
安楽尿器 DX（浅井商事株式会社）

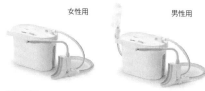

女性用 　男性用

自動採尿器スカットクリーン（パラマウントベッド株式会社）

### 図 1 ◆尿器の種類

受取口が柔らかい，逆流防止便付き，長時間排泄が可能な安楽尿器（採尿器）
等がある

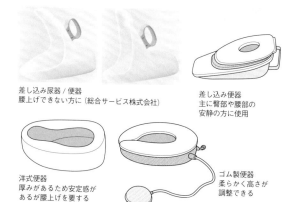

差し込み尿器 / 便器
腰上げできない方に（総合サービス株式会社）

差し込み便器
主に臀部や腰部の
安静の方に使用

洋式便器
厚みがあるため安定感が
あるが腰上げを要する

ゴム製便器
柔らかく高さが
調整できる

### 図 2 ◆便器の種類

## 尿器の場合 ··················

①男性は仰臥位か横向きに寝た状態で，女性は仰臥位で尿器の受け口を陰部に当てる．

②尿道口部分に尿の飛び散りを防ぐためトイレットペーパーを当て，尿器を保持する．

③排尿が終われば陰部を拭き，衣服を整えるなどの環境整備を行う．

## 便器の場合 ··················

①汚れ軽減と飛び跳ね防止のために，あらかじめ便器の中にトイレットペーパーを敷く．

②腰上げが可能な場合，仰臥位の状態で便器を臀部の下に入れる．
　腰上げが不可能な場合，側臥位になり臀部に便器を当てた状態で仰臥位にする．

③排泄しやすい体位に調整する（**図3**）．
　・可能な範囲で少し上半身を起こし，膝を屈曲させ腹圧がかかるようにする．

④陰部または肛門部の汚れを拭き取り（または洗浄し），排泄物および皮膚の観察を行う．

⑤衣服を整え，換気など，環境の整備を行う．

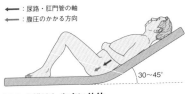

←：尿路・肛門管の軸
←：腹圧のかかる方向

30～45°

**図3 ◆排泄しやすい体位**

文献2）より引用

Memo

## 自尊心に配慮する ……………………………

● 排泄はプライベートな部分である．排泄中は周囲の環境を整えて，カーテンや下腹部にタオルをかけるなど，トイレでの排泄よりもプライバシーや自尊心への配慮をする．

● 残存機能の維持・向上ができる排泄用具を選択し，排泄の自立へとつなげる．
 ・ズボンを下ろす，尿器を当てるなど，自身でできることは自力で行ってもらう．

◆引用・参考文献
1) 日本創傷・オストミー・失禁管理学会：排泄ケアガイドブック—コンチネンスケアの充実を目指して．p82-89, 照林社, 2017
2) 西村かおる編：コンチネンスに強くなる排泄ケアブック．p107-124, 学研メディカル秀潤社, 2009
3) 任和子ほか編：根拠と事故防止からみた基礎・臨床看護技術．p97-104, 医学書院, 2016
4) 浜田きよ子編：在宅＆病棟でできる！ おむつと排泄の看護ケア．p48-84, メディカ出版, 2020

尿器・便器の使い方・選択

Memo

.......................................................................

.......................................................................

.......................................................................

.......................................................................

.......................................................................

.......................................................................

.......................................................................

.......................................................................

# IAD のスキンケア

## 目的

* 皮膚に付着した排泄物を除去し，皮膚を清潔に保つ．
* 排泄物による皮膚生理機能への影響を正常化する（皮膚のバリア機能の維持・回復）．
* 排泄物（軟便・水様便・尿感染の疑いなど）の皮膚への付着を防ぐ．

### 失禁におけるスキンケアの概要

● 失禁におけるスキンケアは，失禁関連皮膚炎を発生させない予防的スキンケアが重要となる．

● 失禁関連皮膚炎（IAD：incontinence-associated dermatitis）とは，「尿または便（あるいは両方）が皮膚に接触することにより生じる皮膚炎である」[1]と定義されている（**図1**）．

● 臨床現場でIADのアセスメントに活用できるツールとして，「IAD-set」がある（**図2**）[1]．

・評価するのは「皮膚の状態」と「付着する排泄物のタイプ」の2点．

・Ⅰは「皮膚障害の程度」と「カンジダ症の疑い」，Ⅱは「便」と「尿」を評価する．

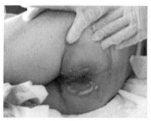

**図1◆失禁関連皮膚炎**

| Ⅰ. 皮膚の状態 | 0点 | 1点 | 2点 | 3点 |
|---|---|---|---|---|
| 皮膚障害の程度 | なし | 紅斑 | びらん | 潰瘍 |
| カンジダ症の疑い | なし | あり | | |

| ① | ② | ③ | ④ | ⑤ | ⑥ | ⑦ | ⑧ | |
|---|---|---|---|---|---|---|---|---|
| | | | | | | | | Ⅰ. 小計 |
| | | | | | | | | |
| | | | | | | | | |

*同一部位に皮膚障害の程度が異なるものが混在
 する重症の高いほうを選択する

②臀裂部　⑥下腹部／恥骨部

③左臀部　④右臀部

①肛門周囲　⑧右鼠径部　⑤性器部　⑦左鼠径部

合計点
（Ⅰ＋Ⅱ）

| Ⅱ. 付着する排泄物のタイプ | 0点 | 1点 | 2点 | 3点 |
|---|---|---|---|---|
| 便 | 付着なし | 有形便 | 軟便 | 水様便 |
| 尿 | 付着なし | 正常 | 感染の疑い | |

| | | Ⅱ. 小計 |
|---|---|---|
| 便 | | |
| 尿 | | |

**図2 ◆ IAD-set**

文献 1) p12 より転載

・ⅠとⅡの点数を合計して点数が大きいほど重症と
　なる.

## IAD の要因
### 〈尿・便失禁による要因〉

・排泄物（尿は皮膚に付着して時間が経過するとア
　ルカリ化, 感染尿や便はアルカリ性, 消化酵素）
　による化学的刺激は皮膚炎を起こす.
・さらに長時間排泄物が接触すると, 皮膚は浸軟

415

（ふやけた）状態となり，皮膚のバリア機能が低下し刺激を受けやすくなる.

### 〈洗浄・清拭の繰り返しによる要因〉

・頻回な洗浄や拭き取りによる物理的刺激は，皮脂を剥がし排泄物の刺激を受けやすくしてしまう.

### 〈真菌感染の要因〉

・おむつ内の温度と湿度が上昇した中での排泄物の付着は，カンジダ感染のリスクが高まる.

### 〈おむつによる要因〉

・サイズが合っていないおむつの装着，湿ったおむつや排泄物の接触，体質に合わない素材によって接触性皮膚炎を起こす.

## 必要物品

- ● 陰部用洗浄ボトル
- ● 微温湯
- ● 石けん（洗浄剤）
- ● 差し込み式便器またはおむつ
- ● ビニール袋
- ● 不織布ガーゼおよび陰部用タオル
- ● 着替え用下着（おむつ，パッドなど）
- ● 個人用防護具
- ● 保湿剤
- ● 撥水剤
- ● ディスポーザブルシーツ

※必要時：失禁ケア用品

## ケアの実際

### IAD予防のためのスキンケア ⋯⋯⋯⋯⋯⋯⋯

### 〈洗浄：洗浄剤の選択（表1）〉

- ● 洗浄は基本的に1日1回とする（汚染がひどい場合でも1日2回程度とする）.
- ● 皮膚のpHに近い弱酸性および保湿成分（セラミド）が含まれた洗浄剤を選択するとよい.

**表 1 ◆弱酸性洗浄剤**

コラージュフルフル®
(持田ヘルスケア株式会社)

ソフティ 泡洗浄料
(花王プロフェッショナ
ルサービス株式会社)

泡ベーテル®洗浄料
(株式会社ベーテル・
プラス)

セキューラ®CL
(スミス・アンド・ネフュー社)

リモイス®クレンズ
(アルケア株式会社)

①洗浄剤をよく泡立て，汚れを包み込むように皮
膚をなでるように洗う（擦らない）．
②上から下方向に洗浄剤が残らないよう十分に洗
い流す．
③清潔な陰部用タオルや不織布ガーゼで擦らずに
押さえ拭きする．

**表 2 ◆保湿剤**

ベーテル®保湿ローション
(株式会社ベーテル・
プラス)

コラージュDメディパワー
保湿ジェル
(持田ヘルスケア株式会社)

シルティ®
保湿ローション
(コロプラスト株式会社)

セキューラ®ML
(スミス・アンド・ネフュー社)

## Memo

## 〈保湿：保湿剤の選択（表2）〉

● 洗浄後は皮脂が洗い流されドライスキンとなるため、皮脂膜を補う保湿ケアが必要である.
　①保湿剤を手のひらで温める（温めることで伸びがよくなる）.
　②排泄物によって汚染される部位よりも広範囲に、やさしく丁寧に塗布する.

## 〈保護：皮膚保護剤（撥水剤・被膜剤）の選択（表3）、失禁ケア用品の使用〉

● 皮脂膜の代用となる撥水性のあるクリーム、オイル、被膜剤を塗布し皮膚を保護する.
　①皮膚の状態と浸軟の頻度に応じて使いやすい製品を選択する.
　②排泄物によって汚染される部位、浸軟が生じやすい場所に塗布する.
　③皮膚の撥水や保護効果を確認しながら追加して塗布する.
● 失禁ケア用品を適宜使用し、排泄物から皮膚を保

**表3 ◆皮膚保護剤（撥水剤・被膜剤）**

3Ｍ™キャビロン™
ポリマーコーティングクリーム
（スリーエムジャパン
株式会社）

3Ｍ™キャビロン™
非アルコール性皮膜
（スリーエムジャパン
株式会社）

ソフティ保護オイル
（花王プロフェッショ
ナルサービス株式会社）

リモイス®バリア
（アルケア株式会社）

セキューラ®PO
（スミス・アンド・ネフュー社）

❶ 袋から適量取り出す　❷ 必要な部位にあてがう　❸ 尿取りパッドまたはおむつをあてる

 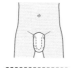 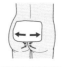  

| 必要な量だけをちぎって、厚さ3cmほどを目安に広げて使用する. | 尿失禁：女性の場合はスキンクリーンコットンを陰部に覆うように使用する. 男性の場合はスキンクリーンコットンで陰茎を覆うように巻き付ける. | 便失禁(下痢)：スキンクリーンコットンを肛門部位および周囲にあて、ズレ予防のために臀裂に挟み、臀部から尾骨部にスキンクリーンコットンを広げる. | スキンクリーンコットンをあてた上から尿取りパッドまたはおむつをあてる. |

**図3 ◆スキンクリーンコットンの使用方法**

護する.
- ・おむつの見直し（体型と排泄物の性状や量と合っているか，水様便対応のパッドなど）
- ・ポリエステル繊維綿（スキンクリーンコットン）の使用（**図3**）
- ・陰茎固定型収尿器・下痢便ドレナージチューブ・肛門部パウチングなどの検討

# IAD 発生時のケア

● 皮膚障害の発生時は，前述の予防的スキンケアや排泄のコントロールが適切に行われているか，皮膚障害がどの程度か，全身状態はどうかを評価すること.

### <スキンケア>
● 皮膚障害予防のスキンケアに準じ，排泄処理の度に洗浄は行わない（1〜2回／日まで）.

### <皮膚炎症状への対応>
● ストーマ用品の粉状皮膚保護剤を散布，または（事前に粉状皮膚保護剤を混合した）亜鉛華軟膏を，排泄物が付着する部位に厚め（3mm程度）

に塗布する（**図4**，**5**）.

- 排泄物で汚染した部分は手やオリーブオイルなどで愛護的に取り除き，さらに上塗りを繰り返す.
- 皮膚損傷部に対しても使用できる被膜剤（3M™キャビロン™）を塗布する.
- 痛みがある場合，生理食塩水での洗浄やステロイド含有軟膏を検討する.
- カンジタ感染症状がある場合，ミコナゾール硝酸塩配合の洗浄剤（コラージュフルフル®泡石鹸）の使用や，医師の診断・指示により抗真菌薬を使用する.
- ストーマ用の板状皮膚保護材やハイドロドレッシング材をカットし，局所に貼付する.

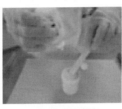

**図4◆粉状皮膚保護剤と亜鉛華軟膏の混合**

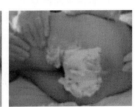

**図5◆亜鉛華軟膏の塗布**

Memo

## ケアのポイント

- 清拭・洗浄：皮膚に負担かけずに汚れを取り除く.
- 保湿：皮膚に潤いを与える.
- 保護：さまざまな刺激から皮膚を守る.
- 下痢便失禁による皮膚障害は根本となる下痢を改善する.
- 患者の苦痛や不快感を最小限にする.

◆引用・参考文献
1) 日本創傷・オストミー・失禁管理学会：IAD ベストプラクティス. p6-36, 照林社, 2019
2) 日本創傷・オストミー・失禁管理学会：排泄ケアガイドブック―コンチネンスケアの充実を目指して. p223-246, 照林社, 2017
3) 小柳礼恵：尿・便失禁による皮膚障害. 月刊ナーシング, 39 (8)：64-67, 2019
4) 竹之内美紀：おむつを当てている患者さんのスキンケア. 泌尿器ケア, 19 (3)：26-31, 2014
5) 清宮美詠歌：失禁関連皮膚炎 (IAD) へのスキンケア IAD 発症のメカニズムからみた予防ケアの重要性. エキスパートナース, 34 (8)：125-128, 2018

IADのスキンケア

## Memo

........................................................

........................................................

........................................................

........................................................

........................................................

........................................................

........................................................

# おむつ交換

## 目的

* おむつ内の排泄物を除去し，陰部・臀部を清潔に保つことで二次感染（尿路感染，皮膚障害など）を予防する．
* 排泄物（尿・便の回数，性状）や皮膚の状態を観察する．
* 排泄後の不快感を取り除く．
* 排泄の量や性状，体格，ADL を観察し，適切なおむつを選択して正しく装着する．

### 必要物品

- おむつ，パッド（排泄の量や性状，体格，ADL に合ったもの）
- 清拭用タオル（陰部用）および専用のウェットティッシュ
- ビニール袋（汚物入れ）
- 個人用防護具（マスク，エプロン，手袋など）
- 手指消毒剤
- ディスポーザブルシーツ

※必要時に応じ，陰部用洗浄ボトルと微温湯，石けん，保湿剤または撥水剤，消臭剤など

### ケアのポイント

**おむつ交換を行ううえでの着眼ポイント ……**

- おむつ交換は観察の場である．
- 患者のプライバシー・自尊心に十分に配慮する．
- 排泄物は感染物であると踏まえて，周囲への影響を最小限にする．
- 意思疎通が困難であっても，必ず声かけを行い，愛護的なケアを行う．
- 残存機能（腰を浮かす・側臥位になるなど）を活

かし，足りないところのみを援助する．

## 紙おむつの種類と選択 ……………………

● 身体の状態や排泄の自立度・排泄物の性状や量に応じて選択する（**図1**）．
　・介助でトイレでの排泄可能：パンツタイプ
　・トイレで排泄が困難：テープタイプ
● 夜間は吸収量の多いパッドに切り替えると，おむつ交換回数が減少でき安眠につながる．
● おむつとパッドは，ギャザー幅が一致している同じメーカーの製品を選択するとよい．

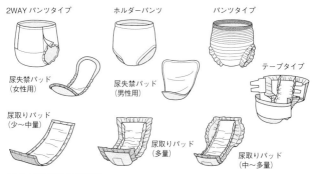

2WAY パンツタイプ　　　　ホルダーパンツ　　　　　パンツタイプ

尿失禁パッド
（女性用）

尿失禁パッド
（男性用）

テープタイプ

尿取りパッド
（少～中量）

尿取りパッド
（多量）

尿取りパッド
（中～多量）

**図1 ◆ 紙おむつの種類**

### ケアの実際

## テープ止めの紙おむつの交換の手順 ………

① 必要物品を用意する．
② 新しいおむつとパッドは広げ，おむつのギャザーを立てて中に入れ込み準備する（**図2**）．
③ おむつ交換することを説明し，紙おむつのテープを外す．
④ 汚染したパッドを内側に巻き込みながら取り除き，ビニール袋に入れる．
⑤ 陰部の清拭または洗浄を行う（排泄物の性状・量・皮膚を観察する）．

⑥側臥位になり，臀部の清拭または洗浄を行う．

⑦古いおむつを身体の半分ほど内側に丸め込み，汚れが他の部分に付着しないようにする（ここで手袋を交換する）．

⑧皮膚保護剤（保湿剤または撥水剤）を塗布する．

⑨新しいおむつを身体の下に半分入れこむ（おむつの中心と背骨ラインと合わせる（**図2**）．

⑩身体を反対向きに体位変換し古いおむつを取り出してビニール袋に入れる．

⑪身体の下に入れこんだ新しいおむつを引き出して形を整える．

⑫仰臥位に戻し足を少し開いて，皮膚に擦れないようおむつとパッドを前に引き上げる．

⑬ギャザーを鼠径に沿わせ，おむつをきれいに広げてパッドがずれていないかを確認しながら，中心を合わせ腹部を包み込むようにしてテープで止める（**図2**）．

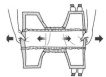

両端を持ち，おむつとパッドのギャザーをしっかり立てる

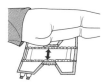

パットをセットしたおむつを半分入れ，中心を背骨ラインと合わせる

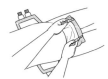

パッドの両端（ギャザー）を持ち鼠径に沿わせる
女性：谷折り 男性：山折り

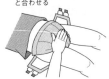

腹部全体を包んで，おむつの中心線を身体と合わせる

**図2◆テープ止め紙おむつの交換**

## 〈テープの止め方〉（図3）

鼠径部，大腿部周囲がフィットしているか確認

下側のテープを足の動きを妨げない位置で上向きに止める.

次に上のテープは，しわを伸ばし皮膚に擦れないように下向きに止める.

足回りに指を沿わせて立体ギャザーが立っているか，隙間ができていないか，ウエスト部分は指1本程度の余裕があるかを確認する.

⑭側臥位にし，後ろ中央部のおむつ上端を軽く上に引き上げ，おむつのたるみを解消させる.

⑮寝衣を整え終了したことを伝え，必要に応じ換気し環境を整備する.

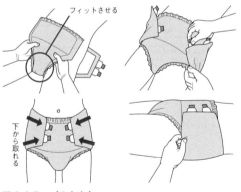

**図3◆テープの止め方**

Memo

## おむつの当て方のポイント（図4）‥‥‥‥

- テープ止めおむつとパッド1枚の組み合わせを基本とする（メーカーを合わせるとよい）.
  - ・パッドを重ねても尿は透過せず, 蒸れを助長させ皮膚障害や不快さの要因となる.
- ギャザーの機能を活かす.
  - ・当てる前に, おむつやパッドを優しく広げ, それぞれのギャザーを立てておく.
  - ・パッドを重ねるとかさが高くなり, 立てたギャザーを越えて漏れの原因となる.
- パッドが最も吸収する箇所に当てる.
  - ・パッドの重ね使いは, 排尿口がパッドの中心に当たらず効果的に吸収できない.
  - ・男性の場合, パッドの広い方を前側にして陰茎を包み込むように使用するとよい.
  - ・テープタイプは「テープ用のパッド」, パンツタイプは「パンツ用のパッド」とする.
- 身体とおむつの間に隙間を作らない.
  - ・大きすぎるおむつは漏れやずれの要因となるため, 体格に合ったサイズを選択する.
    →テープタイプは「ヒップ」, パンツタイプは「ウエスト」のサイズに合わせる.
- おむつ全体をずらさない（おむつの中央は臍・背骨, 上端はウエストラインに合わせる）.

## Memo

..............................................................................

..............................................................................

..............................................................................

..............................................................................

..............................................................................

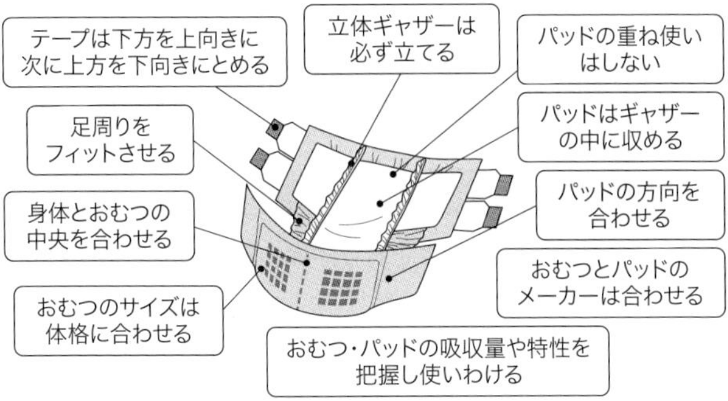
テープは下方を上向きに
次に上方を下向きにとめる
立体ギャザーは
必ず立てる
パッドの重ね使い
はしない
足周りを
フィットさせる
パッドはギャザー
の中に収める
身体とおむつの
中央を合わせる
パッドの方向を
合わせる
おむつとパッドの
メーカーは合わせる
おむつのサイズは
体格に合わせる
おむつ・パッドの吸収量や特性を
把握し使いわける

**図4◆おむつの当て方のポイント**


**◆引用・参考文献**

1） 浜田きよ子編：在宅＆病棟でできる！ おむつと排泄の看護ケア．p2-164，メディカ出版，2020
2） 西村かおる：コンチネンスに強くなる排泄ケアブック．p107-124，学研メディカル秀潤社，2009
3） 任和子ほか：根拠と事故防止からみた基礎・臨床看護技術．p105-113，医学書院，2016
4） はいせつ総合研究所「むつき庵」：「オムツフィッター３級研修」テキスト
5） 日本創傷・オストミー・失禁管理学会：IAD ベストプラクティス．p18-36，照林社，2019


Memo

# 排尿動作支援，膀胱訓練，排尿指導

## 目的

＊侵襲がない行動療法であり，尿失禁の治療の基礎として実施する．

### 必要物品

● 排尿日誌（排尿状態を把握するために使用）(p383参照)

### ケアの実際

**排尿動作支援**

● 排尿動作の支援には，膀胱訓練，排尿指導（習慣排尿法，定時排尿法，促し排尿法［排尿自覚刺激療法］）がある．

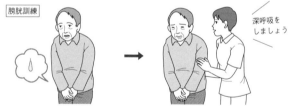

膀胱訓練

排尿の設定時間前に尿意をもよおす

深呼吸をしましょう

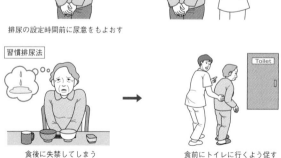

習慣排尿法

食後に失禁してしまう

Toilet

食前にトイレに行くよう促す

**図1 ◆計画療法の一例**

## 膀胱訓練（図 1）[1] •••••••••••••

- 患者の排尿状態に合わせて排尿時間を設定する.
- 昼間 2 〜 3 時間ごとの排尿を設定する.
- 設定した時間よりも早く尿意を感じた場合は,
  できるだけ排尿を我慢してもらう.
- 排尿間隔を延ばすように支援する.

## 排尿指導 •••••••••••••••••••••••

- 習慣排尿法
  ・排尿習慣を検討し, 失禁する前に排尿する.
- 定時排尿法
  ・夜間を含め 2 〜 4 時間ごとに時間を決めて排
    尿する.
- 促し排尿法（排尿自覚刺激療法）
  ・排尿プロトコールに沿って, 排尿状態を観察す

### 表 1 ◆排尿自覚刺激療法の排尿プロトコール

1. パッドまたはクロスが尿で濡れているか, またはドライ (dry) の状態か尋ねる.
2. 本人の了解を得て, 尿パッドを実際に確認する.
3. パッドの状態が本人の説明どおりにドライであれば, 濡れることなく, 正しく
   報告してくれたことについて, 対象者を賞賛する.
   例：「○○さん, あなたのおっしゃるようにパッドは大丈夫ですね. よく教えて
   くださいました. この調子です. 大変によかったです」
4. パッドが尿で濡れていれば,（羞恥心や自尊心に配慮しながら）本人にフィード
   バックをする. 対象者には, 排尿したいときは, 介助者に伝えるように説明す
   る.
   例：「○○さん, 今回はお小水をパッドが受け止めてくれました. 大丈夫です. 今
   度, トイレに行きたいように思われるときは, 私にぜひ教えてください」
   ※排尿について尋ねているときは, ほかの一般的な会話をはさみ込まないように
   し, 対象者に意識を集中してもらう.
5. 現在の尿意知覚の有無を確認する.
6. 尿意があればトイレに誘導し, 排尿を終了した段階で, トイレで排尿を済ませ
   たことを賞賛する.
   例：「○○さん, トイレでお小水ができて, お腹がすっきりなさいましたか. 爽
   快でしょう. 本当によかったですね」
7. 尿意がない場合は, 少し時間をおき, 2 回まで同じ働きかけを実施する.
8. 次回の排尿予定時間を説明し, それまではできるだけ排尿を我慢するように説
   明する.
9. 次回の排尿予定を確認し, 排尿量, 尿漏れの具体的状況について日誌に記録す
   る.

文献 1）より引用

る（**表1**）.

・具体的な説明や働きかけを行う.

観察のポイント

● 日常生活と排尿状態について情報収集する.
● 尿失禁の時間や誘発要因を把握する.

ケアのポイント

● 失禁した際は，自尊心を傷つけないように注意しながら声をかける.
● 失禁を回避できた際は，賞賛の声をかける.

◆**引用・参考文献**
1) 宮嶋正子監, 藤本かおり編：はじめてでもやさしいストーマ・排泄ケア 基礎知識とケアの実践. p123, 学研メディカル秀潤社, 2018
2) 山西友典ほか：行動療法の適応と効果. 排尿障害プラクティス, 23 (2)：46-51, 2015
3) 岡村菊夫ほか：高齢者尿失禁ガイドライン. 平成12年厚生科学研究費補助金 (長寿科学総合研究事業) 事業
4) 佐藤和佳子ほか：長期ケア施設における集団的アプローチの有効性に関するエビデンス―米国ナーシングホームにおける排尿自覚刺激行動療法 (Prompted Voiding：PV) に関する研究動向から：EB NURSING, (2) 2：57-62, 2002

Memo

# 生活指導，骨盤底筋訓練

## 目的

* 生活指導
・失禁の要因になる生活習慣を改善する.
* 骨盤底筋訓練
・尿道周囲，腟壁周囲の随意筋（尿道括約筋・肛門挙筋）を鍛えて尿道の閉鎖圧を高める.
・骨盤内臓器の支持を補強する.
・腹圧時に反射的に尿道閉鎖圧を高めるコツを習得する[1].

## 必要物品（骨盤底筋訓練）

● 骨盤底筋群の解剖生理がわかる模型や模式図（骨盤底筋を正確にイメージやすいもの）（図1）

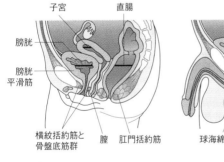

子宮　　直腸　　　　　　　　膀胱　　直腸
膀胱
膀胱
平滑筋
横紋括約筋と　　腟　肛門括約筋　　球海綿体筋　　肛門括約筋
骨盤底筋群　　　　　　　　　　　　骨盤底筋群

図1 ◆骨盤底筋群

## ケアの実際

### 生活指導 ･････････････････････････････････

● 体重減少（図2）
・肥満により骨盤底への負担が増加し，骨盤底筋が伸展され脆弱になる.

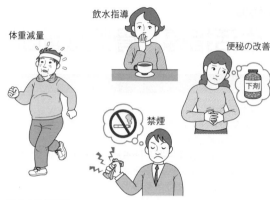

**図2 ◆生活指導**

- 禁煙
  - ・喫煙により咳嗽が誘発され，腹圧がかかる．
  - ・ニコチンにより膀胱収縮を引き起こす．
- 飲水指導
  - ・過度の飲水，アルコール，炭酸飲料，カフェインは多尿や過活動膀胱（OAB：overactive bladder）の要因になる．
- 便秘の改善
  - ・便が直腸に充満し，膀胱を圧迫する．

## 骨盤底筋訓練 ‥‥‥‥‥‥‥‥‥‥‥‥‥‥‥‥‥

- 骨盤底筋訓練に対する理解
  - ・骨盤底筋群の解剖生理，継続的な訓練による効果を理解してもらう．
  - ・解剖生理は，模型や模式図を用いるとイメージしやすい．
- 運動の種類
  - ・「すばやく強い収縮弛緩」と「ゆっくりと強い収縮弛緩」を組み合わせて行う（**図3**）．
  - ・すばやく強い収縮弛緩：2秒間収縮させすばやく弛緩させる．

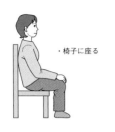
・椅子に座る

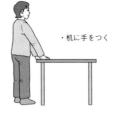
・机に手をつく

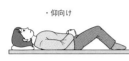
・仰向け

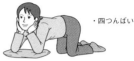
・四つんばい

上のような姿勢で膣や肛門，尿道の筋肉を 3 〜 10 秒間引き締め，緩めるを繰り返し行う

**図 3 ◆ 骨盤底筋訓練**

・ゆっくりと強い収縮弛緩：3 〜 10 秒間収縮させ，3 〜 10 秒間弛緩させる[3].
● 運動プログラム
・実施可能な回数から開始して徐々に回数を増やし，1 日 30 〜 80 回行う.

## ケアのポイント

**生活指導** ・・・・・・・・・・・・・・・・・・・・・・・・・・・・・・・・・・・・・・・・・・
● 具体的な生活指導の内容とその根拠を理解する.
● 患者の生活スタイルに合わせて生活習慣が改善できるように関わる.

**骨盤底筋訓練** ・・・・・・・・・・・・・・・・・・・・・・・・・・・・・・・・・・・・・・
● おなかや太ももに力を入れない.
● 骨盤底筋を正確にイメージしながら，膣周囲の筋肉や肛門括約筋を中へ引き込むようにして収縮させる.
● 継続的な訓練による効果について理解してもらう.
● 日常生活の中に取り入れるためにさまざまな姿勢を紹介する.

- 視診：外陰部を直接観察する（収縮時に外尿道口や肛門が締まる）.
- 触診：会陰部や肛門部に指を当てる.
- 収縮圧測定：専用プローブを使用し, 収縮圧を測定する.

◆引用・参考文献
1) 山西友典ほか：行動療法の適応と効果. 排尿障害プラクティス, 23 (2)：46-51, 2015
2) 宮嶋正子監, 藤本かおり編：はじめてでもやさしいストーマ・排泄ケア 基礎知識とケアの実践. p124-126, 学研メディカル秀潤社, 2018
3) 岡村菊夫ほか：高齢者尿失禁ガイドライン. 平成12年度厚生科学研究費補助金（長寿科学総合研究事業）事業
4) 日本創傷・オストミー・失禁管理学会編：排泄ケアガイドブック. p91-92, 照林社, 2017
5) 穴澤貞夫ほか：排泄リハビリテーション理論と臨床. 中山書店, 2009

Memo

.......................................................................

.......................................................................

.......................................................................

.......................................................................

.......................................................................

.......................................................................

.......................................................................

.......................................................................

.......................................................................

# 間欠自己導尿

## 目的

\* 脊髄疾患，糖尿病，骨盤内手術後などの神経因性膀胱や，前立腺肥大症や尿道狭窄などによる下部尿路閉塞などによる尿排出障害の患者に対し，適切な膀胱容量を守るために一定時間ごとに導尿を行う[1].

## 必要物品

● カテーテル（**図1**）
・再利用型　（品名：＿＿＿＿＿＿＿＿＿，＿＿＿＿＿
　サイズ：＿＿＿＿Fr）
・使い捨て型ネラトン
　（品名：＿＿＿＿＿＿＿＿＿，　サイズ：＿＿＿＿Fr）
・使い捨て型親水性コーティング
　（品名：＿＿＿＿＿＿＿，　サイズ：＿＿＿＿＿Fr）
● 清浄綿
● 必要時潤滑剤
● 計量が必要な場合は計量カップ
● 排尿日誌

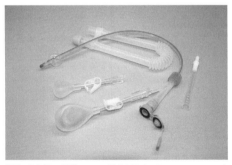

**図1 ◆カテーテル**　　（株式会社ディヴインターナショナル）

### ケアの実際

①手を洗う（擦式アルコール製剤またはウェット ティッシュ，清浄綿でも可）．

②衣類を下げて導尿しやすい姿勢をとる．

③外尿道口を清浄綿で拭く．
　・外尿道口の消毒をしなくても尿路感染のリスク は高まらないという報告要文献もある．

④カテーテルに潤滑剤をつける．
　・再利用型カテーテルを使用する場合は，容器内 の消毒剤でカテーテルが濡れているため，潤滑 剤は不要
　・親水性コーティングカテーテルを使用する場合 は不要

⑤カテーテルを挿入する．

⑥尿を出し終えたらカテーテルをゆっくり抜く．
　・残尿を残さないために，尿が止まったらゆっく り少しずつカテーテルを抜く（**図2**）[2]．

⑦再利用型カテーテルは流水洗浄後，消毒剤入りの 容器に入れる．使い捨て型カテーテルは破棄す る．

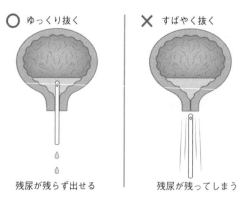

図2◆カテーテルの抜去

- 間欠的自己導尿（CIC：clean intermittent self catheterization）の手技について指導するだけではなく，継続した支援が必要
- 一時的に CIC を開始した患者は，排尿状態をみながら CIC を中止することができる．
- 中止後は，残尿量の増加の有無や尿路感染症の症状がないかを確認する．

### ケアのポイント

- CIC で最も重要なことは，定期的に導尿を実施し膀胱の過伸展を起こさないことである．
- CIC の適応は排尿状態だけではなく，身体面，精神面，社会面の総合的なアセスメントが必要
- CIC 導入が患者や家族にとって有益なのか，QOL は保持・向上するか，患者や家族が理解し CIC を望んでいるかについても考える．
- 下部尿路の構造についてわかりやすく説明する．
- とくに女性の場合は，尿道口がわかりにくい場合があるため，実際にご自身の尿道口を触ってもらい，膣との位置関係を理解してもらう．

間欠自己導尿

◆引用・参考文献
1) 田中純子ほか：今日からできる自己導尿指導—子どもから高齢者までの生活を守る CIC をめざして．メディカ出版，2005
2) 宮嶋正子監，藤本かおり編：はじめてでもやさしいストーマ・排泄ケア 基礎知識とケアの実践．p129，学研メディカル秀潤社，2018
3) 日本創傷・オストミー・失禁管理学会編：排泄ケアガイドブック．p91-92，照林社，2017

# 膀胱留置カテーテル

## 目的 [1]

* 急性の尿閉または膀胱出口部閉塞
* 尿量の正確な測定
* 周術期の尿路確保
* 仙椎部または会陰部にある開放創の安静・感染予防
* 多発外傷（胸椎・腰椎・骨盤骨折など）時の安静保持

### 必要物品（図1）

● 感染予防策（マスク，ビニールエプロン，擦式アルコール製剤，未滅菌手袋）
● 尿道カテーテル留置セット
　（品名：_____，サイズ：_____Fr）
・尿道留置カテーテル（14～16Fr），採尿袋，消毒薬，滅菌潤滑剤，綿棒，ガーゼ，シリンジ（バルーン拡張用滅菌精製水入り），トレー，滅菌手袋，防水シートなど
● 固定用テープ
● 廃棄用ビニール袋
● バスタオル，掛け物
● 陰部洗浄用ボトル（微温湯入り）

その他の必要物品など
_____
_____
_____
_____

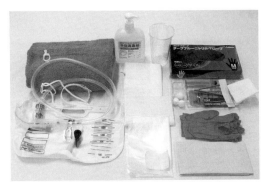

①膀胱留置カテーテル留置セット ②滅菌手袋 ③固定用テープ ④ビニール袋 ⑤バスタオル，掛け物 ⑥ビニールエプロン ⑦未滅菌手袋 ⑧擦式アルコール製剤 ⑨陰部洗浄用ボトル（微温湯入り） ⑩処置用シート

**図1◆必要物品**

## ケアの実際

①排泄環境と患者の準備
- ・患者に必要性を説明する．
- ・窓やベッドのカーテンを閉める．
- ・不必要な露出は避け，保温に注意するために掛け物をかける．
- ・消毒前に陰部を洗浄し汚染を除去する．

②膀胱留置カテーテルセットの確認
- ・滅菌手袋を装着し以下の物品を確認し準備する．
- ❶カテーテル固定用バルーンに蒸留水を注入し，均一に膨らみ漏れがないか確認する（**図2**）．
- ❷採尿袋の排尿口が閉まっているか確認する．
- ❸綿球に消毒薬を浸し，潤滑剤をトレーに出す．

③消毒
- ・女性：両膝を立てて開脚し，外尿道口から肛門に向かって消毒する（**図3**）．
- ・男性：膝を伸ばして開脚し，外尿道口中心部から外側に向かって円を描くように消毒する（**図4**）．

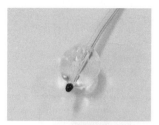

**図2 ◆バルーンへの蒸留水注入**

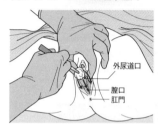

外尿道口

膣口

肛門

**図3 ◆消毒（女性）**

尿道口

肛門

**図4 ◆消毒（男性）**

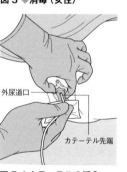

外尿道口

カテーテル先端

**図5 ◆カテーテルの挿入**

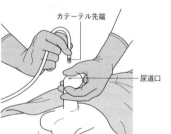

カテーテル先端

尿道口

○          ×

**図6 ◆Ω固定**

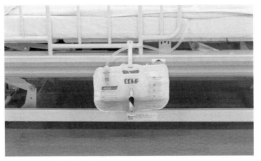

**図7 ◆蓄尿バッグの設置**

④カテーテル挿入
　・カテーテル先端に潤滑剤を塗布し，利き手でカテーテルを持ち外尿道口から挿入する（**図5**）.
　・男性はカテーテルの根元（約17〜23cm）まで，女性は3〜4cm挿入.
　・尿の流出を確認し，滅菌精製水をゆっくり注入しバルーンを拡張させる.

⑤カテーテルの固定
　・男性は下腹部に上向きに，女性は大腿部に下向きに固定する.
　・固定方法はΩ止め（**図6**）とする.
　・固定部位を毎日変更する.

⑥蓄尿バッグの設置（**図7**）.
　・膀胱よりも低く，尿排泄口が床に接触しない位置に設置する.

Memo

..................................................................................................

..................................................................................................

..................................................................................................

..................................................................................................

● カテーテル関連尿路感染症（CAUTI：catheter associated urinary tract infections）の原因になる細菌の侵入経路を理解する.
　・尿排泄口は床に接触させない.
　・膀胱留置カテーテルと蓄尿バックの接続部は外さない.
　・膀胱留置カテーテル挿入時の操作，挿入後の清潔を保持（陰部洗浄）する.
● カテーテルのねじれ，屈曲などによる閉塞の有無を確認する.
● 尿の性状，量を確認する.

● 羞恥心を伴う侵襲的な処置であるため，患者への説明と同意を得たうえで，プライバシーに配慮して行う.
● 尿道留置カテーテル管理が不要になれば，速やかに抜去する.

◆引用・参考文献
1）矢野邦夫監訳：カテーテル関連尿路感染の予防のためのCDC ガイドライン 2009．p14，株式会社メディコン，2010

Memo

.................................................................................

.................................................................................

.................................................................................

.................................................................................

.................................................................................

# 排便コントロール

## 目的

* 排便状態を確認し，患者がすっきり出たという感覚がもてるように導く．

## ケアのポイント

● 便障害（便秘，便失禁）の原因を検索するために，排便日誌や食事日誌を記録し，排便状態を把握する．排便日誌とともに，排便行動のプロセスや食事内容など腸内細菌叢へのアプローチ，生活リズムを整えるなど個々にあった排便コントロールを考えていく．

### 情報収集 ·······································

● **主訴**：一番困っていることは何か，現状をどう思っているか

● **既往歴**：発症時期や治療内容など

● **現病歴**：出産歴，痔，脳脊髄神経疾患，消化器疾患，骨盤内疾患，糖尿病，甲状腺疾患，膠原病，泌尿器科疾患，婦人科疾患，骨盤臓器下垂（子宮脱，直腸瘤など）

● **内服薬**：下剤の種類や量，便秘の副作用がある内服薬はないか

● **日常生活動作**：身体障害の有無，排泄行動のプロセスでどこに問題があるのか

● **排便状況**：便の性状・量，排便周期，下剤の服用の有無と量

● **食事内容**：摂取状況と内容，水分量

## 排泄行動のプロセス（図 1）

- 排泄行動のプロセスの一つにでも問題があれば，排泄障害が起こる．どこが問題であり，どのような介入をすれば排泄行為ができるのかを検討していく．

- 排便時は，排便しやすい正しい排便姿勢がある（**図 2**）．正しい排便姿勢をとることで直腸肛門角が開大し，便が出やすくなる．

- 腹圧がかかりにくい臥床状態やのけぞった姿勢などの場合は腹圧をかけることが難しい（**図 3**）．正しい排泄姿勢がとれているかを確認し，腹圧を効果的にかけやすい姿勢をとることが必要である．

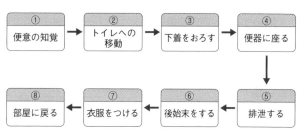

**図 1 ◆排泄行動のプロセス**

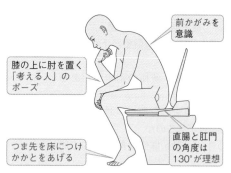

**図 2 ◆排便姿勢**

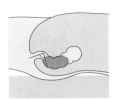
背臥位

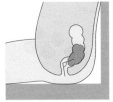
坐位(背もたれにもたれる)

**図3◆排便しにくい姿勢**

## 排便日誌を使用する（図4）‥‥‥‥‥‥‥

● 排便状況や食事摂取について排便日誌をつけることで，排便周期を知り，排便障害のタイプを推測し，現在行っているケアや下剤の評価ができる．

● 便に関しては，ブリストルスケール (Bristol stool from chart)（**図5**）[1] を使用し便量とともに統一した指標で表す．

● 排便日誌は，最低でも1週間以上つけることが望ましい．下剤などを使用している場合は，いつ使っていつ排泄されたのかも記載する．

排便コントロール

排便日誌

| 月日 | 時 | 排便性状 | 排便量 | 下剤等の処置 | 食事・水分 | | | |
|------|-----|---------|--------|-------------|------|-----|-----|------|
|      |     |         |        |             | 朝 | 昼 | 夕 | 間食 |
| ○/○ | ○時 |        |        |             |      |     |     |      |
|      |     |         |        |             |      |     |     |      |
|      |     |         |        |             |      |     |     |      |
|      |     |         |        |             |      |     |     |      |

ブリストルスケールで評価

**図4◆排便日誌**

Memo

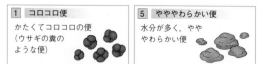

| 1 | コロコロ便 | | 5 | ややわらかい便 |
|---|---|---|---|---|
| | かたくてコロコロの便<br>(ウサギの糞の<br>ような便) | | | 水分が多く、やや<br>やわらかい便 |

**2** **かたい便**
短く固まった
かたい便

**6** **泥状便**
形のない
泥のような便

**3** **ややかたい便**
水分が少なく、
ひび割れて
いる便

**7** **水様便**
水のような便

**4** **ふつう便**
適度なやわらかさ
の便

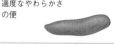

**図5 ◆ブリストルスケール**

**〈排便日誌の見方〉**

● 1〜2週間の排便日誌をもとに、ブリストルスケールの3・4であれば正常と考え、6・7は下痢、1・2は便秘と判断する.

● 最初に1が出て、最期は7で終わる排便は、嵌入便があることが予測される. まずは直腸にある便塊を摘便や座薬などを使用し排泄させるケアをする.

● 排便間隔が数日空いていても、**不快感なく3・4・5の便が気持ちよく出ていればその人の排便は正常と考える**.

Memo

## 食事内容について ･･･････････････････････････

● 嗜好品など食事内容に偏りがないかなど，腸内環境を整えるための食事指導も必要である．プロバイオティクスとプレバオティクスの考え方を取り入れ，腸内環境を改善させていく．

● 腸内環境を整えるシンバイオティクス（**図6**）

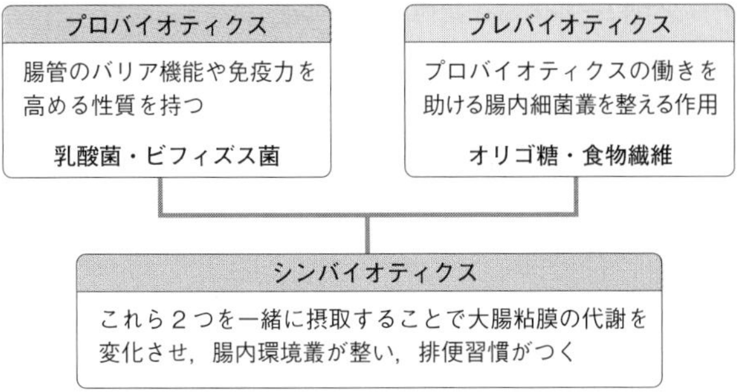

| プロバイオティクス | プレバイオティクス |
|---|---|
| 腸管のバリア機能や免疫力を高める性質を持つ | プロバイオティクスの働きを助ける腸内細菌叢を整える作用 |
| **乳酸菌・ビフィズス菌** | **オリゴ糖・食物繊維** |

| シンバイオティクス |
|---|
| これら2つを一緒に摂取することで大腸粘膜の代謝を変化させ，腸内環境叢が整い，排便習慣がつく |

**図6 ◆腸内環境を整えるシンバイオティクス**

## 生活リズムを整える ･････････････････････････

● 副交感神経を優位にする生活習慣リズムを身につける．十分な睡眠をとり，できるだけ一定の時間に食事をとり，毎日30分以上の運動をして生活リズムを整える．

#### ◆引用・参考文献

1) 西村かおる：コンチネンスケアに強くなる排泄ケアブック．p75，学研メディカル秀潤社，2009
2) 榊原千秋：排泄ケアのプロフェッショナルを目指す人のためのおまかせうんチッチ．木星舎，2020
3) 西村かおる：アセスメントに基づく排便ケア．中央法規出版，2008
4) 前田耕太郎：高齢者の排便障害のアセスメント．WOC Nursing，8（1）：24-32，2020

排便コントロール

# 行動療法

## 目的

* 日常生活を送るなかで，問題への対処方法やセルフコントロール方法を習得する．

### 行動療法の概要

● 排便障害に対する行動療法としては，「骨盤底筋訓練」や「バイオフィードバック」などがある．

**骨盤底筋訓練**

● 目的：尿道，膣，肛門を締める筋肉で，随意的に収縮・弛緩をさせることで外肛門括約筋を鍛え，便意を我慢したり，ガスや便漏れを防いだりすることを可能にする．

● 対象者：①骨盤底筋の脆弱化による尿・便失禁のある人，②骨盤底筋の脆弱化による骨盤内蔵器下垂のある人，③外肛門括約筋の弱い人，など

● 骨盤底筋体操指導内容

● 体操をするにあたり，排便障害の原因，骨盤底筋の解剖学的な位置（p431「生活指導，骨盤底筋群訓練」**図1**参照）と役割について理解してもらい，排便障害がなぜ起こっているのかを説明する．

● 効果が表れるには数か月はかかるため，日常生活の中で骨盤底訓体操を継続して実施できるように支援をする．

　①臥床：仰向けに臥床し，膝を肩幅に開きたて，息を止めないで，肛門と膣をゆっくり引き締める．5秒間我慢して緩める．10回程度繰り返す．

　②椅子での坐位姿勢：椅子に浅く腰かけ，背筋を

伸ばし，顔はまっすぐ前を向く．肩の力を抜き，腹部に力を入れないようにし，肛門と膣を引き締めて10秒間そのままキープした後，ゆっくりと力を抜く．5回程度繰り返す．

③立位：テーブルに手をつき，②と同じように肛門・膣を引き締める動作を繰り返す．

## バイオフィードバック療法

- バイオフィードバック療法とは「目にみえない生体の反応を，科学技術を使い光や音などの形式に変換し，その情報を視覚や聴覚によってフィードバックすることで効果的に訓練を強化する方法」[1]である．

- この治療は患者自身で筋運動を体得し，継続的に自主訓練してもらう必要があるため，患者の理解と動機づけが必須となる．

- 肛門内圧を測定できる機械（**図1**）を用い，骨盤底筋の位置を自覚し，トレーニングをしていく方法がある．

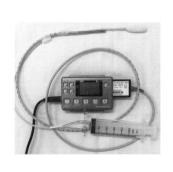
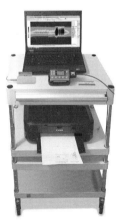

**図1 ◆肛門内圧測定器**

### 排便行動指導 ·····················

- 排便日誌を活用し，患者自身の排便習慣のどこに問題があるのかを考え，できるところから排便習慣を改善してけるように介入していくことが大切である．

- 今の問題点を受け止めながら，患者の生活習慣に合わせて個々の排便習慣を確立できるように介入していく．

◆**引用・参考文献**

1) 日本創傷・オストミー・失禁管理学会編：コンチネンスケアの充実をめざして 排泄ケアガイドブック．p200，照林社，2017

## Memo

..................................................................

..................................................................

..................................................................

..................................................................

..................................................................

..................................................................

..................................................................

..................................................................

..................................................................

..................................................................

..................................................................

..................................................................

..................................................................

# 浣腸・摘便

## 目的

* 浣腸
  ・腸内容物の除去や排ガスを促す.
  ・直腸や結腸の下部を刺激し, 腸蠕動や排便を促す.
* 摘便
  ・直腸内の便が固く自然排便が困難な場合に, 指を用いて便の排出を行う.

## 必要物品

**〈浣腸〉**

● 浣腸液

● 潤滑油

● ディスポーザブル手袋・エプロン

● ティッシュペーパーなど

**〈摘便〉**

● ディスポーザブル手袋・エプロン

● 潤滑油

● ティッシュペーパー

● ごみ袋

● 紙おむつなど

## 適応

● 自然な排便が困難な場合 (長期臥床患者や腹圧がかけられない場合など)

● 手術や検査前の腸内容物の排除

## 浣腸の禁忌・慎重投与（図1）

- 腸管内出血や炎症，穿孔などのおそれがある患者（腸管外漏出による腹膜炎の誘発などを起こすおそれがある）
- 全身衰弱の強い患者（強制排便により衰弱状態を悪化させるおそれがある）
- 下部消化管術直後の患者（腸管縫合部の離開をまねくおそれがある）
- 嘔気・嘔吐または，激しい腹痛などの急性腹症が疑われる患者（症状を悪化させるおそれがある）

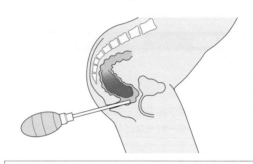

**注意）立位での浣腸は危険！**
立位では腹圧がかかり直腸の全壁に浣腸が当たりやすく穿孔を起こす危険がある

**図1 ◆浣腸の注意点**

## 摘便の注意事項

- 腸粘膜の刺激や損傷にリスクがあるため，指を挿入する際は潤滑油をつけてゆっくり挿入する．
- 衰弱または心疾患などをもつ高齢者では，急激な腹圧の上昇と下降，摘便による疼痛や不快感が血圧に影響することがあるため，実施前後のバイタルサインに注意する．

〈ポイント〉
● 便は掻き出すというより，出しにくい便を出しやすく方向を変えたり，指の刺激で排便反射を促すようにする.

## ケアの実際

### 浣腸

①浣腸液を体温程度に温め，必要物品を準備する.
②患者本人であることを確認し，目的を説明し同意を得る．羞恥心に配慮し，環境を整え，左側臥位を促す.
③患者に深い呼吸をするように説明し，はじめはチューブの先端を持って1〜2cm挿入し，その後5〜6cmのストッパーの位置まで肛門へ挿入する（60mLを15〜30秒程度かけて浣腸液を注入する）.
④痛みや気分不良の有無などを確認し，浣腸腋が流れ出ないようにティッシュペーパーなどを肛門に当ててチューブを抜く.
⑤手袋とエプロンを外し，手指衛生を行い，患者の寝衣を整える．便意が強くなるまで（3分以上）我慢し，排泄してもらう.
⑥排便後，便の性状と量を観察し，記録をする.

### 摘便

①目的を説明し同意を得て，必要物品を準備する.
②羞恥心に配慮し，左側臥位に体位を整える.
③便で衣服やシーツを汚染しないように紙おむつなどを準備し，手袋（破損時の感染や汚染を防ぐため2重にする），エプロンを装着する.
④潤滑油をガーゼに出し，挿入する示指に塗布する.
⑤ゆっくりと示指を直腸壁に沿って挿入し，肛門粘膜を傷つけないように便塊を出す.

⑥排泄した便の性状や量を確認し，速やかに処理する．

## 観察ポイント

〈浣腸〉
● 便の色，性状，硬さ，臭気，気分不良の有無，腹部状態

〈摘便〉
● 便意や腹部膨満の有無，肛門や直腸の異常（出血など）便の色，性状，硬さ，臭気

◆**引用・参考文献**
1) 西村かおる：アセスメントに基づく排便ケア．p94-99，中央法規出版，2008

Memo

.......................................................................................

.......................................................................................

.......................................................................................

.......................................................................................

.......................................................................................

.......................................................................................

.......................................................................................

.......................................................................................

.......................................................................................

.......................................................................................

.......................................................................................

.......................................................................................

# 便秘・下痢の治療とケア

## 薬物療法 ･･･････････････････････････････

● 薬剤を使用するときは，整腸剤など腸内細菌叢を整える薬剤をまずは考える．排便日誌で下剤の効果をみながら薬剤の調整をしていくとよい．

### 〈便秘 (慢性)〉

● 便秘の原因は，大きく分けて「器質性」と「機能性」に分けられる．器質性便秘の大腸がんや直腸瘤などで便が通りにくい場合や，機能性便秘の大腸通過遅延型は，まずは，便秘の要因になっている治療を優先していくことが必要となる．

● 機能性便秘は排便回数減少型や排便困難型に分けられ，下剤を使用するのは，おもに機能性便秘の場合となる．機能性便秘の診断基準を**表1**に示す．

● 大腸通過正常型で経口摂取不足が原因であれば，食事内容の見直しが必要である．

● 硬便により排便困難であれば，摘便などで硬便を排泄する，もしくは座薬や浣腸を使用し，直腸に貯留している便を排泄させることが必要である．そして排便日誌より排便周期を確認し，下剤の使用内容を検討する．機能性便排泄障害の場合は，刺激性下剤の効果があることが多いが，これも排便日誌からアセスメントしていく必要がある．

● 疾患により，便秘になりやすい薬を内服している場合もあるため，どのような内服薬を飲んでいるのかを確認する必要がある (**表2**)．

● 刺激性下剤を内服しても排便がないからといって，やみくもに刺激性下剤を内服するのではな

く，排便日誌より，排便周期に合わせて下剤を投
与するようにする．また下剤には作用時間がある
ため，作用時間も参考にしながら下剤の効果を確
認し，排便習慣を身につけられるようにするとよ
い（**表3**）．

### 表1 ◆ RomeⅣ による機能性便秘の診断基準

1. 次のうち2つ以上を含む
   a. 努責が排便時の少なくとも25%
   b. 硬便が排便時の少なくとも25%
   c. 残便感が排便時の少なくとも25%
   d. 直腸肛門の閉塞感が排便時の少なくとも25%
   e. 用指的補助が排便時の少なくとも25%（摘便，骨盤底の支持）
   f. 1週間に排便が3回未満
2. 下剤を服用しないと軟便（下痢）は稀である
3. 過敏性腸症候群の診断基準を満たさない
なお，少なくとも診断の6か月以上前から症状があり，最近3か月間は上記の
基準を満たしていること

### 表2 ◆ 便秘になりやすい薬剤

| | |
|---|---|
| 利尿薬 | ループ利尿薬，カリウム保持性利尿薬 |
| 抗コリン薬 | ブチルスコポラミン臭化物，チキジウム臭化物 |
| 麻薬・鎮痛薬 | オピオイド |
| 向精神薬・抗うつ薬 | アミトリプチリン塩酸塩，イミプラミン塩酸塩 |
| 筋弛緩薬 | チザニジン塩酸塩，アフロクアロン |
| 抗菌薬 | βラクタム系抗菌薬，マクロライド系抗菌薬 |
| パーキンソン病治療薬 | レボドパ単味剤 |
| 降圧薬 | カルシウム拮抗薬 |
| 抗腫瘍薬 | イリノテカン，エトポシド，フルオロウラシル，メトトレキサート |

## Memo

........................................................................................................

........................................................................................................

........................................................................................................

........................................................................................................

........................................................................................................

**表 3 ◆ 慢性便秘症の薬物治療**

| 内服薬 | | | |
|---|---|---|---|
| プロバイオ<br>ティクス | ①乳酸菌 | ラックB® | 腸の働きを助ける菌を増加さ<br>せることで腸内環境を整える |
| | ②ビフィズス菌 | ビオフェルミン® | |
| | ③酪酸菌 | ミヤBM® | |
| 膨張性<br>下剤 | ポリカルボフィル<br>カルシウム | コロネル® | 腸内容物の水分を増やし便容<br>量を増大させ腸を刺激する |
| 浸透圧性<br>下剤 | ①塩類下剤<br>（Mg製剤）<br>＊高Mg血症<br>に注意 | 酸化マグネシウム®<br>マグラックス®<br>マグミット® | 腸内水分の吸収を妨げ内容物<br>を多くし排便を促す |
| | ②糖類下剤 | ラグノスNF<br>経口ゼリー®<br>モニラックシロップ | 腸管内の水分を増大し，排便<br>を誘発する |
| 上皮機能<br>変容薬 | ①レビプロストン | アミティーザ® | 小腸のクロライドチャンネル<br>に直接もしくは間接的に作用<br>し，水分を分泌する |
| | ②リナクロチド | リンゼス® | |
| 電解質<br>配合剤 | ③ポリエチレン<br>グリコール<br>（PEG） | モビコール® | 便の水分割合が増加し便が軟<br>化容積の増大をし，腸が刺激<br>され蠕動運動を促す |
| 漢方薬 | ①大黄甘草湯 | | 腸の蠕動運動を促進 |
| | ②麻子任丸 | | |
| | ③大建中湯 | | |
| 刺激性<br>下剤 | ①アントラキノン系 | センノシド® | 腸粘膜や神経叢を刺激して蠕<br>動運動を促す |
| | ②ジフェニール系 | ピコスルファート<br>Na® | |
| **外用薬** | | | |
| 座薬 | 炭酸水素Na, 無水<br>リン酸二水素Na | 新レシカルボン® | 発生する炭酸ガスにより腸運<br>動を亢進させる |
| | 大腸刺激性 | テレミンソフト® | 結腸，直腸の粘膜に作用し，<br>蠕動運動を促進し排便反射を<br>刺激する |
| 浣腸剤 | グリセリン | グリセリン浣腸 | 直腸に注入し刺激する |

便秘・下痢の治療とケア

## Memo

..............................................................................

..............................................................................

..............................................................................

〈下痢〉

- 問診により，便失禁になりうる病態を念頭に入れ，日常の排便習慣や便失禁に関する病歴聴取を行い，食生活や排便日誌を参考に便失禁の原因を考える（下痢はいつから，何をした後に，どのような性状のものが出ているのかなども含む）（表4，5）.
- 便失禁は切迫性便失禁と漏出性便失禁，機能性便失禁，そして嵌入便による便失禁などがある.
- 薬剤としては，軟便を伴う便失禁に対しては，まずはポリカルボフィルカルシウム（コロネル®）を使用し，ブリストルスケールで3〜5の便性をめざす．便性が6〜7，便回数が多い場合は，

**表4◆問診の内容**

| | |
|---|---|
| 便通状態 | 排便回数と排便パターン，排便に要する時間，怒責の程度，発症時期，持続期間 |
| 便の性状 | 便の量，形状，硬さ，色調，臭いなど |
| 内服薬 | 下剤や止瀉剤，整腸剤など排便コントロール目的の薬剤と，排便に影響を与える薬剤やサプリメントなども含める |
| 食事習慣 | 普段の食事内容，食事時間，水分摂取やアルコール摂取習慣など |
| 生活環境 | 職場や家庭環境，運動習慣，ストレスの有無など |
| 既往歴 | 内分泌代謝疾患，神経疾患，婦人科疾患，開腹手術の既往，精神疾患，妊娠など |

**表5◆クリーブランドクリニック便失禁スコア**

| | 全くない | 月に1回未満 | 月に1回以上〜週に1回未満 | 週に1回以上〜1日に1回未満 | 1日に1回以上 |
|---|---|---|---|---|---|
| 固形便失禁 | 0 | 1 | 2 | 3 | 4 |
| 液状便失禁 | 0 | 1 | 2 | 3 | 4 |
| ガス失禁 | 0 | 1 | 2 | 3 | 4 |
| パッド（ナプキンなど）の装用（便失禁で下着が汚染されないため） | 0 | 1 | 2 | 3 | 4 |
| 日常生活への影響（便失禁のため） | 0 | 1 | 2 | 3 | 4 |

上記5項目に関して，その頻度に該当する各点数を合計して，合計スコアとする.
合計スコア：　　点（0点：便失禁なし〜20点：最重症便失禁）

ロペラミド塩酸塩などの使用を検討する（ただし，感染性下痢などの場合は感染に対する治療が最優先となる）．

● 便が直腸内に貯留する嵌入便によって便失禁が起こる場合もある（**図1**）．このような場合に止痢剤を使用すると逆効果である．嵌入便がある場合は，浣腸や摘便，座薬などを使って便塊を取り除き，排便日誌をもとに個々に合った排便周期を検討していく．

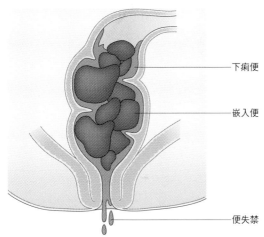

下痢便

嵌入便

便失禁

**図1 ◆嵌入便**

**手術療法** ･････････････････････････････････

● 便秘の治療は，あくまでも保存的治療が主であるが，保存的治療で改善が見込めない場合に手術療法が適応になることもある．術式は経肛門的術式と経腟的術式がある．

● 便失禁では，括約筋形成術（外傷性肛門括約筋不全に対する手術）や仙骨神経刺激療法（刺激電極を仙骨神経の近傍に植え込み仙骨神経を持続的に電気刺激する治療）などがある．

**◆引用・参考文献**

1) 日本消化器病学会関連研究会　慢性便秘の診断・治療研究会編：慢性便秘症診療ガイドライン. p3, p58, 南江堂, 2017

2) 日本大腸肛門病学会編：便失禁診療ガイドライン 2017年版. xii, 南江堂, 2017

3) 日本創傷・オストミー・失禁管理学会：コンチネンスケアの充実を目指して. 排泄ケアガイドブック. 照林社, 2017

Memo

..................................................................

..................................................................

..................................................................

..................................................................

..................................................................

..................................................................

..................................................................

..................................................................

..................................................................

..................................................................

..................................................................

..................................................................

..................................................................

..................................................................

# コンチネンス外来でのケア

## 目的

* 失禁に関する患者の問題を整理し，診療の補助と保存療法，指導により患者の QOL の改善に努める．

## ケアのポイント

**診療の補助** ・・・・・・・・・・・・・・・・・・・・・・・・・・
- 問診や質問票を用いて患者の状況を正確に把握する．
- 排尿日誌の必要性と記載方法の説明を行い，アセスメントのための情報を得る．
- 診察の補助：手順を説明し，患者の緊張を和らげる．

**ケアおよび指導** ・・・・・・・・・・・・・・・・・・・・・・・・・
- 生活指導，膀胱訓練や骨盤底筋訓練などの行動療法
- 間欠導尿の指導
- 失禁用具の選択と使用方法の説明
- 地域包括支援センターや訪問看護ステーションとの連携

Memo

## 失禁外来に設置する物品・機器（表 1）……

### 表 1 ◆失禁外来に配置する物品

- ●検査機器（尿流測定器，超音波検査機，残尿測定器，尿流動態検査機器）
- ●問診票，排尿日誌
- ●パッドテスト用パッド，検査説明用紙，パッド類の計測器
- ●骨盤底筋訓練用指導パンフレット
- ●骨盤底筋訓練のバイオフィードバック用機器（筋電図，腟圧計，超音波検査機など）
- ●自己導尿指導用物品（指導用パンフレット，カテーテル類の見本）
- ●生活指導用パンフレット
- ●パッド類の見本（カタログ），購入先リスト
- ●ケア用具，骨盤臓器脱用保蔵治療用具のカタログ

文献 1）より引用

### ◆引用・参考文献
1) 日本創傷・オストミー・失禁管理学会ほか編：排泄ケアガイドブック．p288-292，照林社，2017

## Memo

...................................................................
...................................................................
...................................................................
...................................................................
...................................................................
...................................................................
...................................................................
...................................................................
...................................................................
...................................................................
...................................................................
...................................................................
...................................................................

**第4章**

# スキンケア

# スキン-テアの発生要因

## スキン‐テアの発生要因

- スキン–テアとは，摩擦・ずれによって皮膚が裂けて生じる真皮深層までの損傷（部分層創傷）である．

- 高齢になると表皮や真皮が菲薄化し，表皮突起の平坦化により表皮真皮間の相互作用が低下する．さらに，真皮の膠原線維などが減少し，皮膚の弾力性が低下するため脆弱化している．そのためわずかな摩擦・ずれでスキン–テアが発生しやすくなる．

- スキン–テアは，日常の療養環境で生じ得るものである．よくある発生状況としては，テープ剥離時，転倒した，ベッド柵にぶつけたことによる摩擦・ずれが多く，他に車椅子移動介助時や，清潔ケア時の摩擦・ずれなどがある．

- スキン–テア判定時に，持続する圧迫やずれで生じた「褥瘡」や「医療関連機器圧迫創傷（MDRPU：medical device related pressure ulcer）」，失禁の浸軟や炎症によって生じた表皮損傷などの「失禁関連皮膚障害（IAD：incontinence-associated dermatitis）」は要因が異なるのでスキン–テアには含まれない．

Memo

.................................................................................

.................................................................................

.................................................................................

.................................................................................

.................................................................................

# スキン-テアのリスクアセスメント

## 目的

＊ スキン-テアのリスクを理解する．

## 観察のポイント

### ● スキン-テアの既往歴

・家族や介護者に確認するほかに，スキン-テアの治癒した際に認める白い線状や星状の瘢痕所見を観察する（**図1，矢印**）．

・発生した状態（個体要因および外力発生要因）を既に経験しているため，リスクありと判断する．

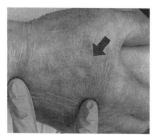

**図1 ◆リスクアセスメント スキン-テア既往歴**

### ● 個体要因

・全身状態と皮膚状態のアセスメントを行う．**表1**の14項目中1項目でも該当すれば，個体要因におけるリスクありと判定する．

### ● 外力発生要因

・**表2**の患者行動，管理状況のアセスメントを行う．9項目中1項目でも該当すれば，外力発生要因におけるリスクありと判定する．

## 表1 ◆個体要因のリスクアセスメント（該当項目に☑をつける）

| 個体要因のリスクアセスメント | |
| --- | --- |
| **全身状態** | **皮膚状態** |
| □加齢（75歳以上）<br>□治療（長期ステロイド剤使用，抗凝固剤使用）<br>□低活動性<br>□過度な日光曝露歴（屋外作業・レジャー歴）<br>□抗がん剤・分子標的薬治療歴<br>□放射線治療歴<br>□透析治療歴<br>□低栄養状態（脱水含む）<br>□認知機能低下 | □乾燥・鱗屑<br>□紫斑<br>□浮腫<br>□水疱<br>□ティッシュペーパー様（皮膚が白くカサカサして薄い状態） |

文献1）より引用

## 表2 ◆外力発生要因のリスクアセスメント表（該当項目に☑をつける）

| 外力発生要因のリスクアセスメント | |
| --- | --- |
| **患者行動**<br>（患者本人の行動によって<br>摩擦・ずれが生じる場合） | **管理状況**<br>（ケアによって摩擦・<br>ずれが生じる場合） |
| □痙攣・不随意運動<br>□不穏行動<br>□物にぶつかる（ベッド柵、車椅子など） | □体位変換・移動介助（車いす・ストレッチャーなど）<br>□入浴・清拭などの清潔ケアの介助<br>□更衣の介助<br>□医療用テープの貼付<br>□器具（抑制具、医療用リストバンドの使用）<br>□リハビリテーションの実施 |

文献1）より引用

#### ◆引用・参考文献

1) 日本創傷・オストミー・失禁管理学会編：ベストプラクティス　スキン-テア（皮膚裂傷）の予防と管理．照林社，2015

Memo

......................................................................

......................................................................

......................................................................

# スキン-テアの予防とケア

## 目的

* ケア対象者の身体に接触する機会の多い看護・介護ケアにおいて，スキン-テアのリスクを理解したうえで発生予防対策を行う．

## ケアのポイント

- 個体要因のリスクに対し，栄養管理および保護・保湿などのスキンケアを行う．
- 接触に伴う外力発生要因のリスクに対し，環境調整や愛護的なケアを行う．

## 栄養管理

- 低栄養状態であれば，栄養サポートチームまたは管理栄養士に相談，介入を行う．
- 蛋白質・エネルギー低栄養状態があれば，疾患を考慮したうえで，可能な投与方法で必要な栄養量を補給する．

## 外力保護ケア
### 〈安全な環境整備〉

- ベッド柵接触時の外力を緩衝するため，ベッド柵カバーを装着する．
- 車椅子など移送時の接触外力を緩衝するため，下肢には靴下やレッグカバー，上肢にはアームカバーなどを着用する．
  - 医療用リストバンドは，皮膚保護（筒状包帯，綿包帯，シリコーン粘着系のドレッシング材貼付）をして装着する．麻痺側や浮腫のある部位は，可能な限り避けて装着する．

〈安全な技術〉
● 体位変換・移動介助
　・体位変換補助具（スライディングシート，スライディングボード，スライディンググローブなど）を使用する．
　・必要時２人以上で実施し，身体を引きずらない．
　・体位変換の際は，四肢ではなく，腰や肩を支えながら整える．四肢を持ち上げるときは，つかむのではなく，下（重力側）から支えるように保持する．
　・皮膚に接触している寝衣やおむつ，寝具を引っ張らない．

〈安全な医療用品などの使用〉
● 身体抑制具
　・身体抑制具使用の必要性の検討，使用している製品や用法が適切か検討する．
　・こまめに皮膚の観察を行い，過度な圧迫がかかっていないか観察する．
　・アームカバーやレッグカバー，または筒状包帯などで保護してから装着する．
● 医療用テープ
①テープの選択
　・テープ以外の固定方法がないか検討をする（包帯など）．
　・低剥離刺激性の粘着剤（シリコーン系粘着剤など）を選択する．
②テープ貼付部の皮膚保護方法
　・テープ貼付する部位に皮膚被膜剤を使用し，皮膚保護してからテープを貼付する．
　・テープ交換頻度が高い場合は，テープ貼付する部位に，板状皮膚保護材や創傷被覆材などを貼付してからテープを使用する．

③テープ着脱手技
- ・テープ貼付部の皮膚に緊張が加わらないように, テープの中央から外側へ皮膚に沿わせるように貼付する.
- ・テープ剥離時は, 粘着剥離剤を使用しながら, テープを反転しながらゆっくりと剥離する.
- ・テープ剥離最初のテープの端は, 爪や指で擦らず, 皮膚を寄せて緩める.

## スキンケア ·············································
### 〈皮膚の保湿〉
- ● 低刺激性, 伸びのいいローションタイプを選択し, 1日2回, 状態に合わせてそれ以上塗布する.
- ● 保湿剤は摩擦が起こらないように, 皮溝に沿って横方向に塗布する.
- ● 大気の乾燥が強い冬期は, 室内の温湿度を調整する.

### 〈皮膚の洗浄〉
- ● 弱酸性の洗浄剤を選択する. 乾燥が強い場合は洗浄剤の使用を控える, または保湿剤配合の洗浄剤を選択する.
- ● 泡立つ洗浄剤を使用する場合は, 泡立てて手でなでるように洗浄する.
- ● 洗浄成分が残らないようによく洗い流す. 高水圧は避ける.
- ● 必要な皮脂を除去しすぎないよう, 湯の温度は37 ～ 39℃程度にする.
- ● 身体を拭くときは, 擦らず押さえ拭きする.

### 〈寝衣の選択〉
- ● 長袖, 長ズボン, または四肢にアームカバー・レッグカバー, 筒状包帯などを使用すると直接的な皮膚接触を避け, リスク回避することができる.

● 関節拘縮などがある場合は，大きいサイズか伸縮性のある素材を選択する．

## 医療・介護メンバー教育

● 以下の内容を教育する．
・スキン-テアのリスク評価（皮膚の観察，スキン-テアの有無・既往など）．
・予防ケア方法（栄養管理，安全な体位変換・移動介助技術，医療用品の使用方法，スキンケア，皮膚接触・摩擦からの保護方法）
・スキン-テアのハイリスク患者情報は，患者に関わる多職種で共有する．

## 患者・家族教育

● 以下の内容を教育する．
・スキン-テアの発生原因，リスク要因について
・1日1回は四肢のスキン-テアの有無を確認する．また，ぶつけたり擦ったりしたときは，その部位の皮膚を観察する．
・予防ケア方法（安全な体位変換・移動介助技術，医療用品の使用方法，スキンケア，皮膚接触・摩擦からの保護方法）
・スキン-テア発生時の応急対応

Memo

# 発生時の局所ケア

## 目的

＊適切な処置により疼痛を最小限にとどめ，早期治癒を
はかる．

## ケアのポイント

● 皮弁がある場合は，創面の露出を最小限として創
傷治癒の促進をはかる．
● 皮弁がない場合は，適切な滲出液コントロールを
はかり，創傷管理を行う．

## 発生時のケアの実際

### ①止血・洗浄する（血腫がある場合は血腫を洗浄除
去する）

● 必要時，圧迫止血をする．
● 微温湯および体温程度に温めた生理食塩水を使
用し，汚れや血腫を取り除く．

### ②皮弁を元の位置に戻す（皮弁がある場合）

● 湿らせた綿棒，手袋をした指，無鉤鑷子を使用
し，皮弁をゆっくりと元の位置に戻す．ただし，
処置に疼痛を伴うため，創治癒促進を図る目的
を含めて説明しておく．
● 皮弁を元に戻すことが難しいときは，生理食塩
水で湿らせたガーゼを5〜10分程度当ててお
き，再度試みる．

### ③皮弁がずれず，創面や創周囲に固着しない創傷被
覆材を選択する

● カテゴリー1（図1：皮弁を元の位置に戻すこと

ができる）の場合は，ソフトシリコーン，皮膚接合用テープで被覆する．

**図 1 ◆ STAR 分類システム（日本創傷・オストミー・失禁管理学会）**
文献 1）より転載

皮膚接合用テープを使用する場合は，新たな皮膚損傷を避けるため，脆弱な紫斑部位や皮膚の可動のある関節部付近には使用しない．また，剥離刺激が加わるため，自然に剥がれてくるまで剥離は避ける．皮弁固定時は，テープ間の隙間を開けて貼付する．

● カテゴリー 2（**図 1**：皮弁は残存するが完全に戻すことができない）の場合は，シリコーンメッシュドレッシング，多孔性シリコーンゲルシート，ポリウレタンフォーム・ソフトシリコーンを貼付する．不透明な創傷被覆材を使用する場合は，皮弁固定部の皮弁の向きに逆らわない方向を矢印で記しておく．

● 皮膚欠損がある場合は創傷被覆材にて適切な湿潤環境を保つ．固定は包帯やシリコーン系粘着剤を選択する．

④創傷部の疼痛を確認する

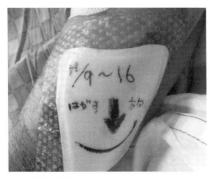

**図2◆発生時のケア**

## 交換期間 ･････････････････････････････
- 創傷被覆材の交換は，皮弁の生着を促進させる
  ために数日創部を安静にする．滲出液の量が多
  い場合は，適宜交換および創傷被覆材の種類を
  検討する．
※テープ固定をする際はシリコーン粘着剤を使用す
  るなど，再発予防を行う．

◆引用・参考文献
1) 日本創傷・オストミー・失禁管理学会編：ベストプラク
   ティス　スキン-テア（皮膚裂傷）の予防と管理．照林社，
   2015
2) 日本創傷・オストミー・失禁管理学会：スキンケアガイ
   ドブック．照林社，2017
3) 宮地良樹ほか：エビデンスに基づくスキンケア　Q&A
   あたらしい皮膚科治療へのアプローチ．中山書店，2019

発生時の局所ケア

Memo

# リンパ浮腫

\* リンパ浮腫の病態を理解する.
\* リンパ浮腫のある患者のスキンケアを理解する.

## リンパ浮腫の概要

### リンパ浮腫の分類 ·······························

- リンパ浮腫は原発性と続発性に大別される.
- 原発性には原因が明らかでない特発性と, 遺伝子異常による先天性に分類される.
- 続発性の原因はがん治療後の後遺症として生じる場合のほか, 外傷, フィラリア感染症などがある. 多くみられるのは領域リンパ節郭清や術後照射, タキサン系薬剤などがん治療に伴うリンパ浮腫である.

### リンパ浮腫の診断 ·······························

- 浮腫を生じるすべての疾患から鑑別して, リンパ浮腫の確定診断を得るほかに, その原因を特定し, あるいはそのほかの原因を除外する.

Memo

......................................................................................................

......................................................................................................

......................................................................................................

......................................................................................................

......................................................................................................

......................................................................................................

## リンパ浮腫の予防 ……………………

- リンパ浮腫は発症すれば完治が困難である一方，適切なリスク管理は有効な発症抑止となる．
- リンパ浮腫の原因と病態，発症した場合の治療選択肢の概要，肥満予防（体重管理），セルフケア指導などを網羅して個別指導を行う．
- セルフケア指導は，術前から体重と両側上肢もしくは下肢の周径を測定（**図1**）し，早期に発症の徴候を発見することの重要性を説明する．
- セルフケアで重要なことは，感染症（蜂窩織炎）予防と体重管理（肥満の予防）である．

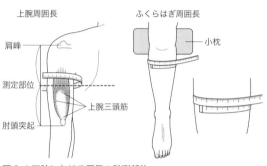

上腕周囲長
ふくらはぎ周囲長
肩峰
小枕
測定部位
上腕三頭筋
肘頭突起

**図1 ◆四肢における周径の計測部位**

Memo

................................................

................................................

................................................

................................................

................................................

................................................

................................................

リンパ浮腫

### リンパ浮腫の治療（複合的治療）················

● 複合的治療とは，複合的理学療法に日常生活の指導やセルフケア指導を加えた，包括的な保存的治療である．

〈圧迫〉

**①弾性着衣（弾性ストッキング・弾性スリーブ・弾性グローブ）（図2）**

● 四肢形状の歪曲のないリンパ浮腫に対し用いる．
● 着圧は原則 30mmHg 以上とされているが，患者の状態や耐性によって選択する．

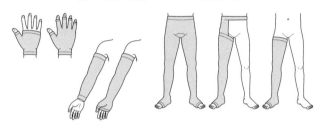

図2 ◆弾性着衣

**②多層包帯法**

● 四肢の形状に歪曲を生じている，あるいは浮腫が著明で弾性着衣の装着が困難な場合に用いる．
● 上肢・下肢リンパ浮腫の重症度に応じて弱圧から超強圧まで4段階のスリーブ圧が経験的に使い分ける．

〈用手的リンパドレナージ〉

● 医療手技として専門的な教育を受けた医療者が医師の指示のもとに実施する．
● 組織間隙に貯留している高蛋白性の体液を起始リンパ管に取り込ませてリンパ液とし，さらにそのリンパ液を標的リンパ節へ向けて排液する．

〈運動療法〉
● 弾性着衣や弾性包帯による圧迫下での荷重運動
  は，その種類，実施時間，期間などについて現
  時点での標準化した指針はない．発症予防，発
  症後もリンパ浮腫の増悪なく患肢の運動機能が
  向上できるため，導入が勧められる．

〈スキンケア〉
● 皮膚，爪の保清と保湿を維持し，健康な組織の
  状態を保つことによって感染の危険性を減少さ
  せる．
● 発症後は患肢の清潔を保持し，保湿を習慣化し
  て，健全な状態を保つようにセルフケアを徹底
  する．
● 切創，火傷，虫刺され，ひび割れ，さか剝けな
  どの皮膚や爪の損傷を避ける．
● 日常的に患肢の保護を習慣づける．

〈外科的治療〉
● リンパ管細静脈吻合術，血管柄付きリンパ節移
  植術，脂肪吸引術，切除減量術などがあるが，
  標準化には至っていない．

## 患者指導の内容 ……………………………
### ①浮腫を早く見つける
● 患者の治療した部位に起こる浮腫を知らせる．
● むくみがないか毎日確認する．
  ・リンパ浮腫になりやすい部位の確認を入浴のと
    きなど具体的な時間を設定する．皮膚がつまみ
    にくい，袖口や下着，靴下などのゴム，指輪，
    腕時計などの跡が残るなど，具体的な状況を説
    明する．
● 腕または脚の太さを測る．
  ・治療前に測定し，治療後は1か月に1回程度，

両方の腕または脚の太さを測るように説明する.

### ②適度な運動をする
● リンパ液の流れを促す.
　・適度な運動は，リンパ浮腫の予防になるため，普段の生活でも体を動かすようにする.
● 体の部分的な圧迫を防ぎ，リンパ液の流れを妨げないようにする.
　・長時間の正座は避け，脚は組まない.
　・身に着けるものはゆったりとしたものにする.
● セルフマッサージは自己判断では行わず，担当の医師や看護師に相談する.

### ③スキンケアを行い，感染を予防する
● 清潔を保つ.
● 皮膚からの感染を防ぐ.
　・保湿剤を塗り，皮膚を常に潤いのある状態にする.
　・白癬などの皮膚疾患は皮膚科で治療する.
　・傷や虫刺され，火傷から皮膚を守るため，炊事や野外での活動に注意する.

### ④肥満を予防する
● バランスよく食事をとり，定期的に体重測定をする.

### 観察のポイント
● リンパ浮腫か通常の浮腫かの鑑別が必要となる. 手術や放射線照射の既往や外傷歴などの病歴を注意深く，きめ細かい病歴の聞き取りが重要.
● リンパ浮腫は発症すると完治が困難なため，予防ケアと早期に見つけるため日々の観察と指導することが重要.

● リンパ浮腫は長期化するため，患者や介護者のセルフマネジメントの質を高め，適正なセルフケアを継続させることが必要になる．圧迫療法のコンプライアンスを保つこと，体重管理，感染予防の徹底が重要である．

● 早期診断，早期介入により重症化を防ぎ，効果的な患者指導を行ってセルフケアの確立に努める．

◆引用・参考文献
1) 日本リンパ浮腫学会編：2018 年版リンパ浮腫ガイドライン．p18-27，金原出版，2018

Memo

........................................................

........................................................

........................................................

........................................................

........................................................

........................................................

........................................................

........................................................

........................................................

........................................................

........................................................

リンパ浮腫

# がん薬物療法中のケア

## 目的

＊がん薬物療法における皮膚障害は，ストーマ管理困難に
陥り QOL 低下をまねく危険性もあるため，スキンケアの
知識と技術を用いて皮膚障害の程度を最小限に抑える．

### 必要な知識

## がん薬物療法における皮膚障害の原因（表1）
### ①細胞傷害性抗がん薬
● DNA 合成などすべての細胞が分裂するときの共
通の過程を標的に作用し，腫瘍の縮小を狙う治療
法である．そのため，正常な骨髄細胞，皮膚の基
底細胞，毛根，消化管粘膜細胞が影響を受ける．

表1 ◆大腸がん薬物療法に使用される皮膚障害を起こす薬剤

| 薬剤分類 | 薬剤名 | 皮膚症状（他の主な症状） |
|---|---|---|
| 細胞傷害性抗がん薬 | フルオロウラシル | （下痢，口内炎，嘔気・嘔吐） |
| | オキサリプラチン | 末梢神経障害，（骨髄抑制） |
| | イリノテカン | （下痢，脱毛，嘔気・嘔吐） |
| | テガフール・ギメラシル・オテラシルカリウム カペシタビン | （下痢，食欲不振，口内炎）手足症候群 |
| 分子標的薬 | セツキシマブ パニツムマブ | ざ瘡様皮疹，爪囲炎，（低カリウム血症インフュージョンリアクション） |
| | レゴラフェニブ エンコラフェニブ ビニメチニブ | 手足症候群，（下痢，口内炎，嘔気・嘔吐，高血圧，肝機能障害） |
| 免疫チェックポイント阻害薬 | ニボルマブ ペムブロリズマブ イピリムマブ | 免疫関連副作用（間質性肺炎，消化管穿孔，心筋炎，劇症型糖尿病） |

● とくに皮膚は保湿やバリア機能が低下し，ドライスキン，落屑，菲薄化，色素沈着などが起こる．

## ②分子標的薬治療

● がん細胞の浸潤・増殖・転移などに関する分子，EGFR（epidermal growth factor receptor，上皮成長因子受容体）を標的にし，がんの増殖を抑えようとするため皮膚障害が起こる．

### ケアの実際

## 症状別の原因・病態とケア（表2）……………

● ケアの基本は清潔・保湿・保護のスキンケアを行い，症状に応じたケアを追加する．

**表2 ◆症状別の原因・病態とケア**

| 症状 | 原因・病態 | 治療とケア |
|---|---|---|
| **発疹・紅斑**<br>赤い発疹ができ，赤い斑点が出現<br>悪化するとびらんとなる | 表皮の細胞が刺激を受け，角質層が薄くなり，皮脂腺や汗腺の分泌が抑えられ，皮膚のバリア機能が低下するため | ステロイド軟膏の使用<br>局所の冷却 |
| **色素沈着**<br>手足や爪，顔が黒ずみ，黒い斑点状のものが現れる | メラニン細胞が刺激を受け，メラニン色素の生産が亢進するため | 日焼け対策（化粧，日焼け止めの使用・肌を露出しない服装や帽子の着用）<br>マニキュアによる爪の保護 |
| **皮膚乾燥**<br>皮膚の表面は粉をふき，剥がれる<br>進行すると表皮の弾力が失われ，皮膚にひび割れや出血を伴う | 角質層が薄くなり，皮脂腺や汗腺の分泌が抑えられるため | 保湿剤の使用による皮膚保護<br>痒みが強い場合はステロイド軟膏や痒み止めの内服も併用<br>手袋の着用と指導 |
| **爪の変色，変形，もろくなる**<br>白い帯状の横断線が現れ，進行すると爪が剥がれ，爪の周囲に炎症を起こす | 爪の細胞の分裂は活発であり，分裂が活発な細胞に影響する抗がん剤によって爪の成長が障害されるため | 一般的な爪のケアを行う |

| | | |
|---|---|---|
| **爪囲炎**<br>爪の周囲に炎症が起き腫れや痛みを伴う亀裂が生じ治らないと肉芽を形成する | 爪の周りに炎症が生じ，紅斑・腫脹，亀裂，肉芽を形成し，治療抵抗性で長引くことが多い | 薬による治療<br>肉芽形成がある場合⇒<br>　強めのステロイド軟膏<br>腫れが強い場合⇒<br>　強めのステロイド軟膏と冷却<br>細菌感染を合併した場合⇒<br>　短期間の抗生物質内服<br>（皮膚科的処置）<br>爪の際に肉芽が形成されて，爪がくい込んでいる場合⇒<br>　スパイラルテープ法<br>　伸縮性のあるテープで引っ張りながららせん状に巻く<br>肉芽が爪の上までかぶるまで増殖した場合⇒<br>　アクリル樹脂製のつけ爪でカバーする |
| **手足症候群**<br>指先，手掌，足底に紅斑や色素沈着が起こり，しびれや知覚過敏，ほてり，腫れを生じ，痛みを伴う進行すると水疱や表皮が剝がれ，物をつかんだり，歩行が困難となる | 手足に負荷がかかると，一時的に手掌や足底に圧迫が加わり，毛細血管が破壊される，破壊されたところに抗がん剤が微量に漏れる現象が生じて起こるとされている | 治療薬の減量・休薬が原則<br>予防的ケア：<br>　手足症候群が高い頻度で出現する<br>　薬剤での治療開始前から，角質と炎症のコントロールを行う<br>角質のコントロール⇒<br>　尿素軟膏，角質を削る<br>炎症のコントロール⇒<br>　強めのステロイド軟膏<br>紅斑（炎症）⇒<br>　ステロイド軟膏<br>角質増殖・乾燥⇒<br>　尿素軟膏，ヒルロイド軟膏<br>亀裂⇒<br>　ステロイド軟膏と抗炎症作用がある抗生物質の内服<br>　治療当日は点滴開始前から治療まで手足を<br>　冷却し症状を抑える |
| **ざ瘡様皮疹**<br>頭部，顔面，前胸部，下腹部，上背部，腕・脚などにニキビの様なできものができるが，細菌感染を伴わない | 毛穴に角質がつまり症状が引き起こされる | 比較的強めのステロイド軟膏から始め，効果がでてきたら弱いステロイド薬にステップダウン症状が強いときは抗炎症作用のある抗生剤，抗ヒスタミン作用のあるかゆみ止めを内服併用 |

- がんの薬物療法による皮膚障害は多くの場合, 治療終了後しばらく時間がかかったとしても症状は改善する.
- 出現する症状や程度は, 使用される薬剤の種類や使用量, 患者の状況によって異なる.
- 皮膚障害は命は脅かされないが, かゆみや痛みで身体的苦痛が増し, 外見的な変化は精神にも負担を与える. 身体的, 精神的, 日常生活に影響がないか観察する.
- 日々, 皮膚の色や潤いの状態, 傷などがないかを自身で観察するように指導することが重要である.

## ケアのポイント

- スキンケアの基本〈清潔〉〈保湿〉〈外的刺激からの保護〉を守り, 症状別のケアを行う (p533「洗浄・被覆・保湿・水分の除去」を参照).
- 皮膚の副作用を完全に防ぐ方法は確立されていないため, 早期に対処し症状をコントロールすることが大切である.

◆引用・参考文献
1) 宮島正子監：はじめてでもやさしいストーマ・排泄ケア 基礎知識とケアの実践. p58–60, 学研メディカル秀潤社, 2018
2) 厚生労働省：重篤副作用疾患別対応マニュアル 手足症候群.
https://www.mhlw.go.jp/
topics/2006/11/tp1122-1q.html (2021年7月検索)

がん薬物療法中のケア

## Memo

........................................................................................

........................................................................................

........................................................................................

# がん放射線療法中のケア

## 目的

* 放射線皮膚炎などの予防的スキンケアを行い，放射線皮膚炎のある患者には正しい治療的スキンケアを行う.
* がんによる症状や有害事象症状をコントロールしながら，治療へも主体的に取り組めるよう患者の心身をサポートする.

### がん放射線療法の概要

**放射線治療の目的** ……………………………
①**根治放射線治療**：治療部位の腫瘍を完治
②**準根治的放射線治療**：遠隔転移はないが原発巣の局所進行のため治癒手術が不能の場合.
③**姑息的放射線治療**：根治は期待できないが，患者の QOL 向上
④**予防的放射線治療**：根治術後，可視的には腫瘍は存在しないが，ミクロレベルの残存腫瘍を制御

**放射線の原理** …………………………………
● 少量の放射線の分割照射により，放射線感受性の低い正常細胞は傷害を免れ，感受性の高い腫瘍は傷害され分裂能を失い死滅する.

**放射線療法の方法** ……………………………
● 放射線治療には，①**外部照射**，②**小線源治療**，③**内用療法**，がある.

〈放射線治療の併用療法〉
● 放射線治療は周囲の正常組織の耐容線量から病巣に照射可能な線量が規定されるため，とくに

進行がんや放射線感受性の低いがんでは，その線量内で最大の効果を発揮できるよう，がん薬物療法などとの併用療法が有用である．

## 放射線皮膚炎のケア

● 発症時期から急性放射線皮膚炎，晩期放射線皮膚炎に分類される（**表1**）．

**表1 ◆ 放射線皮膚炎の分類と症状，対処法**

| | 症状 | 対処法 | 禁忌 |
|---|---|---|---|
| **急性期放射線皮膚炎**<br>10Gy程度で皮膚の乾燥<br>20Gy程度で発赤などが出現<br>放射線の線種や照射線量，照射方法，照射部位によって，程度は異なる | 熱感 | 冷却<br>（タオル・氷枕） | 湿布などでの冷却 |
| | 瘙痒感 | ステロイド軟膏塗布 | 物理的，化学的な刺激 |
| | 水疱形成，表皮剥離，潰瘍 | 創部保護 | 物理的，化学的な刺激 |
| **晩期放射線皮膚炎**<br>治療開始3か月後から数年にわたって出現する恐れがある<br>細胞のDNAの損傷のため，細胞が回復できず，いったん出現すると難治性である | 汗腺・皮脂腺機能低下，色素沈着<br>熱感・乾燥・瘙痒感 | 保湿 | |

### 〈放射線皮膚炎を予防するスキンケアの必要性〉

● 放射線治療を受けると，基底細胞，皮脂腺，汗腺が影響を受けるため，皮膚の炎症や乾燥を起こす．
● 放射線治療開始前から終了後にわたって予防的スキンケアを行うことで，皮膚炎の重症化を予防することができる

### 〈予防的スキンケアの実際〉

#### ①排泄物除去用弱酸性洗浄剤の使用

● 洗浄力はアルカリ洗浄剤に比べて低いが，脱脂力が低く低刺激性であるため，放射線治療を受

がん放射線療法中のケア

けている患者に適している.

## ②皮膚を擦らない

- 皮膚を擦ると角質が損傷を受け，角質水分量や皮脂量を喪失する．擦らず，洗浄剤をよく泡立て，泡を皮膚に塗るようにして洗う.
- 放射線照射部のマーキングが消えないよう，皮膚の洗浄方法や爪を必ず切るよう患者に事前に説明する.

## ③洗浄剤成分は十分に荒い流す

- 洗浄剤は微温湯で十分に洗い流し，熱い湯の使用は避ける.
- シャワーの圧力を強くせず，流れ落ちる程度の圧力で洗い流す.
- 十分な温湯で洗い流せない場合は，排泄物除去用弱酸性洗浄剤を使用し，拭き取る.

## ④水分を拭き取る

- 抑えるように拭き取り，皮膚を擦らない.

## ⑤保湿剤使用上の注意

- 伸びが悪い製品は塗布する際に皮膚を擦る危険があるため，伸びのよい製品を選択する.
- 軟膏やクリーム，ローション，パウダーなどで原子量の重い材料が含まれているものは散乱線によって有害事象を増強させるため使用しない.
- 保湿剤の使用は，保湿剤の成分が治療に影響しないことを放射線腫瘍医に確認してから使用し，必要に応じて照射前に保湿剤を洗い流す.

Memo

## 〈放射線皮膚炎がある患者への治療的スキンケアの実際〉

### ①急性皮膚炎周囲のスキンケアを行う

● 予防的スキンケアを実施する.

### ②創傷管理を行ううえでの注意

● 放射線治療中は, 創傷管理に用いる薬物や創傷被覆材について, 放射線腫瘍医や主治医に必ず確認する.

● 金属類を含む酸化亜鉛やスルファジアジン銀などの軟膏やドレッシング材は散乱線を生じるため, 皮膚炎を悪化させる危険性がある.

● 軟膏を厚く塗布すると皮膚表面の照射線量が多くなり, 皮膚炎の発生リスクが高くなる.

● 必要に応じ照射前に軟膏やドレッシング材を除去してから照射を受けるようにする.

● 放射線治療中の目標は, 創による痛みや瘙痒感による苦痛を感じない, 創が乾燥しないことである.

● 放射線治療終了後の目標は, 皮膚炎の治癒. 放射線治療終了後, 適切なケアで症状は軽減し, 多くは1か月前後で治癒する.

● 使用する粘着テープやドレッシング材は皮膚の損傷を最小限に抑えることができるジェルやシリコン製粘着剤のものが望ましい.

がん放射線療法中のケア

## Memo

### 放射線治療中のストーマ管理 ·····················
〈ストーマ周囲皮膚のスキンケア〉
- 一般的なスキンケア（清潔・保湿・保護）を行う.
- 剥離刺激を抑えるために剥離刺激の少ない製品や粘着剥離剤を用いる.

〈装具選択〉
- 面板が装具貼付部にかかる場合は，照射範囲にかからない面板の貼付を工夫する.
- 無理な場合は照射前に剥がすか，ストーマ袋を折ることで可能かを確認する.
- 面板を剥がす場合は短期型の装具を使用する.
- 照射後はパウチカバーなど皮膚とストーマ袋が擦れて刺激を受けないよう工夫する.

〈照射時の注意〉
- ストーマ袋は照射時には折りたたんでコンパクトにする.
- 照射時に装具を剥がす場合は，照射中に排泄することもあるため，事前に確認しておく.
- 粘着テープ付き装具を使用している場合は，テープ部が照射範囲にあるとボーラス効果により皮膚の線量を高め，皮膚障害が発生する可能性があるためカットしておく.

〈装具交換間隔〉
- 照射範囲に当たらない場合は，装具交換の疲労や剥離刺激を防ぐことを考慮し，装具交換間隔を決める.

〈排泄物の取り扱い〉
- 注射剤による内容療法の場合は，尿から放射性物質が排泄されるため，曝露対策をする.

- 皮膚の観察は前面の照射野だけでなく，放射線が抜ける照射野背面も行う．
- 治療は長期に渡るため，患者・家族の協力は不可欠で，セルフケア支援に重点を置きながら，指導されたことを実行できているか評価する．

## ケアのポイント

- 放射線治療のゴールは，有害事象を最小限にし，計画された治療が完遂されることである．がんによる症状や有害事象症状をコントロールしながら，治療へも主体的に取り組めるよう患者の心身をサポートする必要がある．

◆引用・参考文献
1) 唐澤久美子ほか編：がん放射線治療．学研メディカル秀潤社，2012

Memo

.......................................................................................

.......................................................................................

.......................................................................................

.......................................................................................

.......................................................................................

.......................................................................................

.......................................................................................

.......................................................................................

.......................................................................................

.......................................................................................

がん放射線療法中のケア

# Memo

# ステロイド薬長期内服

## ステロイド薬長期内服による皮膚障害の概要

### ステロイド薬長期内服患者に発生する 皮膚障害

- ステロイド薬には糖質・脂質・蛋白質代謝作用, 抗炎症・抗アレルギー作用, リンパ球・好酸球減少作用, 中枢神経系に対する作用がある.
- これらの作用のうち, 抗炎症・抗アレルギー作用を利用し, 膠原病や炎症性疾患などさまざまな疾患に使用されている. ステロイド薬の主な副作用を**表 1** に記す.

**表 1 ◆ ステロイド薬の主な副作用**

| 注意が必要な重大なもの | 比較的軽症なもの |
| --- | --- |
| 続発性副腎機能不全 | 満月様顔貌・中心性肥満 |
| 糖尿病の発症・悪化 | 食欲亢進・体重増加 |
| 高血圧症の発症・悪化 | 白血球増多 |
| 脂質異常症 | 皮膚線条 |
| 精神神経症状 | 皮下出血・紫斑 |
| 筋力低下・筋萎縮 | ざ瘡様発疹 |
| 白内障・緑内障 | 多毛症 |
| 消化管潰瘍 | 脱毛 |
| 骨粗鬆症 | 不眠 |
| 無菌性骨壊死 | 浮腫 |
| 感染症の誘発・再燃 | |

文献 1) より引用

Memo

- ステロイド薬は蛋白異化作用により，コラーゲン合成抑制・皮膚結合織減少を引き起こす．その結果，皮膚が菲薄化する．これにより，発汗機能が低下するため皮膚が乾燥し，バリア機能が低下する．そのため，わずかな外力でも損傷を起こしやすい．さらに，肉芽形成も抑制され，創傷治癒遅延につながる．
- ステロイド薬の長期内服により，血管支持組織が脆弱になり，わずかな外力で毛細血管が破綻し，紫斑を形成する（ステロイド紫斑）．また，感染防御機能が低下し，易感染状態になることに加え，バリア機能が低下するため，皮膚感染症を起こしやすい．

## 観察のポイント

- **基礎情報**：薬歴（ステロイド薬の強さのレベル・投与量・投与期間）・現病歴と既往歴・生活要因（活動性や生活行動など）・栄養状態
- **局所所見**：皮膚の状態（光沢・しわ・出血・色調・乾燥・圧迫痕など）・皮膚障害の有無と程度（皮膚炎・皮膚感染症・瘙痒感）

## ケアのポイント

**保清** ・・・・・・・・・・・・・・・・・・・・・・・・・・・・・・・・・・・・・・・・・・・・・・・・・・・・
- 洗浄料は皮膚への刺激が少ない弱酸性石けんを，よく泡立てて使用する．
- 洗浄料の過度な使用や，1日に複数回の入浴は皮膚のバリア機能の破綻につながる．
- 熱すぎる湯は，必要以上に皮脂を除去し，乾燥しやすくなるため，40℃以下の湯で洗浄する．
- 入浴時の垢すりやナイロンタオルの使用は，皮脂の除去や角質水分量の低下をまねくため避ける．
- 水分は，擦らずに押さえるようにして拭き取る．

## 保湿

- 水分保持機能の低下は保湿剤で補う.
- 保湿剤は, 1日1〜2回塗布する. 保湿成分を有する入浴剤を使用してもよい.
- 保湿剤には, 市販されているスキンケア用品や医師の処方が必要である保湿外用薬(油脂性軟膏・尿素クリーム・ヘパリン類似物質など)がある. 使用目的や使用者により使い分ける.

## 保護

- 機械的・物理的・化学的刺激を最小限にとどめる.
- 衣服やオムツなどの着衣による摩擦・圧迫・ずれを回避する. 綿素材の製品が低刺激である.
- 掻破を予防する. 乾燥予防のための保湿剤の塗布に加え, 皮膚損傷を予防するために, 爪は短く切る.
- テープ固定が必要な場合はとくに留意する. テープを剥がす際の刺激や皮膚が引っ張られることによる皮膚の緊張を最小限にする. テープ固定の代わりに包帯やネットを用いる. これらの使用が困難な場合は, 粘着力の弱いテープを選択する. テープ貼用部に予め, ノンアルコールの皮膚被膜剤を使用するとよい. また, テープを貼るときは皮膚を緊張させない. 剥がすときは, 皮膚を指で押さえ, ゆっくりと剥がす.
- 尿・便失禁がある場合, 排泄物の刺激から皮膚を保護する. 皮膚被膜剤や撥水性クリームを使用する. 頻回のケアによる機械的刺激を避けるため, 石けんを用いた洗浄は1日1回とし, 2回目以降は肛門清拭剤などを活用する. また, 対象者の排泄物や排泄回数に応じたオムツを選択する.
- 外出時は衣服の工夫や日傘・帽子を使用し, 紫外線の曝露を避ける.

**◆引用・参考文献**

1) 清水宏：治療学—ステロイド（副腎皮質ホルモン），あたらしい皮膚科学 第 2 版．p91，中山書店，2012

2) 宮本謙一：改訂 4 版ステロイド—服薬指導のための Q ＆ A．p6-15，フジメディカル出版，2016

3) 阿部正敏・内藤亜由美編：ステロイド薬を長期内服中のスキントラブル（松井佐知子），スキントラブルパーフェクトガイド 改訂第 2 版．p304-309，学研メディカル秀潤社，2019

4) 沖山奈緒子：ステロイド．MB Derma，246 (255)：7-13，2016

## Memo

# 胃瘻周囲

## 胃瘻周囲に発生する皮膚障害の概要

- 胃瘻とは胃内と体外を結ぶ瘻孔である．胃内視鏡を用いた胃瘻造設を，PEG（percutaneous endoscopic gastrostomy）という．栄養剤の注入や減圧などの目的で造設される．
- PEG カテーテルは，4 種類に分かれる（**図 1**）[1]．
- 皮膚障害の要因として，漏れ（栄養剤，胃液，腸液など）や機械的刺激（内部ストッパーや外部ストッパーによる圧迫，医療用粘着テープの不適切な貼用や剥離刺激，頻回の洗浄など）がある．

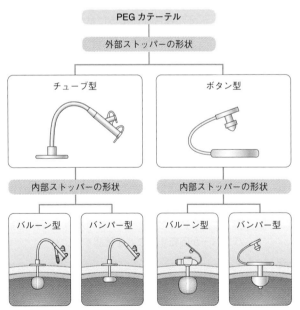

**図 1 ◆ PEG カテーテルの種類**

文献 1）を参考に作図

- 瘻孔部，瘻孔周囲皮膚，カテーテルの状態を1日1回観察する．
- 観察項目は，①瘻孔部からの漏れの量や性状，②瘻孔周囲皮膚の状態（発赤・熱感・腫脹・疼痛・熱感・水疱・びらん・潰瘍などの有無と程度），③カテーテルの状態（閉塞，劣化など）がある．

## ケアのポイント

### 基本のケア

- 胃瘻周囲は，術後1日目より微温湯で洗浄する．1～2週間で入浴が可能となるが，医師の指示を確認する．
- 十分に泡立てた石けんで洗浄後，微温湯で洗い流し，水分が残らないように拭き取る．瘻孔と外部ストッパーの距離が短く，洗浄が困難な場合は綿棒を使用してもよい．頻回の洗浄は，バリア機能が低下するため，洗浄は1日1回とする．消毒は基本的には必要ない．
- 入浴が困難な場合などは，洗い流し不要の洗浄剤を使用してもよい．リモイス®クレンズやセキューラ®CLなどがある．
- 外部ストッパーによる皮膚障害，内部ストッパーの圧迫による胃潰瘍やバンパー埋没症候群（内部ストッパーが過度の牽引により胃粘膜を圧迫し，粘膜に圧迫壊死が起こり，内部ストッパーが粘膜下に潜り込んだ状態[1]）予防のため，1日1回，バンパーが回転することを確認する．

Memo

## トラブル発生後のケア ……………………

- ●「漏れ」が起こる主な原因は，瘻孔径がカテーテル径より大きい，腹腔内圧の上昇，胃内の栄養剤停滞，カテーテルの破損などが挙げられる[2]．漏れの持続により，発赤・びらん・真菌感染などが生じやすくなる．原因により対処方法は異なるが，適切なバンパー管理と基本的スキンケアの継続は必須である．
  - ・皮膚の保護：撥水性のある皮膚保護クリームや皮膚被膜剤を用いる．
  - ・こより状ティッシュペーパーの使用：通気性の良さや安価で簡便な方法として，胃瘻周囲に，こより状のティッシュペーパーを用いる．ただし，厚く巻くことにより，圧迫につながるため，適度な厚みとし，汚染時は適宜交換する．
  - ・栄養剤の検討：半固形栄養剤の使用を検討する．また，栄養剤の注入速度や量を調整する．
- ●「皮膚障害」が起こるおもな原因は，バンパーの圧迫・栄養剤や滲出液，消化液の漏れなどがある．瘻孔周囲に発赤・腫脹・熱感・疼痛・排膿を伴う場合には感染を疑う．この場合，十分な洗浄と原因の排除が必要である．外部ストッパーの圧迫が原因の場合，カテーテルが倒れないように垂直に固定する，外部ストッパーを毎日回転させて位置を変えるなどの対処がある．
- ●「不良肉芽」が起こる原因は，カテーテルやバンパーの持続的な接触などがある．ステロイド軟膏の塗布，硝酸銀液による焼灼，外科的な切除が主な治療であるが，再発することも多い．

Memo

胃瘻周囲

◆**引用・参考文献**

1) 岡田晋吾：写真で見る！ PEG カテーテルの分類，病院から在宅まで PEG（胃瘻）ケアの最新技術．p88-99，p134，照林社，2015

2) 西口幸雄：経腸栄養の合併症とその対策，一般社団法人日本経腸栄養学会静脈経腸栄養テキストブック．日本静脈経腸栄養学会，p252，南江堂，2017

3) 松原康美：胃瘻周囲のスキントラブル，スキントラブルパーフェクトガイド病態・検査・治療・予防・ケアがすべてわかる！ 改訂第 2 版．p310-315，学研メディカル秀潤社，2019

4) 田中秀子編，清藤友里絵：胃瘻造設患者のスキンケア，ナースのためのスキンケア実践ガイド．照林社，2008

## Memo

........................................................

........................................................

........................................................

........................................................

........................................................

........................................................

........................................................

........................................................

........................................................

........................................................

........................................................

........................................................

# 皮膚感染症患者

## 皮膚感染症患者に発生する皮膚障害の概要

● 皮膚には種々の常在菌が存在し，正常細菌叢を形成し，外部からの病原菌の侵入を防いでいる.

● しかし，免疫能の低下や皮膚のバリア機能の低下で，皮膚感染症を生じやすくなる．皮膚感染症の原因としては，細菌・真菌・ウイルスなどがある.

### 皮膚の細菌感染症

● 皮膚の細菌感染症を疑った場合は，細菌培養・同定を行い，適切な治療を行う.

● 代表的な皮膚細菌感染症を**表1**に記す.

### 皮膚の真菌感染症

● 主な真菌感染症には，白癬菌・カンジダなどがある.

● 白癬菌は寄生部位により，足白癬・爪白癬・手白癬・体部白癬・股部白癬・頭部白癬などに分けられる．症状は，紅斑や鱗屑，水疱，爪の白濁などがある．診断は，直接鏡検を行い，菌糸や胞子を認めれば確定する．治療は，各種抗真菌薬を使用し，局所の清潔を保つことが重要である.

● カンジダは健常人の口腔・咽頭・腟・糞便に常在している．症状は，紅斑の周辺に小丘疹・小水疱・小膿疱が散在する．診断は鱗屑・帯下などの直接鏡検により，仮性菌糸を確認する．治療は，病変部の清潔・抗真菌薬の使用がある.

皮膚感染症患者

**表 1 ◆代表的な皮膚細菌感染症の種類**

| 皮膚細菌感染症 | 主な原因菌 | 深達度 | 特徴 |
|---|---|---|---|
| 伝染性膿痂疹（いわゆる「とびひ」） | 水疱性膿痂疹：黄色ブドウ球菌<br>痂皮性膿痂疹：A群β溶血性レンサ球菌 | 表皮 | ・水疱性膿痂疹（瘙痒を伴う小水疱から始まり、大型化する）と痂皮性膿痂疹（水疱はなく、小紅斑から始まり、膿疱・痂皮を形成する）に分類する。前者は主に乳幼児に好発し、夏季の発生が多い。後者は年齢や季節を問わず発症し、アトピー性皮膚炎患者で発症しやすい |
| ブドウ球菌性熱傷様皮膚症候群（staphylococcal scalded skin syndrome：SSSS） | 黄色ブドウ球菌が産生する表皮剥脱毒素 | 表皮 | ・黄色ブドウ球菌が産生する表皮剥脱毒素が血液を介して全身皮膚に作用する。全身の皮膚が熱傷様に紅斑・剥離・びらんを呈する。発熱などの全身症状を伴う<br>・鼻咽頭・結膜などが感染部位となる |
| 毛包炎 | 黄色ブドウ球菌・表皮ブドウ球菌 | 表皮〜真皮 | ・毛孔に一致した紅斑・膿疱を生じる<br>・毛孔の閉塞や掻破、ステロイド外用などが誘因となる |
| 丹毒 | A群β溶血性レンサ球菌 | 真皮 | ・顔面・下肢に境界明瞭な紅斑が生じる。表面は光沢があり、熱感と圧痛がある |
| 蜂窩織炎 | 黄色ブドウ球菌・A群β溶血性レンサ球菌 | 真皮深層〜皮下組織 | ・顔面・四肢に好発し、境界不明瞭は紅斑・腫脹・熱感・圧痛や自発痛を認める。発熱・悪寒などの全身症状を伴う<br>・外傷、毛包炎、足白癬が原因となるが、慢性静脈不全やリンパ浮腫も誘因となる |
| 壊死性筋膜炎 | A群β溶血性レンサ球菌や嫌気性菌 | 皮下組織〜浅層筋膜 | ・限局性の発赤から始まり、紫斑・水疱・血疱・壊死・潰瘍を認める。高熱・ショック症状・多臓器不全など強い全身症状をみる<br>・陰部に発生したものをフルニエ壊疽という |
| ガス壊疽 | 嫌気性菌 | 皮下組織〜筋 | ・激痛から発症し、全身症状が現れる。筋組織は壊死し、ガスを産生する。局所は悪臭、握雪感、捻髪音を認める<br>・直ちに病巣切開とデブリードマン、抗菌薬の大量投与が必要となる |

文献 1) 2) 3) をもとに作成

**皮膚のウイルス感染症** …………………………

● 皮膚のウイルス感染症は, ①水疱を主体とする
もの, ②疣贅を主体とするもの, ③全身性の皮
疹を主体とするもの, に分類される.

● 代表的なウイルスは, 単純ヘルペスや水疱・単
純疱疹ウイルスなどのヘルペスウイルスである.

● 単純ヘルペスは, 口腔や眼, 生殖器に感染する.
有痛性の小水疱を認める. 患者により頻繁に再
発する. 治療は抗ウイルス薬の投与である.

● 水痘は, 水痘・単純疱疹ウイルスによる初感染の
状態である. 発熱とともに紅斑性丘疹が出現す
る. その後, 全身の皮膚に新旧の皮疹が混在する.
皮疹は瘙痒を伴う. 帯状疱疹は, 神経節に潜伏し
ていた水痘・単純疱疹ウイルスが再活性化し, 神
経支配領域に疼痛や知覚異常を前駆症状とし, そ
の後浮腫性紅斑・小水疱を認める. 治療後も疼痛
を残すことがある（帯状疱疹後神経痛）.

**観察のポイント**

● 皮膚の状態（紅斑・水疱・膿疱・びらん・痂皮・
潰瘍・鱗屑・腫脹・熱感などの有無と程度）

● 皮膚障害出現は, 発症部位・発症時期, 自覚症
状（瘙痒感や疼痛など）や全身症状（悪寒や発熱
など）をあわせて観察する.

**ケアのポイント**

**保清** ………………………………………

● 免疫能が低下し, 易感染状態にある場合はとく
に日々の清潔ケアが重要である. 皮膚と皮膚が
擦れあう部位（陰部・臀部・腋窩・乳房下部な
ど）は不潔になりやすい部位である. 毎日保清を
行う.

● バリア機能の保持のため愛護的なスキンケア（弱
酸性洗浄料の使用, 過度な洗浄の回避, 40℃程

度のぬるま湯の使用など），保湿ケアを行う．
- 抗真菌成分を配合した洗浄剤（コラージュフルフルシリーズ：持田ヘルスケア株式会社）を使用してもよい．

## 保護 ••••••••••••••••••••••••••••••••••

- おむつの使用や失禁は，高温多湿の環境となり，皮膚が浸軟する．浸軟した皮膚はバリア機能が低下し，外界からの刺激を容易に受ける．愛護的なスキンケアに加え，排泄物の量や性状に応じたおむつの選択を行う．
- アトピー性皮膚炎などで皮膚が乾燥している場合はとくに保湿を行い，バリア機能を維持する．

◆引用・参考文献
1) 清水宏：ウイルス感染症・細菌感染症・真菌症，あたらしい皮膚科学 第2版．p463-518，中山書店，2012
2) 安部正敏・内藤亜由美編：皮膚感染症をもつ患者のスキントラブル（松井佐知子），スキントラブルパーフェクトガイド 改訂第2版．p304-309，学研メディカル秀潤社，2019
3) 溝上祐子・河合修三：皮膚の感染症，知識とスキルが見てわかる専門的皮膚ケア スキントラブルの理解と予防的・治療的スキンケア．p134-170，メディカ出版，2012
4) 日本看護協会認定看護師制度委員会創傷ケア基準検討会編：皮膚に栄養を与える要因—感染—，スキンケアガイダンス 創傷ケア基準シリーズ③．p47-50，2009

## Memo

....................................................................

....................................................................

....................................................................

....................................................................

# 透析患者

## 透析患者に発生する皮膚障害の概要

● 透析療法は，腎不全に対して行われる治療の1つであり，血液透析と腹膜透析がある．日本透析医学会の調査では，2019年末時点で，慢性透析療法を受けている患者総数は344,640人であった[1]．

● 透析療法は，半透膜を介して患者の血液と透析液を接触させることで血液から水分やナトリウムなどの過剰な物質を除去し，体内に不足している物質を補充して，体液の恒常性を維持する治療法である[2]．

● 透析療法に伴い発生する皮膚障害として，乾燥，瘙痒，色素沈着がある．そのほか，足病変の発生にも留意する必要がある．

● 透析患者の皮膚では角質水分量が低下している．また，皮脂腺や汗腺の萎縮により皮脂の分泌や発汗量が低下しているため，乾燥が進み，バリア機能が低下している．乾燥はわずかな外的刺激にも反応し，瘙痒につながる．

● 瘙痒の原因としては，皮膚の乾燥・尿毒素の蓄積・血中ヒスタミン濃度の上昇など種々の因子が関与していると言われているが，原因の解明には至っていない．また，心因性（精神的不安・ヒステリー・ストレス）も大きいとされている．搔破することで，さらに瘙痒をまねく悪循環に陥ることもある．

● 色素沈着の原因としては，メラニン色素の増加・うっ血・搔破の繰り返し・鉄剤投与によるヘモジデリンの沈着などが関連している．

● 透析患者では閉塞性動脈硬化症などの合併率が高いことや，糖尿病の神経障害に関連した外傷

透析患者

503

などから壊疽に至る場合がある．また，透析により血管の石灰化が生じ，末梢動脈疾患につながる．このような足病変に対しては，早期発見と悪化予防が重要である．

- 皮膚が乾燥している部位，程度，湿疹や亀裂の有無と程度
- 掻破痕の有無と程度，掻破痕に伴う感染徴候の有無と程度，不眠の有無
- 皮膚の色調
- 下腿，足，足底，爪，足趾の色調・皮膚の状態（乾燥や汚染の有無），冷感の有無と程度
- 生活習慣（部屋の環境・着衣・ストレス発散方法など）

- 入浴時の温度は40℃以下にする．熱すぎる湯は，皮脂を過剰に除去し，バリア機能の低下につながる．また，瘙痒にもつながる．
- 皮膚の摩擦は乾燥を助長する．入浴時の垢すりやナイロンタオルの使用は避ける．過度な摩擦は色素沈着にもつながる．皮膚の洗浄時は，低刺激性の洗浄料をよく泡立て，愛護的に行う．
- 入浴時に保湿成分のある入浴剤を使用することや，入浴後に保湿剤を塗布することで，十分な保湿を行う．
- 掻破を予防する．爪は短く，掻くのではなく軽くたたく・冷やすなどで掻破を防ぐ．また，部屋が乾燥している場合には加湿器を用いるなど，環境調整も行う．
- 衣服は，綿素材のものが低刺激である．
- 透析効率が悪いと，瘙痒につながりやすい．ダイアライザーの適切な選択も瘙痒の改善につな

がる.

● 足病変の早期発見のための観察項目とケア内容を**表1**に記す. 糖尿病腎症の患者ではとくに, 視力障害をきたしている場合もある. 患者のセルフケア能力に応じた指導が必要である.

● 透析療法を受ける患者は, 治療が長期になるため, 心理的に不安定になりやすい. それは, セルフケア能力の低下にもつながる場合もある. 心理面のサポートも医療者の重要な役割である.

**表1 ◆ 足病変の早期発見のための観察項目とケア内容**

| 観察項目 | ケア内容 |
|---|---|
| 皮膚の性状：色調 | スキンケア（足浴・保湿など） |
| 冷感・熱感・発毛 | 生活指導 |
| 乾燥・亀裂・鱗屑 | 除圧・運動療法：靴の選択 |
| 胼胝・鶏眼・疣贅 | セルフケア指導 |
| 角化 | |
| 浮腫・主張 | |
| 静脈瘤 | |
| 爪の性状：色・肥厚・変形・爪周囲炎 | |
| 足の変形 | |
| 創の有無 | |
| 動脈の拍動 | |

文献6) ～ 10) をもとに作成

透析患者

Memo

........................................................................................

........................................................................................

........................................................................................

........................................................................................

........................................................................................

◆**引用文献**

1) 日本透析医学会統計調査委員会：わが国の慢性透析療法の現況（2019年12月31日現在），2020
   https://docs.jsdt.or.jp/overview/（2021年9月1日検索）

2) 安田隆：血液浄化療法，病気がみえる　腎・泌尿器.
   p224，メディックメディア，2012

3) 安部正敏・内藤亜由美編：透析患者のスキントラブル（日野岡蘭子），スキントラブルパーフェクトガイド病態・検査・治療・予防・ケアがすべてわかる！　改訂第2版.
   p323-329，学研メディカル秀潤社，2019

4) 加曽利良子・佐藤エキ子：透析療法をうけている人のスキンケア，スキンケアシリーズ　創傷ケア基準シリーズ③.
   日本看護協会認定看護師制度委員会創傷ケア基準検討会，
   p186-192，2009

5) 宮地良樹監：垢こすり・泡立ちタオルによる皮膚障害（向井秀樹），皮膚科診療最前線シリーズスキンケア最前線.
   p96-97，株式会社メディカルレビュー社，2011

6) 木村中：皮膚・爪のアセスメント，フットケアと足病変治療ガイドブック　第3版.　p48-54，2017

7) 長壁美和子：プライマリケアにおけるフットケア-スキンケア-，フットケアと足病変治療ガイドブック　第3版.
   p115-119，2017

8) 溝端美貴：プライマリケアにおけるフットケア-生活指導（食事・禁煙・マッサージ）-，フットケアと足病変治療ガイドブック　第3版.　p119-123，2017

9) 加藤昌子：プライマリケアにおけるフットケア-靴・除圧と運動療法-，フットケアと足病変治療ガイドブック　第3版.　p123-128，2017

10) 愛甲美穂：プライマリケアにおけるフットケア-セルフケア指導-，フットケアと足病変治療ガイドブック　第3版.
   p128-131，2017

## Memo

....................................................................................................

....................................................................................................

....................................................................................................

....................................................................................................

# 足のスキントラブルの原因

## フットケアの概要

- 近年，フットケアはますます注目されてきている．フットケアは日々の観察やアセスメント，適切なケアによってトラブルや重症化の予防につなげることができる．
- フットケアの第一歩は「足を診る」ことから始まる．

## 足病変の原因

- 糖尿病，血流障害，感染，膠原病（慢性関節リウマチ）などでは足病変が起こることが多い．わが国では，糖尿病や末梢動脈疾患（PAD：peripheral arterial disease）による血流障害で足病変が増加している[1]．
- 糖尿病により高血糖状態が長期化すると，さまざまな合併症が起こってくる．足病変もその1つである．放置しておくと靴ずれ，胼胝，足潰瘍，壊疽からの進展により，最悪の場合は下肢切断せざるを得なくなることがある．わが国の下肢切断原因の第1位は糖尿病である．

### 糖尿病 ·········································

- 糖尿病では，高血糖の状態が持続すると神経障害，動脈硬化により血流障害という合併症が生じる．一方，高血糖状態は抵抗力を低下させ，細菌感染が起こりやすくなる．
- 末梢神経には，①知覚神経，②運動神経，③自律神経がある．糖尿病のコントロールが不十分なとき，これらの神経に障害が起こる．

### ①知覚神経障害

● 温・痛覚の鈍麻および消失により，外的刺激や機械的刺激による防御機能低下があり，靴ずれ，胼胝，皮膚乾燥による亀裂や低温熱傷を起こしやすい．また起こしていても気づかずに重症化する場合もある．

### ②運動神経障害

● 足のさまざまな筋肉の萎縮，衰弱により，足趾が変形し姿勢の偏位から歩行パターンの異常をきたす．そのため足底圧の変化により圧迫が繰り返される部位に胼胝，鶏眼が生じる．足趾の変形によりハンマートゥやクロウトゥなどが生じる（**図1**）．

● ハンマートゥは，PIP関節の屈曲，クロウトゥは，PIP関節にDIP関節の屈曲が加わったもので，関節の突出により骨髄炎を起こしやすく足趾切断にいたることが多い．

〈ハンマートゥ〉 〈クロウトゥ〉

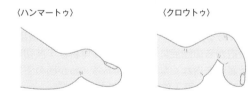

**図1 ◆足変形**

### ③自律神経障害

● エクリン汗腺機能の低下で下肢の発汗量が減少し，皮膚が乾燥して表皮の亀裂を生じる．

● また，足末梢の動脈・静脈シャントの開大が起こり，静脈に血流が増加して皮膚の血流低下，浮腫（足背静脈が拡張），骨吸収増大などをきたす．これによりシャルコー関節という神経障害性関節症が起こり，骨破壊が起こる．

- シャルコー関節は，神経障害により生じる足部の骨，関節における破壊性の関節症であり，骨代謝異常にて骨折しやすい状況にある．捻挫や骨折していても知覚神経障害により疼痛を感じないことから，歩行や荷重をし続けてしまい中足部の骨破壊を起こす．

## 血流障害

- 以前は，閉塞性動脈硬化症（ASO：arteriosclerosis obliterans）と呼称されていたが，現在は末梢動脈疾患（PAD）という名称が一般的となっている．
- PAD は，全身の動脈硬化症が促進し，結果下肢の虚血症状が出現した状態である．糖尿病患者は PAD を合併しやすく，膝下病変が多いことが特徴である．糖尿病患者では非糖尿病患者に比べ，4〜5倍の割合で末梢血管障害を起こしやすくなる[2]．

## 感染

- 血糖コントロール不良の糖尿病患者では，免疫力低下，細菌や真菌，ウイルスに対する抵抗力が低下する．そのため，足・爪白癬にもかかりやすくなる．
- 足潰瘍がある場合，患部から容易に感染を合併し，下肢切断だけでなく，急速に全身にひろがると敗血症に至る可能性もある．

## 膠原病（慢性関節リウマチ）

- 慢性関節リウマチは，関節内に存在する滑膜に炎症が起こり，滑膜が増殖することにより起こる慢性関節炎である．進行すると軟骨や骨が破壊され関節が変形する．
- 肩や肘などの大きい関節，あるいは指趾など小さい関節も含め，関節の大小を問わずに障害される．

左右対称性に症状が出やすいことも特徴である.
- ●足病変としては，外反母趾が生じやすい，ほか
　に足の変形としてハンマートゥ，クロウトゥな
　どがある.
- ●免疫力の低下，足の変形からさらなる足病変へ
　進展する可能性があるという点では糖尿病患者
　と共通している.

◆引用・参考文献
1) 小沼真由美：足病変患者におけるフットケアとリハビリ
　　テーション．Dokkyo journal of medical sciences，43
　　(3)：249，257，2016
2) 日本糖尿病教育・看護学会：糖尿病看護フットケア技術．
　　p19，日本看護協会出版会，2005
3) 真田弘美ほか：ナースのためのプロフェッショナル"脚"
　　ケア．中央法規出版，2009
4) 安部正敏：全身疾患による皮膚症状と看護ケア．看護技
　　術，61 (5)：37-43，83-96，111-123，2015
5) 中西健史：はじめてのフットケア．メディカ出版，2014

## Memo

...............................................................

...............................................................

...............................................................

...............................................................

...............................................................

...............................................................

...............................................................

...............................................................

# 足のリスクアセスメント

## アセスメントのポイント

● 足のアセスメントするためには，足や血糖値だけでなく患者を生活者として捉え，トータル的な視点でアセスメントすることが必要である．

● アセスメントする際のポイントは，①皮膚・爪，②血流（動脈，静脈，リンパ），③神経系，④骨格系の構造の 4 点である．

## 皮膚・爪

● 足の皮膚をみることはフットケアの基本である．そこから循環障害・神経障害・歩容状態（歩き方）・日常生活習慣などを把握するために多くの情報を得ることができる[1]．

### 〈皮膚の色〉

● 皮膚の色調変化で最も重要なものは，循環障害・感染に伴う変化である．皮膚の発赤・紅斑は，圧迫を除去して時間をおけば発赤が消失する場合は，圧迫による反応性充血と考える．

● 皮膚および皮下組織の感染が原因で蜂窩織炎を起こしている場合は，発赤，熱感，腫脹，疼痛を伴う．炎症を起こしている部分に明らかな損傷がなくても，血行性に感染が拡大することもある．

● 下肢全体の皮膚に赤みがある場合，赤みの範囲はどれくらいか，傷や虫刺されなどはないか，膿の貯留は，また白癬などの感染源となるものはないか，十分に観察する必要がある．

● 慢性動脈閉塞や狭窄による血流障害がある場合，青紫色を呈し浮腫・腫脹を伴うことが多くある．

- また，突然足趾が青黒く変色し疼痛をきたすブルートゥ症候群があり，主に足趾レベルでの末梢動脈において，コレステロール等による微細塞栓より起こるといわれている．
- また急性動脈閉塞により下肢虚血状態になると，時間の経過とともに黒色化し，壊死・壊疽に至る．乾燥してミイラ化した状態は虚血によるもので，湿潤している場合は感染が疑われる．急性動脈閉塞では5P，つまり脈拍触知不能（Pulselessness），感覚異常（Parasthesias），運動麻痺（Paralysis），蒼白（Pallor），疼痛（Pain）をきたす[2]．

### 〈皮膚の温度（冷感・熱感）〉

- 手のひらで包み込むように，脚を足趾まで触れ冷感や熱感がないか確認する．人の手は，0.5〜2℃程度の温度差を識別するので，簡易的な方法として有用である[3]が，主観的手法でもあり，検者により結果が異なる可能性がある．
- 動脈狭窄・閉塞に伴う血行障害のため，皮膚温が低下して冷感を伴うことがある．炎症反応や感染による発熱のため熱感を伴うこともある．

### 〈乾燥・亀裂〉

- 加齢や脱水および糖尿病などから，自律神経障害による発汗量低下や循環障害により，足の乾燥が認められる．踵部は角質が肥厚し，皮膚の弾力性がなくなり亀裂を生じやすくなる．
- 足白癬は，①趾間がじくじくする趾間型，②足底部（土踏まず）に強い痒みを伴い小さな水疱や皮が剥ける小水疱型，③痒みを伴わず足底部広範囲に皮膚が厚くなる角質増殖型の3型に分類される．
- 白癬感染は，糖尿病患者の場合は亀裂やびらんによる損傷から二次感染を起こす可能性がある

ため，早期に皮膚科受診を勧める.

### 〈胼胝・鶏眼〉

● 胼胝・鶏眼とも，間欠的な圧迫や摩擦が加わる部位に生じる限局性の角質増殖である.

● 関節リウマチによる足部・足趾の変形がある場合は，横アーチが低下し中足骨が開張足（扇を開いたよう）になる. 足趾では，外反母趾変形で第1中足骨骨頭部が突出し滑液包炎（バニオン）を生じ，また内反小趾変形で第5中足骨骨部が突出し滑液包炎（バニオネット）を生じることで，痛みを伴う胼胝がみられることがある.

● 足趾の変形，ハンマートゥやクロウトゥなどの変形がある場合は，関節突出部が靴に擦れ，胼胝や鶏眼がみられる.

### 〈巻き爪・陥入爪〉

● 巻き爪は，爪の端が内側に巻き込んだ状態をいう. 靴による圧迫と間違った爪切り，寝たきりで趾に力が加わらない状態が長く続くことなどが原因で起こる.

● 陥入爪は，爪が周囲の組織に食い込むことで疼痛炎症，感染，肉芽腫形成などを起こした状態である. 原因として，深爪，先細の靴，立ち仕事や肥満による爪の圧迫，爪白癬などがある. そのため爪を切るときは，スクエアカット（四角い爪で軽く角を落とした形）し，切り過ぎないように注意する. また，靴は足趾の先端部分にゆとりがあり，爪先部分に高さがあるもの選ぶことが大切である.

## 血流（動脈・静脈・リンパ）‥‥‥‥‥‥‥‥
### 〈末梢動脈疾患（PAD）〉

● 末梢動脈の閉塞と狭窄による疾患のことで，「足

に起こる心筋梗塞」と捉え，迅速な虚血の改善が必要である．時に足を切断することにもつながり，患者の生命予後やQOLを大きく左右する[6]．したがって，正しい病態の理解，すなわち下肢動脈の狭窄・閉塞が及ぼす影響を理解することが必要である．

①下肢の観察と動脈触知

- 下肢血流障害の指標となる症状としては，歩行時の疼痛や跛行，足部冷感，下肢脱毛，下腿部の筋萎縮などが挙げられる．

- また，下肢血流障害の確認に動脈触知は不可欠である．足背動脈，後脛骨動脈，膝窩動脈の順に，必ず左右同時に触診を行い触知の有無や強さの左右差を確認する．狭窄・閉塞がある場合は，末梢の脈が触れにくくなる．

- 足背動脈が触れない，もしくは左右差のある場合は簡易ドップラー血流計を用いる．

②足関節上腕血圧比（ABI：ankle brachial index）・足趾上腕血圧比（TBI：toe brachial index）

- ABIは，下肢血流評価を行う．正常では，0.9〜1.2であり，通常0.9以下で虚血を疑う．

- ただし，糖尿病や透析患者では，動脈の石灰化が強くABIは正常値や高い値を示すため注意を要する．このような場合はTBIという指標が有用である．第1趾の収縮期血圧を測定し，上腕収縮期血圧との比をとるもので，0.6未満で血行障害が疑われる．最近では重症虚血肢の血流の評価法としてレーザードップラー法を利用した皮膚組織灌流圧（SPP：skin perfusion pressure）測定が臨床で応用されている．

③下肢の挙上・下垂試験

- 仰臥位で両下肢を伸展挙上し，足関節を20〜30回回旋すると，血流の悪い方の足は蒼白に変化する．

- 続けて端坐位で両下肢を下垂すると血流の悪い方の足は充血し紅く変化する.

④自覚症状とその程度

- ①歩行時跛行の有無, ②休息による10分以内の症状軽減, ③痛みを生じるまでの時間と距離, ④下肢のしびれ感, ⑤下肢の冷感, ⑥安静時の疼痛, を確認しPADの病期分類(**表1**)[5]により重症度を判定する.

**表1 ◆虚血肢の重症度分類**
　　　―フォンテイン分類とラザフォード分類との対比

| フォンテイン分類 | ラザフォード分類 | | |
|---|---|---|---|
| 重症度 | 重症度 | 細分類 | 症状 |
| I | 0 | 0 | 無症状:冷感, しびれ |
| IIa | I | 1 | 間歇性跛行:軽度 |
| IIb | | 2 | 間歇性跛行:中等度 |
| | | 3 | 間歇性跛行:重度 |
| III | II | 4 | 安静時疼痛 |
| IV | III | 5 | 小範囲組織欠損(潰瘍・壊死) |
| | | 6 | 広範囲組織欠損(潰瘍・壊死) |

文献5)より引用

### 〈下肢静脈疾患〉

- フットケアの対象となる下肢静脈の2大疾患は, 深部静脈血栓症と静脈瘤である. 両者とも慢性化すればADLを低下させ, 前者は肺塞栓を起こす可能性がある.
- これらのアセスメントやケアは, QOL, 生命に大きく影響することを認識する必要がある.

①深部静脈血栓症(DVT:deep venous thrombosis)

- 症状は, 浮腫, 疼痛, 色調変化などがある. DVTは, ①血流の停滞, ②血管壁の傷害, ③血液凝固の亢進による血栓形成, が3大因子である.
- 主に血流の停滞に対しての予防が中心となる.

下肢挙上，足の運動，弾性ストッキングや弾性包帯法などの圧迫療法が血栓予防に有効である.

②下肢静脈瘤

● 静脈弁の機能不全により下肢痛や下肢の倦怠感が生じることがあるため，これらの自覚症状について確認する.

● また，年齢，遺伝，妊娠，立ち仕事の有無，肥満などの危険因子も確認が必要になる．そこで妊娠中や立ち仕事の際には弾性ストッキングを履くことである程度予防できる.

● 圧迫を開始する前には，虚血がないことを確認するためにABIや簡易ドプラーを使用して血流評価をする.

● 筋ポンプ作用の促進と微小循環の改善のために，弾性ストッキングや弾性包帯を着用する．弾性ストッキングにしわが寄っていたり，上端が丸まっているとその部分に局所的な圧迫をまねくことがあるため，まめに伸ばすように指導する.

### 〈リンパ（下肢リンパ浮腫）〉

● 下肢リンパ浮腫は，リンパ液の流れが悪くなり，むくむ病態である．原因としては，先天性，感染や各種癌の治療の影響によるものなどがある．下肢リンパ浮腫が発生すると歩行に障害が生じ，感染症発症リスクもあり，日常生活上の自由度が制限される状況がある.

## 神経系 ･･････････････････････････････････

### 〈知覚神経障害〉

● 知覚神経障害は血糖コントロールの悪い糖尿病患者に起こりやすい.

①自覚症状：「疼痛」「足裏のジンジン」「足がつる」「足の裏に紙を1枚貼ったような感覚」などさまざまである.

②神経障害の評価
- 圧力知覚：モノフィラメントを用いたタッチテスト
  - これを用いて足底部の知覚を確認する．モノフィラメントには数種類の太さがあり通常は5.07の太さを使用する．5.07には10gの圧負荷がかかる．
  - 患者の足にモノフィラメントで触れ，足のどこに触れているかを回答してもらい，知覚を確認する．
- 振動知覚：C128音叉を用いる．第1趾の遠位趾節骨の背側に当てるが，その部位で振動が知覚できない場合は，内果に当てる．10秒以下を振動知覚低下の目安とする．
- アキレス腱反射：打腱器（ハンマー）を用いて膝立位で行う．アキレス腱反射の消失は，足潰瘍の発症リスクの増加と関連している．

### 〈運動神経障害〉
- ハンマートゥやクロウトゥは足趾の変形である．足趾関節の屈曲により靴との接触で圧迫やずれが加わり関節部に潰瘍を形成する．
- 足趾の変形を認めた場合は，靴の材質，靴による圧迫の有無，インソールの劣化や不適切な靴のサイズなどを観察する．

## 骨格系の構造
- 医学的な基礎知識が不可欠であり，まず正常な足の構造・機能を理解する．
- 足根は不規則な形の足根骨7個からなっている．立位の時体重を支える踵骨と距骨で，5本の中足骨が足底を，趾骨14個が足趾を形成している．
- 足の骨格は，人体で固めた縦に2つ（内側と外側）と横に1つの計3つの強靭なアーチをつくって

いる．この３つのアーチが体重を支えているが，体重をかけることにより浅くなったり消失したりする．

◆引用・参考文献

1) 西田壽代：はじめようフットケア 第2版．p104，日本看護協会出版会，2009.

2) 浦山博：下肢動脈・静脈疾患の予防と治療．p8，日総研，26 (2)，2005.

3) 西田壽代：はじめようフットケア 第2版．p105，日本看護協会出版会，2009

4) 山崎祐子：循環器疾患．看護技術，61 (5)：111，2015

5) 古森公浩：末梢動脈閉塞症 (PAD) に対する最新の治療戦略．日本血栓止血学会誌，24 (1)：38-44，2013

6) 西田壽代：はじめようフットケア 第2版．p144，日本看護協会出版会，2009

7) 真田弘美ほか：ナースのためのプロフェッショナル"脚"ケア．p25，中央法規出版，2009

8) 溝端美貴：末梢動脈疾患患者へのフットケア．p38，学研メディカル秀潤社，30 (9)，2010

9) 大江真琴：足のアセスメント．p25，学研メディカル秀潤社，26 (9)，2006

10) 西田壽代：ナースだから気づく足病変に注目 フットケアをはじめよう！ 月刊ナーシング，30 (9)：6-49，2010

Memo

# フットケア

## 目的

＊足病変に適切なケアを行うことで重症化を予防する大切なケアである.

＊足をみること, 清潔や皮膚のケア, 適切な爪切り, 足に合う靴を履くことは, フットケアの基本であり, 看護における日常生活援助でもある. 足の健康を守るためには適切なケアを実施しなければならない.

## 足浴

### 足浴の目的

● 皮膚の清潔
● 血行促進
● リラックス効果

### 足浴時の必要物品

● フットケア用バケツ
● ビニール袋 (45L)
● 温度計
● 石けん (弱酸性)
● タイマー
● タオル
● 処置用シーツ
● 手袋
● ゴーグルまたはフェイスシールド
● 湯 (38 〜 40℃)
● エッセンシャルオイル (ラベンダー) を使用する場合もある.

### 足浴でのケアの実際 ……………………
①手袋, ビニールエプロン, マスク, 必要時ゴーグルを着用する.
②処置用シーツを敷く.
③フットケア用のバケツにビニール袋をかけて38℃前後 (温度計で計る) の湯を足首の上までつかる程度に準備する.
④足をゆっくりつける. 5～10分つけておくと皮膚の汚れが浮き, 取り除きやすくなる.
⑤石けんは泡立てて使用する.
⑥足背, 足趾, 趾間, 足底など順番を決めて洗う. 必要に応じてガーゼに石けんをつけて洗ってもよい (ガーゼでの擦りすぎに注意する).
⑦洗った後は新しい湯をかけ, 石けん成分が残留しないようにしっかりと洗い流し, 乾いたタオルで片方の足を包み込むように拭く. 趾間までしっかりと拭く.

### 足浴時のケアのポイント …………………
● 拭くときは擦るのではなく, 踵からつま先に向けて押さえ拭きする.
● 拭くときに, 爪や皮膚の状態, 趾間などもよく観察する.
● 感染を防ぐために1人ずつビニール袋を交換する.
● ビニール袋に湯を少量入れ, 石けん液を混ぜしっかりと振ると細かい泡ができる.

● 泡立ったビニール袋に片方ずつ足を入れ，足趾，
趾間部，爪の生え際などを念入りに洗う方法も
ある．

## 爪切りの目的 ………………………………
● 爪の機能を十分に活かせるように，正しく爪を切
ることで予防改善を行う．

## 爪切り時の必要物品 ………………………
● 爪切り・爪切りニッパー（大小）
● 爪ヤスリ（ガラス）
● 爪用ゾンデ
● 手袋
● 処置用シーツ
● マスク
● ゴーグルまたはフェイスシールド
● ビニールエプロン

---

その他の必要物品など

---

---

---

---

フットケア

## 爪切り時のケアの実際 ……………………
①皮膚と爪の境界線を爪用ゾンデで明確にする．
②爪を切る．
　・普通の爪切りを使用する場合，一度に爪を多く
　　はさみ過ぎないようにする．
　・ニッパーを使用する場合，利き手にニッパーを
　　持ち，ニッパーの先端で少しずつ足趾の形どお
　　りに切る．

・切る瞬間に爪が飛ばないように片方の親指で
ニッパーの刃の間を押さえる.

③ヤスリをかける. 断面が滑らかになるように必ず
ヤスリで整える.

## 爪切り時のケアのポイント ······················

● 爪を一気にはさみ過ぎてはいけない.
● 爪が足趾の形に沿うように, 足趾と同じ程度の
長さのスクエアカット (角を落とさない) に切り,
次に角が尖っていると危険なので切る (スクエア
オフ).
● ヤスリをかける時は, 右端, 左端から中央に向
かって横方向にかける. 最後に縦に上から下へか
けて仕上げる. 一方方向に動かす.

**参考◆正しい爪の切り方**

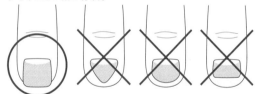

新井裕子ほか：臨皮 57 (5 増)：110, 2003.

巻き爪

## 巻き爪のケアの目的 ······················

● 正しく爪を切る, 圧迫の除去. 正しい靴の選択,
組織損傷の予防.

## 巻き爪の爪切りの必要物品 ······················

● ニッパー (小)
● 爪用ゾンデ
● コットン
● テーピング用テープ
● 手袋

- ● ビニールエプロン
- ● ゴーグル（フェイスシールド）
- ● アルコール綿花

---

その他の必要物品など

_____

_____

_____

_____

---

### 巻き爪のケアの実際 ……………………………

①巻いた爪の内側に古い角質や靴下の繊維などのごみが入っていることがあるため，爪用ゾンデで取り除く.

②巻いた爪が明らかに皮膚に刺さって痛みを生じている場合は，可能であれば刺さった部分のみニッパーで切除するか，爪ヤスリで削る.

③爪を切りすぎて痛みがある場合は，テーピングやコットンパッキングなどを行う.

### 巻き爪のケアのポイント ………………………

- ● 爪が爪溝を圧迫して潰瘍になっていないか，感染していないか観察する.
- ● コットンパッキング方法：爪の端の食い込んでいるところに爪用ゾンデを使用してコットンを詰める．一度にたくさんのコットンを詰めないで，少しずつ詰めていく.
- ● テーピングの方法（**図1**）：テープの端を爪と皮膚の境に貼り，そのまま引っ張りながら趾の腹を通り反対側に斜めに巻き付ける（らせん状に巻き付ける）．爪の両端が食い込んでいる場合は，反対側にも同じ処置をする.

● テープかぶれをしやすい人もいるので，テープは毎日取り換えることと，愛護的に剥がすこと.

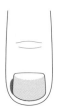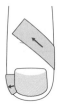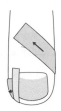

**図1 ◆テーピングの方法**

### 陥入爪

● 爪甲が陥入した部分に炎症や肉芽形成が起こっている場合は，医師の治療的介入が第一選択になってくる.

### 胼胝・鶏眼

#### 胼胝・鶏眼のケアの目的 ･･････････････････････
● 圧迫の除去
● 皮膚損傷の進行を防ぐ
● 正しい靴の選択

#### 胼胝・鶏眼ケアの必要物品 ･･････････････････
● グラインダー（電池式のハンディタイプ）
● コーンカッター
● 爪ヤスリ（ガラス）
● 手袋
● ゴーグル（フェイスシールド）
● ビニールエプロン
● 処置用シーツ
● アルコール綿花

## 胼胝・鶏眼のケアの実際 ……………………

①アルコール綿花や濡らしたガーゼで胼胝・鶏眼の周囲を拭く.

②胼胝の硬さ・厚さ・大きさを指で触って確認する.

③利き手でコーンカッターを持ち，反対側の手で足趾を患者側に押して見やすい状態で，胼胝の上にカッターをのせ滑らせる感じで少しずつ薄く削っていく. 削りながら，時々指先で硬さ・厚さを確認する.

④1か所を集中的に削るのではなく，まんべんなく削るようにする.

⑤削った後はヤスリを用いて仕上げる.

## 胼胝・鶏眼のケアのポイント ………………

● コーンカッターを使用するには技術が必要. 安全のためには初心者は電動式グラインダーを使用. コーンカッターの刃の交換はこまめにする（感染予防）.

● グラインダーを使用する時は，逆の手で必ず足を支える.

● 抗凝固薬内服の有無，血小板の値などをチェックしておく.

● 皮下出血や潰瘍の有無を確認し，ある場合は皮膚科受診の必要性がある.

フットケア

## 肥厚爪のケアの目的 ……………………

● 足の清潔保持，圧迫の除去，感染予防

## 肥厚爪ケアの必要物品 ………………………

● ネイルニッパー（大）
● グラインダー（電動式ハンディタイプ）
● 爪ヤスリ
● 爪用ゾンデ
● 手袋
● ゴーグル（フェイスシールド）
● ビニールエプロン・ガーゼ

その他の必要物品など
_____
_____
_____

## 肥厚爪のケアの実際 ………………………

①爪甲下の角質（垢）がたまっているため，ゾンデで除去すると，爪と皮膚の境界が明確になる．境界が明確になることで爪の切りすぎや切るべき範囲を間違えないようになる．

②肥厚爪を削る時は，グラインダーを使用する（爪床が平らでないことがあるので，時間を要するが，ニッパーで水平に切るより削っていく方が安全である）．

③ネイルニッパーで切った後は，さらにヤスリを用いて薄くする．

④グラインダーで削る場合は，隣の趾に当てないよう，一度で削ろうとせずに，必ず数回に分けて削っていき，少しずつ薄くしていく．

## 肥厚爪のケアのポイント ･････････････････････

● 慣れないうちは，最初からヤスリを用いて削っていくと安全である．

● 硬く肥厚した爪は，無理をせずに皮膚科受診やフットケア外来で相談する．

● 爪足白癬が疑われる場合は，早期に皮膚科を受診し適切な治療を受ける．

### 乾燥・亀裂

## 乾燥・亀裂のケアの目的 ･････････････････････

● 足の清潔保持，保護・保湿，皮膚損傷の進行を防ぐ．

## 乾燥・亀裂のケアの実際 ･････････････････････

①足浴後に趾間もしっかりと水分を拭き取り，乾燥の軽いうちに皮膚を保護，保湿を行うためにクリームを多めに塗る（皮膚がしっとりしているうちに保湿）．

②ひび割れや亀裂がある場合は，亜鉛華軟膏，ハイドロコロイド材などの創傷被覆剤を使用することもある．

## 乾燥・亀裂のケアのポイント ･･･････････････････

● 糖尿病患者は，亀裂が深くなり感染症を発症すると，足潰瘍や壊疽を起こす．

● 保湿には，白色ワセリンや尿素入りクリーム，ヘパリン類似物質がおすすめ．

● 足の冷え性の人は，血流を良くして温める作用のあるビタミンD配合のクリームを塗るとよい．

● 踵の角質ケアには，角質用ヤスリで角質を削る方法，角質軟化剤などを塗布し角質を剥がす方法がある．**外用薬は医師の指示が必要．**

フットケア

## 靴ずれ（水疱）のケアの目的 ･･････････････

● 靴の正しい選択，外傷から足を守るため靴下の着用，感染予防

## 靴ずれ（水疱）のケアの実際 ･･････････････

①水疱部分を水道水できれいに洗う．

②水疱が小さければ，半透過性のポリウレタンフィルムを使用する．

③大きい水疱では，万一の水疱破綻を考慮してポリウレタンフォームを使用する．

④水疱が著しく緊満している場合は，医師に穿刺を依頼して貯留している滲出液を除去する．この時，再び滲出液が貯留することがあるため，吸水性の高いハイドロポリマーまたはポリウレタンフォームを使用する．

　・水疱が破れた場合は，創が見えるハイドロコロイド，ポリウレタンフォーム，ハイドロジェルのシートタイプなどを使用する．

## 靴ずれ（水疱）のポイント ･･････････････

● 靴ずれ（水疱）は基本的には破らず，保存的にケアをする．

● ドレッシング材の交換は最長でも1週間とする．

● 看護師は自身で判断をせずに，医師や皮膚・排泄ケア認定看護師に相談する．

## 低温熱傷（びらん・浅い潰瘍）のケアの目的 ･･････････････

● 早期発見，感染予防，皮膚損傷の進行を防ぐ．

## 低温熱傷（びらん・浅い潰瘍）の ケアの実際

① 創周囲は石けん（弱酸性）を泡立てて，摩擦しないように愛護的に洗浄する．

② 創部の洗浄は，基本的に生理食塩水か水道水で洗浄する（洗浄剤では行わない）．

## 低温熱傷（びらん・浅い潰瘍）の ケアのポイント

● 外用薬よりもドレッシング材の使用が主体となる．

● 糖尿病患者は，神経障害が進行すると，皮膚の温度に対する感覚が鈍くなり，暖房器具を高めに設定したり，必要以上に長時間にわたって使用したりするなど，糖尿病でない人と比べて低温熱傷を起こしやすい．

● 低温熱傷では見た目の判断が難しいため，医師・皮膚・排泄ケア認定看護師に相談する．

### 患者指導・予防ケア

#### ① 毎日こまめに足のチェックをする．

● 足の裏，足趾の間，踵をよく見る．

● 足の裏側は手鏡に映して見る，また，目の不自由な人は周りの人に見てもらう．

#### ② 毎日足を洗い，清潔に保つ

● 湯ぶねに入る前には，必ず手で湯加減を確かめる（湯をかき混ぜながら温度計で温度の確認をする）．

● 柔らかいタオルで足の裏や趾間部も丁寧に洗う．

● 入浴後は水分をしっかりと拭き取り，皮膚が乾燥しないようにクリームを塗る．

フットケア

### ③爪の手入れ (皮膚を傷つけないように注意する)

- 深爪にならないように爪は伸ばすこと. 爪切りやニッパーで切らずに適宜ヤスリを用いてまっすぐやする.
- 硬く切りにくい爪は, 無理に自分で切らずに, フットケア外来や医師に切ってもらう.

### 靴の選び方

### ①足の長さ (サイズ), 幅, 形, 趾の高さ甲の高さにあったものを選択する

- 靴ひもを結ぶのが困難な場合は, マジックテープで固定するタイプの靴を選択する.
- 足のアーチを支えるインソールを使用.
- つま先があたらない (実寸から 1 〜 1.5cm 大きめの) 靴
- ヒールの低い靴 (3cm 未満)
- 夕方に選ぶ.
- 足のサイズなどの計測が可能な靴屋の情報を提供する.

### ②靴の履き方

❶靴を履く前に靴の中に異物が入っていないか必ず確認する.
❷靴下を履く.
❸紐靴は, 必ず脱ぎ履きのたびに紐を緩め, 踵を合わせて履くようにする.
❹ひもやマジックベルトをしっかり閉めて足が滑らないようにする.

### ③低温やけどに注意する

- 電気毛布や湯たんぽを使用したまま寝ない (寝る前に布団から出す).
- 湯たんぽや携帯カイロは直接皮膚にあてない.
- こたつを付けっぱなしで寝ない.

## ④足のトラブルは早めに治療する

● 傷がある場合
- ・流水でよく洗い，消毒後，清潔なガーゼや絆創膏で保護する．
- ・素足にサンダルは傷ができる原因になるため，履かないようにする．

● 皮膚に乾燥・ひびが入っている場合
- ・保護クリームを塗る（水虫の原因になるため趾間には塗らない）．

● 皮膚がむけている場合
- ・水虫の可能性があるため，皮膚科受診をする．

● 赤み，腫れ，熱感，滲出液，出血などがある場合
- ・早期に医療機関を受診する．

◆引用・参考文献

1) 小沼真由美：足病変患者におけるフットケアとリハビリテーション．Dokkyo journal of medical sciences，43 (3)：249, 257, 2016

2) 日本糖尿病教育・看護学会編：糖尿病看護フットケア技術．p19，日本看護協会出版会，2005

3) 西田壽代：はじめようフットケア 第2版．p104，日本看護協会出版会，2009

4) 浦山博：下肢動脈・静脈疾患の予防と治療．26 (2)：8, 2005

5) 西田壽代：はじめようフットケア 第2版．p105，日本看護協会出版会，2009

6) 新井達：鶏眼・胼胝．メヂカルフレンド社，56 (3)：38, 2010

7) 西田壽代：はじめようフットケア 第2版．p144，日本看護協会出版会，2009

8) 山崎祐子：循環疾患．メヂカルフレンド社，61 (5)：111, 2015

9) 真田弘美ほか：ナースのためのプロフェッショナル"脚"ケア．p25，中央法規出版，2009

10) 溝端美貴：末梢動脈疾患患者へのフットケア．月刊ナーシング，30 (9)：38, 2010

フットケア

11) 大江真琴：足のアセスメント．月刊ナーシング，26 (9)：
　　25，2006
12) 西田壽代監：はじめようフットケア 第2版．日本看護協
　　会出版会，2009
13) 西田壽代：糖尿病足病変のアセスメント．EB Nursing, 4
　　(1)：20-26，2004
14) 真田弘美ほか：ナースのためのプロフェッショナル"脚"
　　ケア．中央法規出版，2009
15) 西田壽代：ナースだから気づく足病変に注目 フットケア
　　をはじめよう！ 月刊ナーシング，30 (9)：6-49，2010
16) 古山景子：足病変に対する医療フットケア．看護技術，
　　54 (2)：30-43，2008
17) 中西健史：はじめてのフットケア．メディカ出版，2014
18) 金児玉青：フットケア実践ガイド．看護技術，56 (13)：
　　27-33，36-39，47-49，2010
19) 安部正敏：全身疾患による皮膚症状と看護ケア．看護技
　　術，61 (5)：37-43，83-96，111-123，2015
20) 安酸史子監：糖尿病患者さんのフットケア．p136-168，
　　メディカ出版，2006

Memo

........................................................................

........................................................................

........................................................................

........................................................................

........................................................................

........................................................................

........................................................................

........................................................................

........................................................................

........................................................................

........................................................................

# スキンケア
# 洗浄・被覆・保湿・水分の除去

洗浄・被覆・保湿・水分の除去

## 目的

* 皮膚は常に外界に接し,体内環境を守る役割を担っている.
* 皮膚の生理機能を正常に機能させ,良好に維持する,あるいは向上させる.

## スキンケアの概要

### スキンケアの定義

● スキンケアとは,「皮膚の生理機能を良好に維持する,あるいは向上させるために行うケアの総称である.具体的には,皮膚から刺激物,異物,感染源などを取り除く洗浄,皮膚と刺激物,異物,感染源などを遮断したり,皮膚への光熱刺激や物理的刺激を小さくしたりする被覆,角質層の水分を保持する保湿,皮膚の浸軟を防ぐ水分の除去などをいう.」[1]

● この定義から考えると,スキンケアの方法は「洗浄」「被覆」「保湿」「水分の除去」である.

### 予防的スキンケア

● 疾患や治療の影響による皮膚変化,加齢による皮膚変化は防ぎきれず,バリア機能が低下する要因を取り除くことは不可能なことが多い.

● 普段から二次的な皮膚障害を起こさないために,健康な皮膚状態の維持・向上が重要である.

### 治療的スキンケア

● 障害を起こした皮膚を理解し,治癒を促進する環境の調整,創傷ケアの応用も兼ねたスキンケアである.

533

- 年齢・基礎疾患・内服薬の有無
- 皮膚の乾燥状態，浸軟，色調，浮腫，発赤，腫脹の有無，創の有無
- 皮膚の落屑，鱗屑，亀裂の有無
- 生活環境，生活習慣，清潔習慣

## スキンケアの実際

- 療養者や患者の多くは，加齢に伴う皮膚の老化の特徴（**表1**），すなわち年齢による皮膚の生理機能の変化，肝機能不全・腎不全など疾患による皮膚の変化，化学療法やステロイド療法などの治療よる皮膚の変化，免疫力低下による皮膚の変化，低栄養による皮膚の変化を生じている．
- そのため，二次的な皮膚障害を起こさないように普段から皮膚の生理機能を整えておくことが重要である．普段からできる予防的スキンケアの実際を示す．

**表1 ◆高齢による皮膚の特徴**

- 皮膚のターンオーバーの延長
- 角質層の保湿成分が低下
- 皮膚の張力の低下
- 表皮・真皮結合組織・脂肪層の非薄化
- 知覚の鈍麻または制御不全
- 毛細血管の減数，血流低下
- 皮脂や汗の機能低下

## 洗浄（清潔の保持）ケア

### 洗浄の目的

- 皮膚のウィルス，細菌，微生物，ほこり，薬品など皮膚に付着するさまざまな外来性物質を除去し，清潔を保つことである．
- また，唾液，皮脂，汗，糞尿などが皮膚への刺激になるため，速やかに洗い流すことである．

**実際のケア** ‥‥‥‥‥‥‥‥‥‥

● 皮脂分泌量の低下がない健康な皮膚の洗浄は，アルカリ性石けんを用いる場合もあるが，洗浄力が強いため皮脂膜を奪いドライスキンの原因になるため1日1回程度の使用とする．

● しっかり泡立てることで皮膚への負担も軽減できる．

● 高齢者や，脆弱な皮膚の洗浄は，アルカリ石けんなどの洗浄力の強いものは避け，弱酸性の洗浄剤を選択する（**表2**）．

● 洗浄剤・石けんをきめ細かく泡を立てることでミセルが形成される．ミセルは汚れを浮き上がらせてくれる働きがある．ミセルが汚れをつつみ浮き上がるまでには10～20秒かかるため，泡を皮膚の上に置いたら少し待ってから洗い流す．

● 強く擦ると皮膚にとって物理的な刺激となり，皮脂膜や角質層を過度に奪ってしまい表面を傷つけるため，なぜるように洗う．タオルなどを使用する場合は，柔らかい綿や日本タオルなどを使用し擦らないように洗う．

● 洗浄剤が皮膚に残ると痒みの原因にもなるため，体温程度の微温湯で泡を十分洗い流す．

● 入浴は皮脂が失われるため熱い湯や長湯をせずに，湯の温度は38～40℃のぬるめとする．入浴を行う場合は，保湿剤が含まれた入浴剤を使用する．

● 洗いすぎは皮脂膜を失うことがあるため，洗浄剤を用いた洗浄は1日1回程度とする．

● 水分を拭き取る際もタオルなどで擦ると物理的刺激になるため，押さえ拭きする．

● 保湿成分が含まれた洗浄剤・清拭剤が多く市販されているため，皮膚の状態に応じて使いやすい物を選択する．

● 洗い流しが不要な清拭剤もあるので，創周囲や顔面など洗い流すことが難しい部位にも使用できる（**表3**）．

## 表2 ◆弱酸性洗浄剤の例

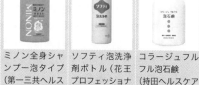
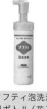

| | | | | |
|---|---|---|---|---|
| **商品名** | キュレル泡ボディウォッシュ（花王株式会社） | ミノン全身シャンプー泡タイプ（第一三共ヘルスケア） | ソフティ泡洗浄剤ボトル（花王プロフェッショナル・サービス） | コラージュフルフル泡石鹸（持田ヘルスケア株式会社） |
| **特徴** | セラミドを守りながらの洗浄できる 保湿成分配合 抗炎症作用成分配合 | 植物性アミノ酸系洗浄成分配合 抗炎症作用成分配合 バリア機能を守る保湿洗浄できる | 泡切れが早く、少量のお湯ですすげる | |

## 表3 ◆清拭剤（拭き取り用）の例

| | | | | |
|---|---|---|---|---|
| **商品名** | シルティ水のいらない泡洗浄（コロプラスト株式会社） | リモイス®クレンズ 皮膚保護・洗浄クリーム（アルケア株式会社） | 泡ベーテルF清拭料（株式会社ベーテル・プラス） | サニーナ（花王株式会社） |
| **特徴** | 天然保湿成分セリシンが配合の泡タイプである | オリーブスクワランホホバ油配合でクリーム状である | 保湿成分セラミド配合 | 消炎剤（有効成分）・スクワラン（基剤）配合 スプレータイプ，泡タイプ，ペーパータイプがある |

Memo

## 洗浄のケアのポイント ·····························
- 洗浄は汚れを落とすと同時に，皮脂膜をも洗い流している．健康な皮膚の場合は，洗浄によって一過性にアルカリ性に傾いたところで皮膚はすみやかに pH が回復する[2]．
- すでに皮膚の変化が起こっている患者の皮膚はアルカリ性に傾いた状態となり，皮膚障害の要因になる．

### 被覆・保湿のケア

## 被覆・保湿の目的 ·······························
- 保湿剤で水分を補ったり，水分の蒸発を防いだりして，表皮の適切な水分量を保つ．
- 被覆は水分喪失を防いで潤いを保持し，物理的・化学的刺激から皮膚内部を保護する．

## 保湿剤の剤型と特徴 ·····························
- 軟膏は刺激が少なく被覆効果がある．基剤による被覆効果が期待できる．また，安価である．
- 油のみでできておりべたつくような使用感で，ほこりなどが付着する．ワセリンなどの油性軟膏は皮膚表面を密封するため，表皮の浸軟をきたすことがあるため注意する．
- クリームは水分が主体で油を界面活性剤により混合したものである．軟膏やオイルよりはべたつき感が少なく，衣服や寝具に付着しても洗い落としやすい．刺激感を生じやすく，びらんや潰瘍がある場合は使用を避けたほうがよい．
- ローションは大量の水分の中に少量の油分が分散した状態で，クリーム以上にべたつき感は少なく，有毛部に使用しやすい．伸展性がよいため広範囲に塗布する場合には向いている．刺激感を生じやすく，びらん・潰瘍面には使用できない．保湿効果は軟膏やクリームに比べるとや

や劣る.

- フォーム剤・スプレー式はべたつき感が少なく，衣類などに付着しても洗い落としやすい．伸展性がよく広範囲に外用するのに適する．刺激感を生じやすく，びらん・潰瘍面には使用できない．保湿効果は軟膏やクリームに比べるとやや劣る.

### 保湿剤の働き ……………………………………

〈エモリエント効果〉

- 皮膚からの水分蒸散を防止し，皮膚を柔軟にするという皮膚生理作用のこと．皮膚に対して**エモリエント効果**を示すものを「エモリエント剤」とよぶ.
- 皮膚の正常な解剖学的構造を保持するために，皮膚表面で皮膚膜を補強する.
- 天然油脂，ワセリン，リン脂質などがある.
- 一般的にエモリエント効果が高いものは軟膏やオイル類，撥水性の高いものが該当する.

〈モイスチャーライザー効果〉

- 皮膚に水分を与えることで，皮膚バリア機能を保つ皮膚生理作用のこと．皮膚に対して**モイスチャーライザー効果**を示すものを「モイスチャーライザー剤」とよぶ.
- 皮膚の正常な解剖学的構造を保持するために，主に角質レベルで水分を与える.
- グリセリン，尿素，ヘパリン類似物質，コラーゲン，セラミドなどがある．モイスチャーライザー効果が高いものとして伸びのよいクリームやローション，フォーム剤などが該当する.

**実際のケア** .................

- 保湿剤は多種多様であり，含まれる成分や効果，金額や入手しやすさを考えて選択する（**表4**）．
- 皮膚の乾燥が強い場合には，市販の保湿剤クリームは高価な場合が多いので，処方可能な外用薬も使用する（**表5**）．
- 推奨される FTU（finger tip unit）の数は，顔と首は約3 FTU，体幹前部約7FTU，体幹後部約7FTU，片腕と前腕約3FTU，片手は約2FTU，片脚と大腿部約6，片足約2である（**図1**）[3]．すなわち体幹全部を塗布する場合は，**示指で保湿剤を取り，7回塗布することが目安**となる．
- 保湿剤を塗布する場合は，摩擦が生じないように皮膚を動かさないように，毛の流れに沿って押さえるように塗布する．軟膏など硬い場合は手のひらで軟化させてから塗布する．
- 高齢者のような脆弱な皮膚には，伸びのよいクリームやローションフォーム剤などを使用し，皮膚に摩擦を与えることを最小限とする．
- 保湿剤の塗布量は，保湿剤塗布後，皮膚がしっかりと光る程度で，ティッシュペーパーをあてて，皮膚に付着する程度を目安とする．
- チューブなどでは少しずつ保湿剤がでてくるため，保湿剤の容器はボトルや瓶などを選択すると十分な量で保湿することができる．
- 保湿剤の塗布回数は可能であれば1日2回以上は塗布する．1回のみの場合は十分な量を塗布する．皮膚の状態により適宜増減する．
- 塗布のタイミングは入浴後1分以内または1時間以内でも保湿効果に有意な差はないという報告はあるが，入浴後に塗布する方が保湿効果は高い傾向にある[4]．また入浴・シャワーの後は角質水分量が低下するため，**入浴後10分以内に保湿剤を塗布することが理想的**である．

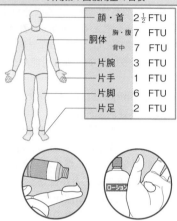

| 外用薬1回使用量の目安 | | |
|---|---|---|
| 顔・首 | | 2½ FTU |
| 胴体 | 胸・腹 7 | FTU |
| | 背中 7 | FTU |
| 片腕 | | 3 FTU |
| 片手 | | 1 FTU |
| 片脚 | | 6 FTU |
| 片足 | | 2 FTU |

軟膏・クリームは第1関節分，ローションの場合は1円玉大

**図1 ◆FTU で表した体の各部位への適切な塗布量**

- 乾燥が著しい場合は，伸びのよいローションなどを先に塗布し保湿し，その次に被膜するようにクリームや軟膏を塗布すると保湿効果が高まる．
- 失禁などで皮膚が汚染されやすい部位には，撥水性の皮膚保護クリームなどを塗布することで，排泄物などの化学的刺激を回避することができる．保湿成分を含んだ撥水性の保護クリームは保湿と保護の効果を兼ね備えている（**表4**）．

Memo

........................................................

........................................................

........................................................

........................................................

........................................................

### 表4 ◆ 被覆・保湿に用いる保湿剤

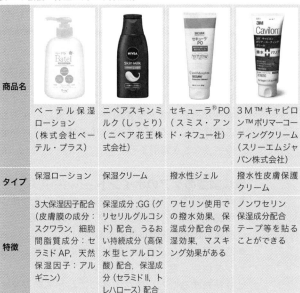

| | | | | |
|---|---|---|---|---|
| **商品名** | ベーテル保湿ローション（株式会社ベーテル・プラス） | ニベアスキンミルク（しっとり）（ニベア花王株式会社） | セキューラ®PO（スミス・アンド・ネフュー社） | 3М™キャビロン™ポリマーコーティングクリーム（スリーエムジャパン株式会社） |
| **タイプ** | 保湿ローション | 保湿クリーム | 撥水性ジェル | 撥水性皮膚保護クリーム |
| **特徴** | 3大保湿因子配合（皮膚膜の成分：スクワラン，細胞間脂質成分：セラミドAP，天然保湿因子：アルギニン） | 保湿成分:GG（グリセリルグルコシド）配合，うるおい持続成分（高保水型ヒアルロン酸）配合，保湿成分（セラミドⅡ，トレハロース）配合 | ワセリン使用での撥水効果，保湿成分配合の保湿効果，マスキング効果がある | ノンワセリン保湿成分配合テープ等を貼ることができる |

### 表5 ◆ 保湿効果のある処方可能な外用薬の例

| 商品名 | 一般名 | 特徴 |
|---|---|---|
| ワセリンプロペト® | 白色ワセリン | エモリエント効果がある<br>油脂性軟膏であり刺激が少ない<br>てかりやべとべと感がある |
| ヒルロイド®ビーソフテン® | ヘパリン類似物質 | モイスチャーライザー効果がある<br>血行促進効果がある<br>ヒルロイド®はクリーム・ローション・ソフト軟膏・フォーム剤がある<br>ジェネリック品の方が安価である |
| ケラチナミン®ウレパール®パスタロン® | 尿素 | モイスチャーライザー効果がある<br>角質を軟らかくする作用がある<br>皮膚炎などがあるとしみる時がある |
| ユベラ®軟膏ザーネ®軟膏 | ビタミンA油軟膏 | 皮膚に適度な水分を保持させる |

洗浄・被覆・保湿・水分の除去

- 室内の湿度が40%以下になると乾燥傾向になる. また, 冬季は乾燥しやすくなるため, 必要時加湿器を使用する.
- 手袋や靴下を調整する.
- 衣類は汗を吸収する綿素材を使用するとよい.
- 掻破行動は皮膚を傷つけ, 二次感染を起こす可能性がある. また, 末梢神経を損傷し, さらなる瘙痒感につながるため, 爪を短く切り, 必要時手袋などを着用する.

### 環境調整のケアのポイント ……………………

- 保湿剤は本人の好みを考慮し, 乾燥する季節は保湿剤をローションからクリームにするなど, 皮膚の状態を評価し選択する.
- 時間帯で朝など忙しい時は伸びのよいローションを使用, 寝る前には軟膏やクリームをしっかり塗布するなど, 塗布するのにかかる時間を考え, 使い方を工夫する.
- 部分で異なる保湿剤を使用してもよい. 下腿など乾燥が強い皮膚には軟膏やクリームを塗布し, 広範囲で乾燥が少ない部分にはローションなど使用する.
- 短期間では皮膚状態への変化は見られないので, 継続できる視点が望ましい.
- 保湿成分を評価し, 使用を継続する.
- 一律同じ保湿剤がよいのではなく, **皮膚の状態に応じて, 保湿剤を使い分ける**.

Memo

## 水分除去の目的 ……………………………

● 皮膚の湿潤を防ぎ, 浸軟を起こさない.

## 水分除去の実際のケア …………………………

● 尿・便失禁がある場合は, 皮膚に排泄物が付着し, 皮膚が湿潤するため, 皮膚洗浄後は撥水性皮膚保護クリームを塗布する. 撥水性皮膚保護クリームを塗布しにくい部位では速乾性の皮膚被膜剤を使用する (**図2**).

● 汗は皮膚に付着して時間が経つと皮膚表面がアルカリ性に傾き, 皮膚障害を起こしやすくなる. 汗をかいた服や寝具は, 適宜交換する.

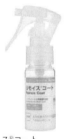

リモイス®コート
(アルケア株式会社)

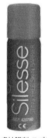

シレッセ 皮膚被膜剤 スプレー (シリコンベース)
(コンバテックジャパン株式会社)

**図2 ◆速乾性の皮膚皮膜剤**

洗浄・被覆・保湿・水分の除去

Memo

..................................................

..................................................

..................................................

..................................................

..................................................

**◆引用・参考文献**

1) 日本褥瘡学会用語集検討委員会，阿曽洋子ほか：日本褥瘡学会で使用する用語の定義・解説―用語集検討委員会報告1―．日本褥瘡学会，9 (2)：228-231，2007

2) 日本創傷・オストミー・失禁管理学会編：スキンケアガイドブック スキンケアの基本的な技術．p23，照林社，2017

3) Long CC, Finlay AY.：The finger-tip unit―a new practical measure．Clinical and Experimental Dematology．16 (6)：444-447，1991

4) 野澤茜ほか：保湿剤の効果に及ぼす入浴と塗布時期の関係．日本皮膚科学会雑誌，121 (7)：1421-142，2011

5) 安部正敏編：たった20のトピックスで学べる創傷・スキンケアの新常識．p100-105，学研メディカル秀潤社，2018

6) エキスパートナース編集部編：ナースのためのスキントラブル解決Q & A．p39-51，照林社，2018

Memo

....................................................................

....................................................................

....................................................................

....................................................................

....................................................................

....................................................................

....................................................................

....................................................................

....................................................................

....................................................................

....................................................................

# 付録　Index

# 執筆項目一覧 (50音順)

（敬称略）

## 褥瘡・ストーマ・排泄・スキンケア ナースポケットブック

2021 年 10 月 5 日　　　初 版　第 1 刷発行

| | |
|---|---|
| 監　　修 | 藤本　かおり |
| 発 行 人 | 小袋　朋子 |
| 編 集 人 | 増田　和也 |
| 発 行 所 | 株式会社 学研メディカル秀潤社<br>〒 141-8414 東京都品川区西五反田 2-11-8 |
| 発 売 元 | 株式会社 学研プラス<br>〒 141-8415 東京都品川区西五反田 2-11-8 |
| 印刷・製本 | 凸版印刷株式会社 |

この本に関する各種お問い合わせ先
【電話の場合】
● 編集内容については Tel 03-6431-1237 （編集部）
● 在庫については Tel 03-6431-1234 （営業部）
● 不良品（落丁，乱丁）については Tel 0570-000577
　学研業務センター
　〒 354-0045　埼玉県入間郡三芳町上富 279-1
● 上記以外のお問合わせは
　学研グループ総合案内 Tel 0570-056-710（ナビダイヤル）
【文書の場合】
● 〒 141-8418　東京都品川区西五反田 2-11-8
　学研お客様センター
　『褥瘡・ストーマ・排泄・スキンケア ナースポケットブック』係